慢性肾脏病居家护理手册

汤水福　陈刚毅　主审

宋慧锋　吴胜菊　主编

中山大學出版社
SUN YAT-SEN UNIVERSITY PRESS

·广州·

图书在版编目（CIP）数据

慢性肾脏病居家护理手册/宋慧锋，吴胜菊主编. —广州：中山大学出版社，2020.8
ISBN 978 - 7 - 306 - 06925 - 2

Ⅰ. ①慢…　Ⅱ. ①宋…　②吴…　Ⅲ. ①慢性病—肾疾病—护理—手册
Ⅳ. ①R473. 6 - 62

中国版本图书馆 CIP 数据核字（2020）第 147182 号

出　版　人：王天琪
策划编辑：鲁佳慧
责任编辑：鲁佳慧
封面设计：曾　斌
责任校对：谢贞静
责任技编：何雅涛
出版发行：中山大学出版社
电　　话：编辑部 020 - 84111996，84113349，84111997，84110779
　　　　　发行部 020 - 84111998，84111981，84111160
地　　址：广州市新港西路 135 号
邮　　编：510275　传　　真：020 - 84036565
网　　址：http://www.zsup.com.cn　E-mail：zdcbs@mail.sysu.edu.cn
印　刷　者：佛山家联印刷有限公司
规　　格：787mm×1092mm　1/16　21 印张　500 千字
版次印次：2020 年 8 月第 1 版　2020 年 8 月第 1 次印刷
定　　价：85.00 元

本书编委会

主　审：汤水福　陈刚毅

主　编：宋慧锋　吴胜菊

副主编：鲁　鹏　郭德久　詹江红

编　委：彭文渝　刘泽萍　吴　茜　周燕青

　　　　陈四英　熊凤珍　米秀英　钟佳渝

· 内 容 简 介 ·

为了进一步增强基层医护人员的居家护理意识和提高护理技术水平，广州中医药大学第一附属医院长期从事临床护理工作的护士长、专科护士和资深护理人员共同编写了《慢性肾脏病居家护理手册》。

本书内容主要包括居家护理概论、慢性肾脏病基础知识、慢性肾脏病血液透析的居家护理、慢性肾脏病腹膜透析的居家护理、慢性肾脏病肾移植的居家护理、慢性肾脏病常见急症防治与护理、慢性肾脏病透析患者常见临床问题、慢性肾脏病居家中医特色护理技术、慢性肾脏病居家实用护理技术和慢性肾脏病居家急救护理技术等。

本书医疗理论与护理技能相结合，中医护理和西医护理融会贯通，对提升基层医院和社区诊所医务人员的居家护理技能、提高患者护理质量大有裨益。

· 序 ·

随着社会发展及人们生活方式的改变，慢性肾脏病等慢性非感染性疾病已成为危害人类公共健康的主要一类疾病。慢性肾脏病是长期进展性疾病，发展成终末期肾衰竭需要一个过程，患者通过积极接受多种治疗及血液净化技术，可使疾病得到较长时间的缓解。在漫长的诊治过程中，患者需要医务工作者为其提供多角度、多维度的帮助，他（她）们特别期待院外延伸护理服务来巩固治疗效果，避免出现相关并发症。居家护理作为综合性健康服务系统的一部分，是针对患者及其家庭在其住所提供的一种个性化、专业化的院外延伸护理服务，现已成为许多发达国家的基本卫生政策。

我国2016年11月出台的《全国护理事业发展规划（2016—2020年)》指出，鼓励医疗机构为出院患者提供形式多样的延续性护理服务，将护理服务延伸至社区、家庭；鼓励大型医院通过建立护理联合团队等，帮扶和带动基层医疗卫生机构提高护理服务能力；鼓励基层医疗卫生机构发展家庭病床和居家护理。

正是基于完善医疗卫生服务体系的大背景及众多慢性肾脏病患者的实际需求，广州中医药大学第一附属医院肾病科的护理工作者，在该院医疗专家教授的带动和启发下，集思广益，编写了这部《慢性肾脏病居家护理手册》。该手册将肾病相关学科知识、中医特色治疗、基础护理技能与居家护理有机地融为一体，具有较强的实用性，旨在引导基层及社区医务工作者主动为慢性肾脏病患者提供以人为本、以健康为中心、以需求为导向的优质院外延伸服务。

有时治愈，常常帮助，总是安慰。我们始终与慢性肾脏病患者在一起！

汤水福

广州中医药大学第一附属医院肾病科主任

广东省中医肾病重点专科学科带头人

广东省中西医结合学会血液净化专业委员会主任委员

2019年7月

· 前　言 ·

　　《国务院关于实施健康中国行动的意见》的印发，《健康中国行动（2019—2030）》的出台，使医务工作者意识到，推进健康服务须要实现大医院和基层医院、社区诊所的医疗护理服务质量均衡。为了使队伍日益增多的基层医务人员熟练掌握慢性病患者的生理、心理、社会及精神需求，给患者尽可能提供相同水平的延伸护理标准规范，使患者在社区和家庭也能得到专业指导，不断促进居家健康，由临床资深的护士长、专科护士、护理骨干组成的编写组多次讨论本书的主要内容，将慢性肾脏病的基础医学知识和居家护理有效结合在一起，涵盖了血液透析、腹膜透析等专科护理技能，也规范了中医护理特色在居家护理的应用。

　　本书汇集了广东省多家大医院肾病专科的规范方法、编者所在血液净化区每月5 000多人次的血液透析量所积累的宝贵诊治经验，以及部分透析时间超过10年的慢性肾脏病患者对居家护理的意见需求，可为基层医院和社区诊所的同行提供参考。

　　本书的编写得到了广州中医药大学第一附属医院多名专家、教授的督促和指导，肾脏病科主任汤水福教授亲自审稿并予专业指点，陈刚毅教授给予编书小组关心和爱护，在此表示衷心感谢！

　　限于编者水平有限，本书难免有不妥和不足之处，恳请各位读者批评指正。

编　者

2019 年 8 月

· 目 录 ·

第一章 居家护理概论

第一节 居家护理概述

一、居家护理的背景

长期以来，患者出院便意味着患者与医院关系的结束，出院后患者只能通过回院复诊才能得到相关的康复信息，患者的需求有时难以得到及时的满足。在人们更加注重生活质量，对疾病预防保健、慢性病护理需求日益增长的形势下，我们需要把更多的技术引向基层。同时，随着护理技术水平不断发展，护士自身素质不断提高，护理工作的自主性得到加强，护理的价值日益凸显。护理人员作为居家护理团队的重要人员，对居家护理工作的开展起着至关重要的作用。

（一）人口老龄化及慢性病增加

截至 2014 年 2 月，我国 60 岁以上的老年人已达 2.02 亿人，占全国总人数的 14.9%，平均年增长率为 4.33%。目前，慢性病死亡占我国居民总死亡的构成比已上升至 85%，慢性病在疾病负担中所占比例达到 70%。伴随着老龄化进程的加速和疾病谱的变化，慢性病发病率逐年增高。在这种趋势下，老年人的照护及慢性病的后续照护与预防保健成为当今社会医疗的重要课题。而护理工作，除了疾病的照护，在后续照护与预防保健领域中有着更广阔的实践空间。

（二）由疾病期护理跨越至后续照护及预防保健

传统护理的工作内容主要包括在患者住院期间配合医师的诊断与治疗、给予患者必需的护理服务。现今医疗需求的改变（人口老龄化及慢性病的增加），促使护理工作必须由狭隘的疾病期护理转向更广泛的延续性护理。

二、居家护理的概念

居家护理作为综合性健康服务系统的一部分，是针对患者及其家庭在其住所提供的一种个性化、专业化的护理服务，目的在于维护和促进健康、促进康复及减少因疾病所致的后遗症或残障。居家护理是以人为本、以健康为中心、以需求为导向的主动服务；依据患者的健康需求，将各门相关学科知识、技能有机地融为一体；合理利用有限的卫生资源，有效提高患者自身状况和生活满意度。

居家护理服务模式已成为国外院外延伸护理服务的主要模式。不同国家关于居家护理模式的名称略有不同，如中间护理、延续性护理、过渡性护理、急性期后护理等，但这些服务的目的都是为了帮助患者更好地从医院过渡到家庭、社区、社会。

三、国外居家护理的现状

欧美国家从 20 世纪 90 年代末就注意到出院患者的延续护理，在多学科理论的指导下已形成较为成熟的居家护理模式。他们对出院老人、脑血管疾病及糖尿病患者进行早期随访，并制订详细的评估表及护理计划，获得良好的治疗效果，深受患者的认可。欧美国家对于普通居家服务护士的要求为本科及以上学历的注册护士或者专科护士。

在英国，中间护理是保证结束急性期治疗的患者接受连续性服务的措施之一。服务内容包括：在患者住院时对其进行评估，制订个体护理计划，以保证患者出院后最大限度地获得独立生活的计划，减少对医疗卫生资源的使用。英国卫生部的指南指出，出院计划是一个过程，不能将其看作一个孤立的事件，并要求医院向每个患者提供中间护理服务。英国和加拿大的居家护理服务护士多为具有硕士学历的注册护士或者高级实践护士（advanced practice nurse，APN）。

在加拿大，居家护理服务包括为居家个人提供医疗护理服务和社会支持性服务，包括个案的评估和管理、医疗护理服务、康复项目、个人支持性服务、社会支持性服务、个人安全和交往服务等。

德国一直以来都非常重视老年患者居家护理。社区医护人员根据患者日常行动能力和需要强度，分别给予不同时间量的医疗、护理服务，包括评估老年患者及其家庭的健康需求、实施健康教育和健康促进服务。

波兰居家护理发展完善，内容涉及生理、心理和社会方面的护理，包括药物管理、心理干预和活动疗法，技术性护理服务如检测血压、血糖，采集血标本等，协助诊断、治疗和促进服务对象康复，协调医疗机构、社会机构，使资源得到有效配置。

澳大利亚居家护理服务体系较为健全。通过组建老年卫生保健评估团队（aged care assessment team，ACAT）对需要实施居家护理的老年患者进行综合评估，给予其相应级别的护理及医疗补偿，有利于社区医疗资源的合理分配。居家护理服务团队专门配备高年资临床护理专家，为慢性疾病的老年患者提供延伸服务，与患者或家属充分沟通后综合评估，根据病情和治疗情况提供护理和健康教育等。澳大利亚的居家服务护士均为高年资临床护理专家。

日本是全球老龄化最严重的国家，各种居家保健项目均有评估、计划、实施、评价、报告等管理机制，且更注重患者的心理护理和健康教育。日本现已将目光投向了患者家属的心理负担、满足感、认知、援助技术、应对过程的分析，且较其他国家更加细致。根据老人的不同身体状况，提供上门服务、日托服务、短时托付服务、长期照料、老年保健、咨询等多种服务。同时，老人也可以根据自己的喜好选择适合自己的服务类型。日本居家服务护士的培训由当地护理协会负责，培训内容包括学习居家护理理论、制订访问计划、合理利用社会卫生资源以及沟通合作技巧等，该培训内容已纳入日本院校护理教育课程体系。

四、我国居家护理的现状和展望

（一）我国港台地区居家护理的现状

我国港台地区的居家护理服务受国外的影响，发展较为完善。

台湾地区自 20 世纪 70 年代实行居家护理，目前已形成由政府、非营利机构、营利机构和社区共同构成的较为完善的多元化服务体系。台湾的居家护理是由专业的医师及居家护师构成有组织、有系统的医疗服务团队完成，为个体提供合适与阶段性的居家护理。台湾开展居家护理的目标主要是筛选可能滞院患者，早期进行出院规划，探索可行性、完整性、适切性、参与性、持续性及安全性的医疗护理模式，建立出院追踪模式，建立后送转介网络，缩短住院天数，增加床位周转等。出院准备服务工作小组主要包括主治医师及住院医师、临床护理师及个案管理师、社工师、辅导员、医务行政部人员、信息室人员、居家护理师、营养师、复健师等。

在香港，居家护理模式于 2002 年被引入，开展了糖尿病、慢性肾病、慢性阻塞性肺病等慢性疾病多项延续护理研究，并在此基础上提出了"4C"特色的延续护理模型，即全面性（comprehensiveness）、协调性（coordination）、延续性（continuity）、协作性（collaboration）。①全面性：系统评估个人的健康状况，并预见患者的护理需求，包括客观健康评价、主观健康需求以及心理社交方面。②协调性：运用健康知识咨询、危险因素筛查、康复训练指导和护理医疗转介 4 个不同性质的健康服务来满足患者的健康需求。③延续性：提供规律的、持续的护理跟踪服务，主要指出院后的电话随访和家庭访视。④协作性：健康照顾的提供者与接受者之间建立协作关系，除护士发起的沟通外允许患者主动沟通。香港地区出院患者居家护理明显减少了患者的住院日，降低了医疗成本，减少了慢性病患者反复入院及急诊就诊率，提高了病床使用率，明显缩短了患者住院轮候时间，提高了社区居民对整个医疗卫生服务的满意度。

（二）我国大陆地区居家护理的现状及模式

20 世纪 90 年代起，我国对出院患者实施延续性护理，但由于认识不足、重视程度不高、人员匹配不足、内容单一、缺乏个性化等，使得近 30 年来延续性护理并未在全国范围内广泛开展。目前，我国居家护理的发展仍处于初始阶段，尚未形成与我国国情相适应的居家护理模式。

目前，国内开展居家护理常见的模式主要有三种：社区卫生服务中心提供居家护理服务、医院延续性护理服务以及医院与社区对接模式。

1. 社区卫生服务中心提供居家护理服务

由社区卫生服务中心的护士为患者提供一般常见病的居家护理服务，对患者进行各种护理操作和健康指导，如更换各种敷料或消毒导管等，根据患者需求提供更方便、安全、可靠的服务。社区居家护理在人员培训、护理标准统一以及质量保障等方面仍有待进一步加强。

2. 医院延续性护理服务

医院开展延续性护理服务的形式相对较多。

（1）开设专科护士门诊：专科护士门诊多提供糖尿病、高血压、伤口造口、静脉治疗等专科护理指导。较少数医院的护士门诊提供出院咨询，如武汉同济医院开设免费护士专家门诊，开通热线电话，为出院后的患者提供咨询服务，并进行饮食、运动、药物及疾病相关知识的指导。

（2）建立出院患者延续护理服务中心：通过成立出院患者服务中心，对出院患者进行家访及电话随访，服务内容包括产妇及新生儿护理指导、慢性病护理、临终关怀，并提供护理技术服务及康复指导。如南方医科大学珠江医院和暨南大学附属第一医院成立的"出院患者延续护理服务中心"。

3. 医院与社区对接模式

目前，在一些较大型医院也逐渐开展了点对点的医院与社区卫生服务中心相结合的医院—社区对接模式，与社区加强联动，形成"以机构为支撑、社区为依托、居家为基础"的服务机制。这种模式在一定程度上可以弥补前两种模式的缺点，但应在分级诊疗的大形势下做好区域医疗资源整体布局，而非个别医院和社区卫生机构的单独"联姻"。

（三）展望

居家护理是对住院患者的延伸服务，具有良好的成本效益，已成为许多发达国家的基本卫生政策。《全国医疗卫生服务体系规划纲要（2015—2020年）》提出要建立并完善分级诊疗模式。2016年11月出台的《全国护理事业发展规划（2016—2020年）》也指出，鼓励医疗机构为出院患者提供形式多样的延续性护理服务，将护理服务延伸至社区、家庭；鼓励大型医院通过建立护理联合团队等，帮扶和带动基层医疗卫生机构提高护理服务能力；鼓励基层医疗卫生机构发展家庭病床和居家护理。因此，建立基于分级诊疗的居家护理模式，满足社会实际需求，对于进一步深化医改、完善医疗卫生服务体系具有重要的现实意义。

随着移动医疗和共享经济的发展，我国护士多点执业试点城市相继开放，护士可通过多点执业平台为患者提供居家护理服务。但调查显示，各平台的服务项目各不相同，存在潜在风险，服务内容待规范，还需要不断地探索完善。

伴随信息化的高速发展，护理领域也正在发生着深刻的改革。未来，居家护理可通过"互联网＋"模式，建立以信息技术为支持、以患者为中心的新型延续护理服务体系，将患者、社区、医疗机构三者紧密联系起来，缓解与日俱增的慢性病患者居家护理需求与社区人力、物力及财力资源稀缺的矛盾，促进延续护理低能高效跨越式发展。

（宋慧锋　刘泽萍）

第二节 居家护理程序

居家护理服务程序包括出院前的评估和出院后的衔接。出院前的评估服务是一种集中性、协调性及科学整合性的过程，透过医疗护理专业人员、患者及家属的共同合作，确保所有患者在出院后均能获得持续性照护，包括追踪患者出院后的居家护理需求。

一、出院评估筛选

居家护理中的患者评估是一个持续进行的过程，需要使用多种技巧。下面将介绍如何收集所需要的基本资料及如何使用这些资料，以确保整个评估过程符合患者个体化需要。

（一）基本资料的评估

基本资料主要包括姓名、年龄、性别、文化程度、婚姻状况、居住情况、经济来源、收入等。

（二）健康和疾病史

健康和疾病史是收集与患者现存的或潜在的健康状况有关的任何资料。

（1）目前的疾病或健康状况。

（2）疾病史：①既往的生理问题，包括手术、意外、重大伤害和严重疾病，以及发生时间；②既往情绪或认知问题、发生时间和治疗方式；③预防保健的措施；④对食物、药物与环境的过敏情况。

（3）家族史。

（4）个人史和社会史：①工作情况、工作类型、接触的危险因素或环境；②教育背景；③宗教信仰；④文化背景和语言习惯；⑤社会经济地位；⑥与家庭成员、重要人员和社区的关系；⑦物质和情感支持的来源。

（5）生活状态与习惯：包括吸烟或饮酒习惯，爱好、娱乐方式（类型和频率），应对能力与解决问题的经历，运动形态，睡眠形态，排泄形态等。

（三）功能状态的评估

功能状态主要包括穿脱衣服、大便控制、小便控制、进食、转移、修饰、上下楼梯、洗澡、如厕、使用电话购物、做饭、做家务、洗衣、使用交通工具、用药、理财等日常活动。

（四）心理、社会和精神层面的评估

主要评估患者的焦虑与抑郁水平。

（五）家庭评估

下列10项条目提供了组织家庭资料的结构，在有些家庭中问题可能很复杂，可能需要使用简单的语言询问基本问题。

（1）家庭成员：每位成员的姓名、职业和教育背景。

（2）经济地位：有足够的物质资源满足基本的生活需求吗？

（3）家庭中每个人的角色：家庭中每个人都是属于传统的角色吗（丈夫、妻子等)？如果与核心家庭不同，每个人承担什么角色？在患病的情况下家庭成员是否可协助彼此？

（4）家庭的沟通模式：谁与谁交谈？谈些什么？谁是家庭中的领导者或决策者？

（5）家庭生活的显著变化：家庭生活最近有重大的变化吗？目前的问题带来什么改变？

（6）家庭的应对能力：家庭如何应对问题？每个家庭成员如何应对？

（7）家庭的活力：谁承担主要的责任和任务？对整个家庭有什么影响？

（8）决策模式：决策模式如何决定？由谁做决定？

（9）支持系统：家庭有哪些内在与外在系统提供支持？外在系统可能是集体组织、朋友、工作单位等；内在系统可能是家庭成员。

（10）使用健康照护的经验：过去家庭成员如何面对健康问题？他们与照护提供者的关系如何？他们对紧急事件有什么计划？他们的健康信念是什么？他们愿意且有能力寻求并接受外来的帮助吗？

（六）安全、环境评估

（1）在家中的活动状态。

（2）在户外的活动状况。

（3）平日生活的安排。

（4）住宅的物品布置。

（5）患者居住环境中有无单独洗手间、有无电梯、室内的照明情况、室内有无障碍物等。

（七）用药的评估

用药评估过程的所有步骤必须依据患者目前的诊断和身体评估结果。

可以使用下列步骤以完成整体的评估：

（1）基本资料：检查目前服用的药物，包括处方和非处方（OTC）药物。

（2）药物过敏：检查患者对药物的反应以及患者如何适应。必须区分预期的副作用和过敏反应之间的差异，必须进行食物过敏反应和药物交互作用的评估。

（3）患者的知识和态度：检查患者是否知道每个药物的目的、剂量、服用频率和副作用。

（4）药物的储存：检查药物在家中如何被储存。

二、个案讨论会

召开出院准备服务个案讨论会，由责任护士、医生、康复师和社区医护人员等与患者和家属一起制订服务方案并修订。针对不同病情和自理能力制订的护理服务计划是不同的，护理人员是个案讨论会的主持者（图1-1）。通过个案讨论会，居家护理小组可以详细了解患者的出院前准备和出院后计划，并与患者达成目标的进展。具体内容如下：

（1）患者病情的改变。

（2）患者心理、社会状况的改变及患者家庭环境的改变。

（3）患者达成目标的情况。

（4）评价提供照护和服务的频率。

（5）所有小组成员对提供服务的评价。

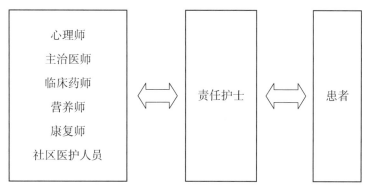

图 1-1　居家护理团队

三、健康指导

（一）患者及主要照顾者的健康教育

健康教育是居家护理人员最常使用的护理措施之一，有效的健康教育将协助护理人员教会患者及主要照顾者适当的护理措施，以达到患者短期和长期的照护目标。需注意的是进行健康教育并不意味着学习者对知识、技能的掌握，只有当学习者能够独立完成某些任务才是健康教育有效果的体现。

（1）评估学习效果。

影响患者学习效果的因素有患者的需要、兴趣与关注程度、教育背景、成熟度和年龄、动机、文化、社会、宗教和经济因素。

评估学习效果的资料来源包括居家护理时与患者的会谈和评估、护理人员直接观察患者的行为、系统地评估确认患者缺乏的知识。

（2）设定的目标和学习目的都是可以测量的，且是以患者为中心的。

（3）决定适当的健康教育方法，如讨论、示范和发放健康教育资料（纸质、影像等）。

（4）执行健康教育。

（5）评价目标的实现。

（二）患者健康教育的有效执行策略

（1）以热情的态度进行健康教育。

（2）耐心解说，并且允许患者提问、重复说明并强化内容。

（3）使用少量且必要的资料以实现目标。

（4）让患者练习新的技术或者使用最新的资料。

（5）避免专业的医学术语，以简单的方式说明。

（6）敏锐地发现患者学习过程中的问题，并要做适当修正。

（7）注意健康教育计划与患者健康问题的相关性。

（8）在进行健康教育时注意做总结说明。

（9）根据明确的目的确认患者身心健康恢复进展。

（10）视需要规划今后的健康教育时间。

（三）患者健康教育上常见的潜在问题

在执行健康指导计划时，需要关注患者及家属的依从性。增强依从性的策略有简化照护方式、循序渐进，争取家庭的支持，增加对患者的监督等。

常见的潜在问题有：

（1）在很短的时间教授太多的内容，使患者负担过重。

（2）缺乏患者健康教育的时机。

（3）未收集患者所有的资料以确定反映患者真正需要的教学计划。

四、出院前评估

（一）评估内容

出院前评估内容主要包括：

（1）患者是否已知要出院？

（2）出院后是否能获得延续护理？

（3）需要何种护理？

（4）主要照顾者或其他亲友是否有能力照护患者？

（5）出院后是否需要长期照护资源？

（6）是否已获得足够的护理指导？

（7）需要哪些辅助性医疗设备？是否会使用这些设备？是否需接受设备使用前的训练？是否可申请费用补助？是否有经济负担？

（8）患者出院回家时能否获得安全的照护？是否需要居家访视？

（9）家中环境、设备是否适合患者使用？

（10）主要照护者是否已获得足够的训练？还需何种训练？

（11）主要照护者生理、心理上是否已做好承担照护责任的准备？是否有足够时间照护患者？

（12）是否已获得药物相关知识？是否会正确服药？是否知道出院后继续取药的时间与方式？

（13）是否需要特别的饮食指导？能否正确制作并进食治疗饮食？

（14）是否需要特殊照护的护理指导（伤口换药、吸痰或用氧、鼻饲、导尿管或引流管的护理等）？

（15）转介的其他机构是否能提供合适的持续性护理？转院病历是否准备完整？病

历是否已转送出？

（二）执行评估

（1）会谈：询问相关开放性的问题，并且仔细地倾听回答，鼓励患者和家属多说话。在会谈期间可以做记录或完成表格，如果情况允许，可以和患者或家属一起讨论表格的内容以确保其正确性。

（2）观察：所有评估的资料都应客观地描述，包括家庭关系、家庭气氛以及患者或家属对居家护理的回应，陈述事实，不要带有个人的偏见。

（3）使用评估工具：使用听诊器和温度计等仪器，这些资料在之后居家护理时对患者的评价是很重要的。不要忽略使用嗅觉、触觉、听觉和视觉评估患者的重要性。

（三）设定目标

根据最初对患者家庭环境的评估、转介的资料以及护理人员的知识制订短期和长期目标。设定目标时应注意下列五项原则：

（1）目标是以患者为中心的，并且要确认患者和家属都可以达成计划。

（2）目标是实际可以相互设定、可以测量以及患者可以达到的。清楚地陈述患者和护理人员双方的目标，彼此相互分享目标和期望，以决定最好的实施方式。

（3）目标是以结果为导向的，将重点集中在照护最后的结果，记录并测量患者行为的改变，而不是护理人员让患者有效改变的过程。

（4）排列目标的优先次序，并且依需要和情况重新调整。短期目标是针对主要的诊断并设定每天护理措施的方向，长期目标包含患者全部情况并且设定结案计划的方向。

（5）必须在特定的时间内达成目标，时间的范围从数天到数周，要陈述达成每个目标可能需要的时间。

（四）健康指导

住院责任护士对患者进行相应护理知识和技能指导，包括翻身、喂食、清洁、活动协助、跌倒预防、轮椅使用、用药指导、饮食与制作指导、压疮与伤口护理、鼻胃管护理等，并对患者所在社区服务中心的社区护士进行专科护理技术指导，实现无缝对接。

五、出院后衔接

患者转入社区医院或者康复医院，护理院后，责任护士评估出院后照顾者情况，联系居住地社区医院或康复医院、护理院，将患者转入其中。责任护士指导社区医院或者康复医院、护理院的护理人员及照顾者掌握疾病有关知识、病情观察技巧及必要的护理技能。患者的家庭康复可以通过电话回访、上门指导、社区会诊等方式，帮助患者获得专业护理。

出院后的衔接主要有：

衔接一：回到社区医院。责任护士评估出院后照顾者情况，联系居住地社区医院，责任护士与社区进行联络，将患者转入社区医院。责任护士与社区医护人员交接，并给予相应指导。

衔接二：回到家庭。医院延伸服务团队根据患者情况上门指导、电话回访、社区会诊。指导社区护士及照顾者掌握疾病有关知识、病情观察技巧、必要的护理技能。

衔接三：回到康复医院、护理院。由责任护士负责将患者转入康复医院，并与康复医院的医护人员交接，现场指导患者和主要照护者进行相应的康复技能训练。

六、出院后延伸服务

（一）居家护理前准备

1. 登记预约

（1）收到居家护理通知单，确认护理项目。

（2）安排护理家庭优先顺序，规划路线。

（3）联络护理家庭，预约上门护理时间。

2. 用物准备

（1）体检工具：如体温计、血压计、听诊器、血糖仪。

（2）常用消毒物品和器械：如消毒液、棉球、镊子、纱布、剪刀、止血钳。

（3）隔离用物：如手套、口罩、手消毒剂。

（4）急救药物及注射用具。

（5）其他：如健康教育资料、护理记录单等。

（二）居家护理的频率

居家护理频率由下列因素决定：患者的诊断、病情缓急的情况、患者或家属的学习能力、目前健康教育的状况、医师的医嘱、护理人员对患者情况和需要的判断等。在初次和之后的居家护理中，护理人员必须与社区医护人员一起决定单位时间内患者需要的探访次数（频率）。

1. 如何决定居家护理频率

居家健康措施的目标是要增加患者或主要照护者的认知和了解，因此，决定未来的居家护理频率将是一个动态、持续变化的因素。护理人员在决定居家护理频率时，所有项目都要有专业的评估。随着情况的改变，这些因素必须持续评估，以便能维持适当的居家护理频率。

2. 下一次的居家护理时间

如果患者刚从医院出院，应在患者回家的第一天（初次居家护理）提供其最佳的基本资料。确定患者出院或机构收案后的实际状况，在2～3天后进行居家护理可以掌握患者所有情况与需要，以便制订适当的照护计划。

在这2～3天内患者的情况可能是：

（1）需要间断式的居家护理。

（2）需要由护理人员监督照顾者提供的技术性措施。

（3）护理人员评价健康教育的有效性并且实施新的健康教育计划。

（4）护理人员持续提供一些只有护理人员能执行的技术性措施。

（5）护理人员评价护理计划的有效性。

3. 每周 1 次的居家护理

下列情况可以适用于每周 1 次的居家护理：

（1）患者更稳定且更独立。

（2）有一位熟练的护理人员执行护理计划。

（3）几乎已完成所有的观察和评估，虽然居家护理仍然是合理且有必要的，但不需要比每周 1 次还要频繁。

（4）患者或照顾者已能遵从健康教育，但是必须进行评价。

4. 每月 1 次或是更长时间的居家护理

更换导尿管、胃管适用于每月 1 次或是长时间的居家护理。

（三）结束居家护理

当每次居家护理结束时，有下列 7 个重要的项目需注意：

（1）患者及照护者可以将重点简短地回顾一遍。

（2）强调正向的行为以及患者和家属的优点。

（3）重述健康教育和治疗计划：说明医护人员下次居家护理的工作。

（4）确认患者知道主要的护理人员是谁，以及如何联络护理人员。

（5）出现病情变化应该要清楚地报告护理人员。

（6）依照当天的方式与所有参与人员讨论居家护理的频率。

（7）如果有需要，确定下一次居家护理的日期和时间。

（四）追踪居家护理

基于首次的评估拟定完整的治疗计划，确保追踪居家护理的顺利进行。居家护理是一个动态且持续改变的过程，执行居家护理的步骤会随着每一次的居家护理有不同的重点。在之后的整个居家护理期间，护理人员应该持续评价计划和达成目标的有效性，随着时间和熟悉度的增加可以寻找新的问题。

（五）患者结案

在首次居家护理时应明确患者的结案计划，护理人员和患者可以计划所需要的护理服务，并确定居家护理服务的次数和方式，护理人员协助患者了解在居家场所实际能获得的护理服务方式以及护理服务的频率。护理目标是患者与护理人员双方认可的，定期重新评估目标可使每个人清楚了解目标实现的过程，当达到期望的效果时便可以顺利结案。

患者结案的基本原则是：

（1）患者和家属有足够的知识处理患者出现的照护问题。

（2）患者和家属知道在紧急情况下如何得到帮助。

（宋慧锋）

第三节　居家护理安全管理

护理安全管理一直以来都是医疗服务中非常重要的一项内容，提高护理安全管理，对医疗服务水平的提高具有十分重要的促进作用。居家护理安全直接关系到患者的生命安全，它既直接影响医院的社会效益和经济效益，也关系到护士的切身利益。居家护理安全管理通过采取有效的措施，避免各种居家护理不安全因素，以保证医疗护理工作正常运行，使患者得到优质的居家护理服务，是居家护理质量管理的重要组成部分。

安全（safety）的基本概念可以理解为人类与生存环境资源和谐相处，互相不伤害，不存在危险或危害的隐患。无危则安，无缺则全。通常情况下，安全是指没有危险或没有意外损害。安全是一个相对的概念，它是一种模糊数学的概念。安全性与危险性互为补数，即危险性是对安全性的隶属度，当危险性低于某种程度时，人们就认为是安全的。安全管理是保证患者安全的必备条件，是减少质量缺陷、提高居家护理水平的关键环节，是控制或消灭不安全因素、避免发生医疗纠纷和事故的客观需要。

一、基本概念

居家护理安全的概念有狭义和广义之分。狭义的居家护理安全是指居家护理服务全过程中不因居家护理失误或过失而使患者的机体组织、生理功能、心理健康受到损害，甚至发生残疾或死亡。广义的居家护理安全除上述狭义的概念外，还包括因居家护理事故或纠纷而造成医院及当事居家护理人员承担的行政、经济、法律责任等，以及在医疗居家护理服务场所的环境污染、放射性危害、化疗药物、血源性病原体、针头刺伤等对护理人员造成的危害，包括居家护理主体的安全和居家护理对象的安全，即护士执业安全和患者安全。两者之间关系密切，是一种互相作用、互相影响的关系。

（一）护士执业安全

护士执业安全指护士在执业过程中不发生法律和法定的规章制度允许范围以外的不良因素的影响和损害，属于医疗机构职业健康与安全的范畴，主要涉及工作环境中的各类安全问题。

（二）患者安全

患者安全是指患者在接受居家护理的全过程中，不发生法律和法定的规章制度允许范围以外的心理、机体结构或功能上的损害、障碍、缺陷或死亡。即患者在整个治疗过程期间的身心始终处于接受治疗与居家护理的良好状态，并得到适当、及时的治疗和居家护理，未发生任何医源性疾患，比较顺利地达到预期的治疗效果，从而重建健康。

（三）居家护理安全管理

居家护理安全管理是指为保证患者的身心健康，对各种居家护理不安全因素进行有效控制的过程。即运用技术、教育、管理三大对策，采取有效措施，把隐患消灭在萌芽状态，把差错事故减少到最低程度，防患意外，创造一个安全高效的居家护理环境，确保患者生命安全。

任何组织机构的安全，都是通过一系列专门的安全管理活动来实现的。居家护理安全管理以创建安全的居家护理环境为目的，主动实施一系列居家护理职业健康及安全相关的措施和工作程序。一般而言，安全管理的基本活动过程包括：①识别、评估和控制工作场所的各种危险和风险；②通过管理人员、督导人员和工作人员间正式的或非正式的合作，积极处理与健康、安全相关的各种问题；③向组织内各层级管理人员及工作人员提供安全信息，培训他们如何有效地承担和履行自己的安全职责；④设计和实施组织健康与安全目标。

二、影响居家护理安全的主要因素

（一）管理方面的因素

（1）组织管理方面：①居家护理安全管理制度不健全，如常见的急症抢救流程、应急预案流程以及居家护理质量控制标准、设备物资管理制度等不完善，导致护士在日常居家护理工作中无章可循，存在安全隐患；②对安全隐患无工作预案；③岗位责任制不明确，工作职责不清；④居家护理人员"三基三严"落实不到位，缺乏有效的职业道德教育和安全教育；⑤不重视新护士岗前培训和在职护士专业知识与技能培训。

（2）环境、物资管理方面：①家庭基础设施、配置存在的不安全因素，如地面、地板、瓷砖不防滑，走廊无扶手；②隔离制度不严造成感染；③各类医疗器械等未及时保养维修，使用时性能不良；④药物、无菌物品及一次性医疗用品失效等都是较为严重的安全隐患。

（3）居家护理人力配置方面：①居家护理人力资源缺乏，面对家庭人员多且复杂，护理人员工作压力大，心理负荷过重，精力分散，常易导致工作中产生失误；②由于技术骨干缺乏，一些经验不足的护士被迫走上需要更高能力、更多经验的岗位，致使居家护理队伍整体素质明显下降，使居家护理不安全因素增加。

（二）护士的因素

（1）法律意识淡薄：由于《医疗事故处理条例》以及最高人民法院关于医疗纠纷"举证倒置"的司法解释出台，患者的自我保护意识增强，而护士对法律法规的认识度不够，自我保护意识还不强，忽视工作中潜在的法律问题，对可能引发的居家护理纠纷认识不足，表现为操作不够规范、书写不合要求、说话不够严谨、语言行为不当或过失。

（2）技术性因素：由于居家护理业务知识不够熟悉，技术不够熟练，临床经验不足，缺乏评判性思维，不能及时发现患者的病情变化，缺乏应急应变能力，给患者造成了损害，导致了医疗纠纷的发生。

（3）工作责任心不强：不认真执行规章制度和操作规程；工作缺乏主动性，病情观察不认真；不认真执行居家护理核心制度；工作时间注意力不集中，存在居家护理记录书写不规范、病情记录不及时，漏记或者记录不实、随意涂改等现象。

（4）沟通不良：缺乏与患者交流沟通的技巧，与患者缺乏有效沟通。例如，解释告知不到位，解释不清楚使患者产生误解而引起纠纷。

（5）服务态度：缺乏良好的服务意识和服务态度，服务态度差，缺乏同情心，冷漠对待患者，表现为对患者"冷、顶、硬、推、拖"等语言或行为不当，引发患者及其家属的不满，造成护患纠纷。

（三）患者的因素

（1）不遵守医嘱：居家护理是一项护患双方共同参与的活动，居家护理活动的正常开展有赖于患者和家庭其他人员的密切配合，患者的求医动机和行为，对患者能否与医护人员密切合作、积极参与疾病治疗具有重要影响。例如，患者缺乏医疗常识，对自身疾病认识不充分，不配合治疗与居家护理；不按医嘱服药、控制饮食、戒烟戒酒、定期复查；等等。

（2）维权意识过强：随着新《医疗事故处理条例》等法律法规的出台，患者及家属提出的问题越来越专业化，并获得更多的技术支持。患者在医疗过程中，即使医护人员已经告知疾病的预后及并发症的可能，但是患者一旦感到不满意，就认为自己的权益受到了侵害，并可能向有关部门投诉。

（3）期望值过高：患者作为居家护理对象，由于其具有自然属性和社会属性的双重性质，因而会产生各种需求。当其患病时对需求的期望值会明显提高，主要表现为一对一的针对性护理，而目前医疗科学水平的发展仍受到一定的客观条件限制，不可能满足患者所有的需求。当对居家护理过高的期望得不到实现时，会造成患者及家属的期望值与现实医疗居家护理水平之间的矛盾。

（4）特殊心理：若患者心理承受能力差，对疾病缺乏正确的认识，极易产生焦虑、恐惧、心烦意乱、忧心忡忡等心理现象，由于心理失衡引发的不良情绪，一旦遇到不满时极易暴发，加上较大的经济压力，易与居家护理人员发生冲突。

（5）意外事件：如患者摔伤、感染、病历遗失、输液反应、自杀等意外事件的发生导致临床居家护理安全纠纷。

三、居家护理安全管理策略

（一）护理安全管理机构

建立完善的管理机构是有效地开展居家护理安全管理活动的基本条件。多数发达国家医疗安全管理机构较完善且分工明确。例如，英国建立了患者安全质量管理系统，成立了全国患者安全代理处；澳大利亚成立了医疗安全与质量委员会；美国成立了医疗管理立法联合委员会、美国健康照护风险管理协会。

（二）护理安全管理机制

1. 现代居家护理安全技术

现代居家护理安全技术主要是指帮助护理人员减少护理失误和增加患者安全的各类技术。目前应用较多的护理安全技术有个人数字化辅助设备、条形码技术、各类报警技术、患者监护系统、智能化药物分发设备、无线移动护理查房系统、护理技能培训模拟技术、患者防护用品等。

2. 护理安全事件报告系统

护理安全事件报告系统包括两种形式：①强制性报告系统，主要针对严重的、可预防的医疗差错和可以确定的不良事件。②自愿报告系统，是强制性报告系统的补充。该系统鼓励自愿报告异常事件，报告事件的范围较广。自愿报告系统具有非惩罚性、保密性和独立性的特点。2005 年 7 月，美国议会通过了"患者安全和医护质量行动"提议，鼓励卫生系统人员主动上报医疗护理安全事故。美国还开辟了网络化的上报途径，设安全信息处理专职人员。

3. 护理安全事件分析系统

（1）SHEL 事故分析法。由日本医疗事故调查委员会提出，用于分析护理安全事件发生的原因。①S（soft）：软件部分，是分析事故的核心内容，主要包括护理人员的业务素质和能力。②H（hard）：硬件部分，如护理工作条件等。③E（environment）：环境部分，主要指护理人员的工作环境。④L（litigant）：即当事人与他人的分析，包括对护理人员、管理者及患者等相关人员的分析。

（2）Vincent 临床事件分析系统。从系统的角度进行统计学分析，包括：①组织或管理因素，如规章制度、工作流程、组织结构等。②团队因素，如人员组合、合作流程。③工作任务因素，如工作负荷、人员数量和结构等。④环境因素，如环境布局、设施和仪器设备等。⑤个人因素，如知识、经验等。⑥患者因素，如患者的认知水平、心理状态和情感状态等。

（3）安全评估规定矩阵系统。通过分析上报事件现存的或潜在的危险因素以及事件发生的可能性等，为决定处理事件的行动方案提供依据，也称优化处理系统。该系统由严重性和可能性 2 个维度组成。严重性由轻到重分为 4 个等级；可能性分为"经常"（1 年内可能发生）、"较少"（1～2 年可能发生）、"偶尔"（2～5 年可能发生）和"极少"（5～30 年可能发生）4 级。2 个维度组合成矩阵进行综合评价，形成优化处理系统。当再次遇到同类事件时，管理者可依据优化处理系统的信息，快速准确地辨别事件的轻重缓急，采取恰当的处理措施。

（4）系统化观点检测或评估系统。中国台湾财团法人医院评鉴暨医疗品质促进会提出从五个方面对临床事件采取系统化观点检测或评估：①医务人员互动方面，包括医疗团队队员组成、医疗团队的沟通、医疗团队领导及整合、病例记录等；②医务人员与患者互动方面，包括医患沟通、医务人员态度和沟通技巧、家属个性与社会状况、突发疾病产生的压力；③医务人员与环境互动方面，包括医护人员休息空间、患者就医安全性、视线设计、行动路线设计、工作环境、排班等；④医务人员与软件系统方面，包括工作指引与流程手册、电脑信息系统功能等；⑤医务人员与硬件设备互动方面，包括仪器设备配置与管理、医疗耗材与药品供应等。

（三）护理安全管理措施

1. 制定和完善各项管理制度

建立居家护理安全的有效管理体系，实行护理部—护士长—质控员三级质量控制管理体系，定期检查。定期利用 PDCA 管理［Plan（计划）、Do（执行）、Check（检查）、

Action（纠正）〕、风险管理（risk management，RM）、全面质量管理（total quality management，TQM）等管理方法对查出的问题进行分析整改，制定相应的规章制度和流程，并在实践中参照执行。对可能产生护理隐患的高危环节进行重点关注和整治；对可能发生的居家护理差错、事故，鼓励非惩罚性积极上报。

2. 创造安全的服务环境

室内要有防滑、防跌倒的警示标志，开水、饭菜应送至床边。定期检查医疗仪器、设备的完好性，损坏物品及时维修。护理人员熟悉掌握设备的使用及维护保养方法。

3. 合理配置人力资源

关心居家护理人员，提高其工资待遇，配置适宜的居家护理人员。居家护理管理者要根据每个科室的具体情况，合理配置居家护理人力资源。护士长可根据不同时间段居家护理工作量的变化，动态调配人力资源，实行弹性排班制，以多种排班方式解决居家护理人力资源问题。护士长也可根据护士的才能、资历，安排适合其能力的工作，改善工作环境，防止因过度疲劳或压力过大造成差错事故的发生。

4. 加强居家护理安全及法律知识的教育

开展居家护理安全教育培训，让居家护理人员学习、分享居家护理安全知识和经验。经常组织居家护理人员学习医疗卫生管理法律法规，如《医疗事故处理条例》《护士条例》和《侵权责任法》，明确居家护理人员如果不遵守规章制度和操作常规引发差错、事故时，护士作为其主体必须承担相应的责任。提高居家护理人员对法律、法规的认识，使其懂法、守法、依法。

5. 提高护士的整体素质

管理者必须与时俱进，带领大家不断学习。在完成临床居家护理管理工作的同时，通过居家护理查房、业务学习等形式加强对新技术、新知识的学习，以适应医疗技术的发展。加强"三基""三严"规范化培训，定期进行专业技术操作考核和"三基"知识的考核。有针对性地引导护士参与适合个体的学习，定期有计划地选派护理人员进修学习，提高护士的整体素质。

6. 有效的沟通与交流

在护患沟通服务中应强调以诚信为做人宗旨，以沟通为行为指南，加强对患者的宣传教育，使其了解医院的规章制度并自觉遵守。做好患者的病情观察和居家心理护理，使患者积极主动地配合治疗。重视每位患者的满意度评估，定期发放患者意见调查表，了解居家护理服务质量及患者反映的问题，根据反馈问题及提出的建议及时查核、纠改。

（宋慧锋）

第四节 居家护理沟通技巧

一、沟通的定义

沟通是人与人之间信息交流的过程，是信息的传递，它包括意见、情感、思考等的交换，借助语言、文字、表情、手势、符号等方法来传达。护患沟通是一种以治疗性沟通为重要模式的复杂过程。在居家护理沟通过程中，护士作为健康照顾者，其主要作用是为患者提供信息，给患者以指导和咨询，帮助患者清楚地传达信息的内容，解答患者的疑问。护患之间这种治疗性沟通被认为是帮助患者克服暂时压力、适应环境变化、与他人和睦相处、克服自我实现中的精神与心理障碍的一种技能。

二、居家护理沟通的重要性

（一）医护患沟通是收集患者资料的重要手段

良好的护患沟通建立在护理人员和患者相互理解、信任、支持的基础上，这样的前提有利于护理人员了解和满足患者的需要，缓解患者的不良情绪，同时，可以给医生提供第一手的患者资料，有利于医生了解患者的准确病史信息及其他与疾病相关的信息，为确定教育目标、制订教育计划、评价教育效果提供可靠依据。有研究表明，70%的临床诊断信息来自患者的病史。进一步研究表明，有能力的医护人员可通过询问病史获得82%的诊断信息，余下的9%来自体格检查，另9%来自实验室结果。

（二）良好的沟通有利于构建和谐的医患、护患关系，从而减少医患冲突

通过深层次的沟通可澄清患者潜在或现存的健康问题，尤其对影响患者健康的心理问题，可通过直接疏导，解开患者情绪上的症结；有利于增进患者对护士和护理工作的理解、信任和支持；确认患者对护理工作的满意度；可以有效地化解各种医患矛盾，避免医疗纠纷的发生。

（三）沟通有利于提高临床护理质量，促进患者康复

良好的护患沟通是做好一切护理工作的基础。由于护理的对象是人，很多的护理工作都需要患者的密切配合，发挥其主观能动性，使医疗护理活动能顺利进行。护患之间的良好配合能增强护理效果，利于患者尽快地恢复健康。护士也可以通过沟通去识别和满足患者的需要，疏通患者的不良情绪，促进患者康复。有报道，治疗性沟通前后患者心理负担发生率分别为99.14%和21.57%，77.78%的患者希望每日与护士交谈1次。通过护患沟通，患者的心理得到了疏导，缓解了不良情绪。同时，患者对健康知识的需求呈普遍性。根据研究发现，86.9%的患者选择护患沟通的内容与疾病有关，提示患者对健康知识的要求呈普遍性。当患者被关心时，患者的满意度增加。

（四）护患沟通有利于树立良好的护士形象和医院形象

护患沟通是反映护士整体形象的重要内容，护理队伍良好形象的树立需要护理人员用良好的护患沟通来展现和维护。同时，良好的护患沟通能全面反映护理人员的文化素质、知识水平、业务水平和精神面貌。而护理人员的形象是患者对医院形象最直接的接触和评价。

三、护患沟通的途径

（一）语言沟通

语言沟通包括口语与书写的沟通。口语的沟通可利用面对面的交谈、电话、录音机及电视等方式传递信息。书写沟通则可利用信件、记录、书籍等方式。人与人之间的沟通有35%是运用语言性的沟通，它的优点是能精炼、清楚、迅速地将信息传达给对象，其不足是语言会受个人的意识影响，且随个人的文化、社会、经济等背景及教育程度而产生不同的信息传递效果。例如，在对待疾病与健康的问题上，许多人具备了一定的健康知识，但对护理人员的专有名词却不一定了解，这就影响了护患之间的沟通。因此，有效的沟通应建立在彼此能理解的语言上，这是非常重要的。护理人员应评估患者的教育程度和理解能力，以便选择患者能听懂的语言和合适的词语来表达信息。这一点对学习能力较差的小儿、盲人、聋哑人和老年人尤为重要。

（二）非语言沟通

非语言沟通是不使用语言的沟通，它包括的信息是通过身体运动、空间、声音和触觉产生的，非语言沟通的目的是使互动中的双方都能有效地分享信息。虽然非语言沟通不包括语言，但非语言交流可以是有声的，也可以是无声的。例如，经历痛苦的患者发出呻吟或尖叫是有声的非语言沟通，而护士脸上的微笑或皱眉则为无声的非语言沟通。此外，非语言沟通可以是有意识的，也可以是无意识的。例如，护士在告诉患者一种新降压药可能出现的副作用时，其脸部表情严肃认真，这时她进行的是有意识的非语言沟通。如一个患者看上去像是在与护士进行愉快轻松地谈话，但此时护士脸部表情却显得恐惧不安，而患者并不清楚她脸部的表情，这就是无意识的非语言行为。

四、居家护理沟通技巧

（一）交谈技巧

交谈是一种特定的人际交流方式，通常涉及提问和回答，并带有互通信息或增进治疗效果的目的。

1. 交谈的类型

（1）互通信息性交谈：交谈的目的是获取或提供信息，在互动中它主要强调内容，较少强调关系（情感）。常见的互通信息交谈有入院时交谈、病史采集交谈和健康教育交谈等。

（2）治疗性交谈：是医护人员与带有精神心理问题的患者之间的交谈，它侧重于帮助患者明确自己的问题和忧虑，并帮助患者顺利克服个人的身心障碍。

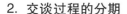

2. 交谈过程的分期

（1）准备期。主要任务是为与患者的首次会面制订计划，准备的内容包括患者健康评估表、有针对性的健康教育材料、患者的病情及近来的治疗进展，除此之外，还应确定交谈的地点和时间。

（2）起始期。主要任务是：①建立信任和理解的治疗气氛；②阐明目的；③与患者约定合同（包括时间、会面地点、每次交谈的时间、交谈次数、所讨论的问题及结果计划等）；④建立共同目标。

（3）探讨期。主要任务是：①帮助患者探讨他们的个人问题；②帮助患者调整由于讨论痛苦的问题而产生的情感；③帮助患者发展新的应对技术。探讨期可直接运用沟通技术，如要求澄清、询问矛盾、提出自己对患者问题的解释。

（4）结束期。主要任务是：①为终止交谈作安排；②总结问题和任务的完成情况；③支持患者表达他们对结束的想法。

上述四期在交谈过程中是相互融合的，四期时间的长短要视交谈的目的、患者问题的严重性、护士交谈的技巧和出现问题的数量而定。一般说来，如果目的是互通信息，患者个性完整或只有单个问题时，所需时间要短得多；但如果目的是治疗性的，患者个性严重紊乱或有多个问题时，所需时间则较长。

3. 交谈中的沟通技巧

（1）提问：提问是交谈的基本工具，交谈者能否提出合适的问题是有效交谈的重要技巧，提问的方式有以下两种。

1）开放式提问：这种提问比较笼统，能诱发患者说出自己的感觉、认识、态度和意识，有助于患者真实地反映情况，因此，在谈话开始阶段最好用这种提问方式。常用的句式有"怎么""什么""哪些"。例如："您今天感觉怎么样？""您好像很不愉快，您现在有什么感觉？""您睡不着时，经常服用哪些药物？"开放式提问有助于患者打开心扉，宣泄情绪，并支持他们表达被抑制的情感。

2）封闭式提问：这种提问方式比较具体，只需要简单的一两句话就能说明具体问题或澄清某些事实。

封闭式提问常用于收集资料、采集病史或获取诊断信息。它在互通信息性交谈中较常使用，而在治疗性交谈中则较少使用。封闭式提问的优点是患者可以很快地、坦率地做出特定的反应，可以很快地回答，效率较高。此外，这类问题不需要患者进行深入的反省，同时又为医护人员提供了有价值的信息。其缺点是不允许患者解释自己的情感、思想，或提供额外的信息，它会抑制沟通，降低患者的控制感。常用的句式有："您感到您的呼吸比昨天好些，差些，还是基本一样？""您的家庭成员有心脏病史吗？""您愿意学习有关您患病的健康知识吗？"

在交谈的过程中，什么时候运用开放式提问，什么时候运用封闭式提问，应根据交谈的目的具体情况具体分析。一般说来，了解患者健康问题的阳性资料时需要运用开放式提问，而在核实或澄清患者的反应时则需要运用封闭式提问。

（2）重复：重复是护患沟通的一种反馈机制。通过重复，护士可以让患者了解自己在倾听他的讲述，并理解他所谈的内容。重复可给患者一种自己的话有人倾听、正在生效之感，从而增强交谈的自信心。重复的潜在原理是当患者感到他的话有效果或被理解时，就会感到被鼓励，从而继续讲述，并进一步思考。重复作为一种沟通技巧，它包括对患者语言的释义和复述，虽然在技术上护士可以重复患者的确切词句，但如果用略为不同的词句重复患者的话可以显得较为移情化，较少机械化。形象地说，护理人员的重复对患者来说犹如回音壁，护士对患者回答问题时所作出反应的关键就在于重复或复述，它有助于护患更深入地理解和证实对方的认识、态度及其反应。常用的方法是护士将自己的反应加在患者语言之前，如："我听到您刚才说……""听起来似乎……""根据我个人的理解，您说的是……"。使用这样的开头语可帮助护士移情入境，并通过重复患者谈话来帮助患者。

（3）澄清：澄清是将患者一些模棱两可、含糊不清、不够完整的陈述搞清楚，同时也包含试图得到更多的信息。常用语句是："您的意思是……""我不明白您所说的，能否告诉我……"。总之，澄清有助于找出患者问题的症结所在，有助于在交谈时增加参与者沟通的准确性。

（4）附加语：使用附加语可鼓励患者继续进行语言表达和交流。常用的附加语有"嗯""是的""接着讲下去""我明白"。这些简短的对答可使患者知道护士对他的谈话是感兴趣的，有助于激发其进一步交流的意愿。

4. 交谈中的语言技巧

（1）称呼患者的语言技巧：称呼是护患交流的起点。人们对自己的称呼是十分敏感的，尤其是护士与患者初次交往，给患者的第一印象如何，往往会影响以后护患交往的正常发展。因此，在居家护理活动中，护士称呼患者应有所讲究。其主要技巧是根据患者的身份、年龄、职业等具体情况，因人而异，力求准确恰当。如患者是领导、干部、知识分子，一般称职务、职称或称"首长""同志"；如是工人，则大多称其"师傅"；年轻的患者多称"小＋姓"或"小＋姓＋同志"；如是农民，可根据其年龄、性别，称其"同志""老同志""老大爷""老大娘""大嫂"等。近年来对男士、女士比较习惯称"先生""小姐"。当然，称呼患者也要与护士自身年龄等情况相适应，绝对避免直呼患者床号或呼名带姓，这些称呼会招致患者反感，影响护患沟通。

（2）解释病情的语言技巧：解释性语言是健康教育、心理治疗与护理的基础，它能帮助患者认识疾病、解除恐惧心理、缓解紧张情绪，促使患者改善心理状态和行为方式，从而达到减轻病痛和提高治疗效果的目的。解释性语言多用于治疗、处置前后和手术前后护理及向危重患者家属进行解释。例如，对心脏病患者执行膳食医嘱时，护士不仅要告诉患者吃什么，还需采用解释性语言说明为什么要吃这些膳食，使其明白其中的道理。护士运用解释性语言除了要运用通俗明了的护理用语，还要运用婉转的修饰性语言。例如，把"不良"说成"不够满意"，把"无法医治"说成"好得慢些"，把"癌"说成"肿瘤"或"肿块"等。总之，是否给患者解释病情，解释到什么程度，以什么样的语言方式解释，要根据患者的具体特点和疾病的种类、程度等而定。

（3）劝服患者的语言技巧：医护人员具有专业知识和技术特长，在患者及家属心目中具有一定的威信，容易使患者产生信赖感和服从感。患者到医院求医、住院、诊疗的目的是解除疾病的痛苦和威胁。他们总希望了解自己患的是什么病、病情轻重程度、有无特效疗法、预后如何等。有些患者为了尽快康复，特别重视医护人员的嘱咐和要求。因此，在医院特殊的医疗环境中，运用劝服技巧，对患者及其家属健康信念的建立、卫生行为的改变具有重要的作用。劝服的技巧是要站在患者的角度，积极倾听患者的叙述，采取接纳的态度，建立密切的护患关系，避免不成熟的建议或承诺，以免增加患者的心理负担或导致医疗纠纷。劝服患者时，要考虑不同类型患者的特点，让患者有提问的机会，并通过科学的事实有理有据地解答患者的问题，增强语言的说服力。劝服中应保持语言的朴素，避免劝告和说教的语气，因劝告能将相互作用的中心转移到医护人员的需要和观点上，而不是基于患者的需要和观点，而说教不能促进相互关系，只能使沟通停滞。因此，在"一对一"的面谈中，使用会话式的劝服，其效果是不可低估的。

5. 阻碍有效交谈的行为

（1）刺探：用刺探性口吻询问患者不愿说出或不可能说出的信息，容易增加患者的防备感。

（2）劝告：劝告导致的结果是将相互作用的中心转移到护士的需要和观点上，而不是基于患者的需要和观点，不利于促进与患者的沟通。

（3）错误的保证：不负责任的保证，将患者的忧虑一带而过，实际上并不能帮助患者解决问题，反而会增加对护士的不信任感。

（4）说教：在与患者交谈中，过分责备患者，以护士的意志和教训的口吻进行交谈，这样做不能促进相互关系，只能使交谈停滞。

（5）轻视：以轻视的态度对待患者，对患者进行评价性判断，这样做容易限制对患者忧虑的深入讨论，阻碍有效的交谈。

6. 交谈时的注意事项

（1）正确称呼患者，主动自我介绍。

（2）保持合适的距离、姿势、仪态及眼神接触。

（3）安排适宜的交谈环境，根据患者的需要调整适当的交谈类型及过程，尤其对具有沟通障碍的患者，如耳聋、语言障碍或危重患者应修正交谈步骤。

（4）尊重患者隐私及拒绝回答问题的权利，避免使用批评、威胁或阻碍沟通的语言。

（5）避免出现下列干扰交谈进行的不当沟通方式：①突然改变话题；②不适当的保证；③过分表达自己的意见；④连珠炮式的提问；⑤对患者的问题答非所问；⑥对患者行为加以猜测；⑦过早下结论。

（二）非语言沟通技巧

1. 非语言沟通的作用

（1）表达情感：通过非语言行为，人们可表达他们的喜悦、愤怒、失望和恐惧。

（2）调节互动：非语言沟通可以调节人的相互间信息的传递。非语言的暗示，如点头、对视、皱眉、降低声音、改变体位、靠近对方或离开对方，所有这些都调节着信息的传递。

（3）验证语言信息：即验证和确认互动中的语言。当语言和个人表达的情感相匹配或相一致时，就会产生有效的沟通。如果一个患者说"我感到好极了"，但看上去却显得烦躁或一脸怒气，出现非语言内容与语言内容传递的意思不一致，他人就会难以对这位患者做出正确的反应。

（4）维持自我形象：人际交流的互动就像一个舞台，人们承担种种角色，并将他们表演出来。非语言沟通可以帮助人们在他人面前恰如其分地表现自己的形象，也可帮助人们表现他们想在他人面前表现的形象。在任何一个互动中，人们都有维持自身形象的愿望。例如，一位新入院的患者迟迟不愿脱去西装革履的制服而换上休养服，这种非语言的暗示表明，他想告诉别人，他是一个有身份的人，希望受到别人的尊敬。

（5）维持相互关系：非语言沟通有确定关系的作用，非语言暗示有助于人们相互交流各自体会的相互关系，通过非语言沟通，人们可向他人传递诸如地位、影响等相互关系。当护士靠近患者坐着时，这种方式表达了一种共同控制的感觉；而当护士在患者周围徘徊，则意味着护士处于支配患者的地位。一个和蔼可亲的表情可以向患者传递友好的关系；而一副生硬的面孔和生硬的语调，则向患者传递了冷漠和疏远的关系。

2. 非语言沟通技巧

（1）体语：包括手势、姿势、身体运动、面部表情和眼睛运动。体语可分五大类。

1）标记动作：标记动作能取代语言，常易被他人理解。例如，将食指垂直放在唇前发"嘘"声，表示"安静"，摇头表示"不"，招手表示"来这儿"。标记动作可在与聋哑人或不能说话的患者进行交流时使用。例如，对于使用呼吸机的患者，可用标记动作的手语训练，学会表达需求的交流技巧。

2）指示动作：指与语言沟通信息保持一对一相互关系的身体运动。当一个人指明方向时，此手势就是指示动作。指示动作在健康教育中较为常用，如教患者深呼吸、如何更换敷料、如何自我注射胰岛素等。有意识的指示动作可以帮助完成和加强护士所说的内容，提高教育效率。

3）情感表达：主要是脸部肌肉的运动，这些运动能表示个人的情感，如恼怒或快乐，软弱或坚强，振奋或压抑。情感表达可有意无意地表现出来。因此，护士对患者情感表达的反应应保持谨慎，尤其是在健康教育时，对接受能力较差的患者，避免出现负面情感表达。

4）调节动作：用于调节和维持交流的进行。调节动作包括眼、面部及头的运动。例如，说话中向对方点头则表示"说下去"；说话时用眼始终看着对方意味着可继续交谈，而看别处则意味着谈话该结束了。由此可见，调节动作可帮助交谈者控制交流的进行。

5）适应动作：与调节动作不同，适应动作不是用于二人谈话过程中，而是用于孤独一人时，它是儿童时养成的非语言反应，如搔头皮、咬或舔嘴唇、玩铅笔、敲指头、晃腿等。这些动作常被用来满足人们的基本生理要求和对情感的控制，以利于个人适应焦虑、紧张和压力感。

（2）空间效应：指人们怎样利用和理解沟通过程时的空间。它包括个人空间、私人领域和距离。患者入院后一般都有个人空间和私人领域的需求，因为个人空间向患者提供了自我感、安全感和控制感。当个人空间被侵犯时，患者就会感到受威胁，因为它破坏了患者心里内环境的稳态，容易产生焦虑和失控感。下面一些简单的方法可协助患者减轻因被侵入或失去个人空间所造成的焦虑。

1）给患者以尊重：使患者认识到医院里有属于他们个人的领域、物品和隐私权力。

2）给患者以控制：允许患者在个人领域方面拥有决策权，让患者控制门的开、关，窗帘的放下或拉开以及床头桌私人物品的摆放位置。

3）给患者以信息：护士要认识到患者的个人性，对直接或间接影响患者的活动和操作给予必要的说明和解释。

4）关注患者隐私的需要：如有可能，尽量避免暴露患者的身体，将患者对不得不侵犯私人隐私的活动产生的不适感降到最低限度。

空间效应的另一个方面是"距离"对人际沟通的影响，距离在人际互动中发挥重要作用。人际交流的距离主要有以下四种：

1）亲密的距离：约0.3 m，可感到对方的气味、呼吸，甚至体温，人们处于此距离时能互相触摸、安慰和爱抚，谈话的声音常是柔和的，甚至是耳语。人们常选择性地允许他人处于此距离，一般对亲密的朋友才如此。在医疗护理中，常在给患者做某些治疗或护理操作时用此距离。例如，给患者做口腔护理、会阴护理等。有些患者愿意接受并感激护士在这种距离下的护理操作；另一些患者，如护士突然进入亲密的距离或在患者没有心理准备时进入这种距离，他们会产生更多的不适感。

2）个人距离：0.3～0.6 m，即一臂之长。人们用此距离与亲朋密友或好友谈话，声音柔和适中。医护人员常用此距离向患者解释检查或治疗步骤，进行术前指导和床边健康教育等。

3）社会距离：1～3 m，在工作单位或进行社会活动时常用此距离。说话时声音正常或稍响。在医疗活动中，医生、护士站在病房门口与患者说话，写病程记录或做健康评估时常用此距离。

4）公众距离：3～7 m，在此距离说话时声音常放大，非语言行为如姿势、手势常是夸张的，护士在为患者做集体健康教育时可用此距离。

（3）类语言：指伴随语言交流中出现的"哪""嗯"等声音，这些声音是在人们运用语言时产生的。声音在表达情绪上起到38%的作用，而语言只起7%的作用，面部表情则起了余下的55%的作用。语调、语速及语音的不同特征，在沟通时会产生不同的效果。例如，护士讲话平稳、音量适中，会使患者感到轻松、舒服、愿意表达内心的情感；护士讲话过于激动，讲话快，声音又高，会使患者感到胆怯、发窘、不舒服，难以表达内心情感；护士讲话缓慢无力、声音单调乏味，会使患者感到沮丧、不可信赖、缺乏安全感。可见类语言在人际沟通中的重要性。

类语言的成分主要包括：

1）音质：是一种用以区别我们和他人的物理特征，它包括音域及音调的控制、嘴唇的控制、清浊发音、节奏、共鸣及音速等。每个人的声音都有其独特性，如有些人声音低沉、浑厚、有共鸣，有些人则声音高、尖细、有鼻音。

2）表达特征的声音：即当人们在笑、哭、哼、呻吟、叫、耳语、咳嗽和叹气时如何运用他们的声音，每个人在发生上述声音时都有特定的方式，从如何哭笑可反映出人们的特征。

3）声音的修饰：包括声音的强度、音调的高低、声音的长短。

4）声音的分离：指说话时插入的一些感叹词或停顿，如"嗯""啊""哈"等。

（4）触摸：触摸是非语言交流的特殊形式。触摸有各种不同的形式，并能传递各种不同的意思。例如，握手、抚摸头部、肩部、背部，可使患者感到护士的关怀与慰藉。但采用触摸技巧时，一定要考虑患者的性别、年龄、社会文化、风俗习惯等因素，避免产生不良结果。运用触摸技巧时应注意以下四点：

1）根据不同情况采取不同的触摸形式：只有采取与环境场合相一致的触摸，才有可能得到积极的结果。例如，当一个人被告知了悲痛的消息，此时，护士将手放在悲痛者的臂上可得到较好的反应。相反，对一脸怒气需要发泄的患者采用这样的触摸就会适得其反，此时让他发泄愤怒比安慰的效果更好。

2）谨慎采用亲密性的触摸形式：对于不愿与他人形成亲密关系的患者，某些触摸形式和暗示亲密的姿势会使他们感到不舒服。而对儿童或熟悉的患者，此种形式与他们相互关系的性质相一致，且亲密程度是双方都喜欢的，他们就能很好地被接受。

3）观察接受者对触摸的反应：患者在触摸后出现诸如躲开、恐惧的表现，脸部肌肉紧张、焦虑的表情和姿势都是对触摸否定的反应。如果一个人被触摸后显得松弛或舒服，是触摸被有效接受的表现。

4）对有误解的处理：在触摸被误解的情况下，可通过语言补充。在某种情况下，由于个体对触摸的理解有差异，因此，触摸时用语言方能使对方获得较准确的理解。在医疗护理过程中，只有当护患双方都对触摸感到舒适，并能运用触摸估计治疗效果时，触摸才成为一种非常有价值的交流形式。

（5）沉默：沉默是一种非语言反应。当护士与患者面谈时，沉默有时能促进交流情感，增进了解，但有时也能导致误解或厌烦。护士应善于分析和对待会谈时出现的沉默，对沉默做出恰当的反应。例如，当患者控制不住情感而哭泣时，护士必须保持沉默，不宜过早地打破这种沉默，运用适当的表情、神态给患者以安慰和同情。

（6）倾听：护士专心倾听患者的诉说，不仅能减轻患者的心理负担，消除紧张、焦虑的不良情绪反应，而且有利于良好护患关系的形成与发展。倾听的技巧有以下三种：

1）专心致志地听：与患者谈话时，护士心神专注，保持目光的接触，不能有分心的举动，如精神涣散、看表、与他人谈话或打断对方的谈话等注意力不集中的表现。

2）检查和核实自己的感觉：护士一边听患者陈述，一边观察其非语言的信息，以便对患者所谈的问题有全面深入的了解。如有模糊不清的问题，护士可进一步询问。

3）及时做出反应：对患者所谈的有关对健康和疾病的认知、态度、反应、期望、要求等问题，护士可根据实际情况及时做出恰当的反应，如表示理解、同情、支持，给予帮助、解释等。护士做出反应时切忌流露不耐烦或反感的神态或者做出不负责任的许诺和结论。

（7）环境：非语言交流也包括那些能影响人们相互关系的环境因素，包括光线、噪声、颜色、温度、家具安排和建筑结构等，这些因素均能影响信息传递的形式及人们互动的舒适或不舒适程度。非正式的、不受强制的、私人性的、熟悉的、封闭的和温暖的环境会产生更多的人际沟通。环境在护患交流中不是无关紧要的中性因素，它能促进或抑制在该环境中的交流。因此，护理人员要对环境因素给予高度的重视，努力创造有利于护患交流的环境。

五、居家护理的主要沟通障碍

1. 护患交流信息量过少

居家护理中患者接触最多的就是护士，这时他们的情绪非常焦虑、紧张，陌生的人及对自己病情的不了解，使其迫切地想在一瞬间了解所有的问题。因此，接诊的护士应该针对患者此时的心理，主动为患者讲解和介绍自己，同时注意患者的心理感受和信息反馈。

2. 患者或家属期望值过高

由于知识的缺乏，患者家属追求"药到病除"的心理非常突出。一旦发生液体外渗或者是没有做到一针见血，有的家属完全不考虑其他的原因，一味责怪护士。

3. 基层医院护理工作任务重

由于服务对象的特殊性，护士在各项操作时需要大量的时间和精力去做患者的思想工作，以消除其恐惧心理，配合治疗。居家护理时常有多人陪护的现象，使护士要耗费更多的时间来回答陪护人员各种专业和非专业的问题，花较多的时间去了解和满足陪护人员的需求。而一些患者的不合作和穿刺难度也无意中耗费了护士大量的时间和精力。

4. 解释不到位，态度生硬

随着人们健康观念的改变，患者的需求也越来越高，有时难满足患者的需求。例如，解释不到位，态度生硬，而患者治病心切，护患纠纷随时都会发生。故在与患者及患者家属交流中，护士要特别注意自己的语言表达。要避免以自我为中心的错误沟通，如使用说教式的语言、急于阐述自己的观点、主观判断、过早地做出结论。尤其在繁忙的工作情况下，沟通信息量大、速度快、急于求成、对患者的情况不清楚、给予不适当的态度、甚至言行不一、谈话中改变话题、阻断患者表达感情和信息，这些都会造成患者孤立无援，形成心理障碍，使患者和家属心情不愉快，有碍良好护患关系的建立。

5. 护士个人素质的影响和服务意识不强

护患冲突一般集中在相对固定的几个人身上，多和当事人的性格和所受教育有关，和年资没有明显的关系。容易发生冲突的护士多表现为不能理解、体谅、宽容患者及患者家属，缺乏沟通技巧或自我情绪控制能力差。

6. 不适当的环境和气氛

在与患者交谈时，环境嘈杂或不相干的人员在场，都会影响患者表达自己的思想。另外，护士如果面无表情，会给患者一种受冷落之感；护士表情过于严肃会给患者带来心理压力，使患者感到紧张、恐惧，或者使患者错误认为自己的病情严重，因而加重心理负担。

7. 护士与患者在沟通过程中，经验和技巧不够

有的护士与患者交流时，不注意观察其表情和心理反应，较多关注的是表达自己的语言和所做的选择，引起患者的不满。

8. 语言使用不当

护士说话要讲究方式方法，护士的工作是协助诊断，完成专业护理，正确执行医嘱，做好健康宣教，预防并发症。因此，护士应多与患者交流，以利于准确收集资料，确定相应的护理计划。住院患者来自不同地方、不同行业，文化层次不同，拥有的健康知识不同，在与患者沟通时，如护士过多采用专业术语，容易产生误解或不解，影响交流效果。因此，交流时语言应尽量口语化，要深入浅出，通俗易懂。

9. 责任心较差

技术不过关，交接班不认真，工作疏忽大意，对患者提出的问题不清楚，解答不耐心，巡视病情不及时，对患者病情变化不了解，治疗操作时不细心，对各种抢救技能不熟练，延误患者治疗，均可引起患者及家属不满，难以建立良好的护患关系。

良好的护患沟通，可使患者正确理解护士的服务，增加对护士的信任感。而患者的理解和信任也能增加护士的自我价值感，从而拉近护患双方的距离，建立真诚合作的护患关系。综上所述，沟通是一门学问，也是一门艺术，是在实施护理过程中发现及解决患者各方面问题的关键，是每位护士必须掌握的基本技能。护士只有掌握了沟通技巧，才能更好地为患者提供优质服务，使护理更加完善，使护理学进入飞速发展的新阶段。慢性肾脏病患者在长期经受疾病折磨的同时还要承担来自社会、家庭、经济等各方面的压力，因此，他们更加迫切地需要专业的护理与有效的沟通。

（宋慧锋）

第二章　慢性肾脏病基本知识

第一节　肾脏结构和生理功能

一、肾脏结构

（一）肾脏的位置和形态

肾脏属于腹腔外器官，位于腹膜后间隙内脊柱的两侧，左右各 1 个。肾脏长轴向外下倾斜，左肾较右肾更靠近中线。右肾上方与肝脏相邻，位置比左肾低半个到一个椎体。左肾上极平第 11 胸椎，下极与第 2 腰椎下缘齐平；右肾上极平第 12 胸椎，下极平第 3 腰椎。一般而言，女性肾脏位置低于男性，儿童低于成年人。肾脏的位置可随呼吸及体位而轻度改变。

肾脏是外形略呈蚕豆状的实质性脏器。肾脏的体积各人略有所不同，一般而言，正常成年男性肾脏的体积约为 11 cm×6 cm×3 cm，左肾略长于右肾。女性肾脏的体积和重量均小于同龄的男性。肾脏的平均重量在男性约 150 g，在女性约 135 g。肾脏分为上下两端、内外两缘和前后两面：上端宽而薄，下端窄而厚；前面较凸，朝向前外侧，后面较平，紧贴后腹壁；外缘隆起，内缘中间呈凹陷状，是肾脏血管、淋巴管、神经和输尿管出入的部位，称为肾门，这些出入肾门的结构总称为肾蒂。

（二）肾脏的组织结构

肾单位（nephron）是组成肾脏结构和功能的基本单位，包括肾小体（renal corpuscle）和与之相连的肾小管（包括近端小管、髓袢和远端小管），每个肾脏约有 100 多万个肾单位。

1. 肾小体

肾小体是形成原尿的主要结构，由肾小球（glomerulus）和肾小囊（bowman's capsule）组成。肾小体有两个极，一个为小动脉出入肾小体的血管极，一个为与肾小管连接的尿极。

（1）肾小球。入球小动脉进入血管极分成 5～8 个主支，以这些主支为基础再分成小支，最后形成毛细血管网，称为毛细血管袢（capillary tuft），每个主支形成的毛细血管袢又称为毛细血管小叶或肾小球节段（segment），每个肾小球（glomerulus）包括 5～

8 个毛细血管小叶或肾小球节段。各小球的毛细血管返至血管极处，又汇集成主支，形成出球小动脉。

肾小球毛细血管由内皮细胞、基底膜和上皮细胞组成。

1）内皮细胞。扁平的内皮细胞（endothelial cells）被覆于毛细血管壁管腔侧，与血液接触，内皮细胞之间在电子显微镜下呈紧密连接，但细胞体则布满直径 70 ～ 100 nm 的窗孔（fenestrated pores）。内皮细胞表面被覆富含唾液酸蛋白（sialoprotein）的多聚阴离子表面糖蛋白（polyanionic surface glycoprotein）。所以内皮细胞带有负电荷。

内皮细胞构成肾小球毛细血管的第一道屏障，使血细胞及一些大分子物质不被滤出。内皮细胞表面的负电荷构成了肾小球毛细血管壁电荷屏障的重要组成部分，它可以黏附细菌和白细胞；内皮细胞对基底膜的合成及修复有一定作用；此外，内皮细胞还具有抗凝及抗血栓、合成及释放Ⅷ因子和内皮素（endothelin）的作用。

2）基底膜。肾小球毛细血管基底膜（glomerular basement membrane）由中间的致密层（lamina densa）和两侧的内疏松层（lamina rare interna）及外疏松层（lamina rare externa）组成。一般认为，成人基底膜的厚度约 300 nm。基底膜由三类生化成分构成：胶原（Ⅳ、Ⅴ、Ⅵ型胶原）、糖蛋白（层粘连蛋白、纤粘连蛋白、内动蛋白和巢原蛋白）、蛋白聚糖（硫酸类肝素）。

肾小球毛细血管基底膜带负电荷，是肾小球滤过膜电荷屏障的重要组成部分，其主要功能是保证毛细血管壁的完整性和一定的通透性。

3）上皮细胞。上皮细胞（visceral epithelial cells）位于肾小球毛细血管基底膜外侧。该细胞具有足突（food processes），足突之间的空隙称为裂孔（slit pore），直径约 40 nm，裂孔接近基底膜处尚有一层薄膜称裂孔膜（slit membrane），这一精细结构有利于肾小球毛细血管壁的选择性滤过功能。上皮细胞胞体及足突表面含有唾液酸蛋白，带有负电荷。

上皮细胞有多种生理功能，它是肾小球滤过屏障的重要组成部分，对基底膜的合成及修复有重要作用。此外，上皮细胞有很强的吞饮功能，上皮细胞表面具有 C_{3b} 受体，上皮细胞可合成前列腺素 PGF_2、PGI_2 及血栓素（thromboxane）。

4）肾小球的孔径屏障及电荷屏障。

孔径屏障：肾小球内皮细胞的窗孔、基底膜可变凝胶、上皮细胞足突间裂孔对滤过物质的分子大小具有高度选择性，这三层结构共同组成肾小球的孔径屏障（size barrier）。

电荷屏障：肾小球内皮细胞和上皮细胞表面均被覆唾液酸蛋白，对滤过物质的分子大小具有高度选择性。肾小球基底膜内、外疏松层富含硫酸类肝素，它们共同组成肾小球的电荷屏障（charge barrier），对滤过物质的选择性也具有重要作用。

5）系膜。肾小球系膜（mesangium）位于肾小球毛细血管小叶的中央部分。系膜由系膜细胞（mesangial cell）和系膜基质（mesangial matrix）组成。系膜基质内有一定间隙，称为系膜通道（mesangial channel），不能通过肾小球滤过膜的大分子物质，可经过此通道转运至血管极进入远端肾小管，或进入淋巴管及毛细血管排出。

肾小球系膜细胞有多种生理功能：①对肾小球毛细血管袢有支持和保护作用；②系膜区是血浆大分子物质的转运通道；③系膜细胞有收缩和舒张的功能，控制肾小球毛细血管血流量，进而调节肾小球的滤过功能以及系膜通道的功能；④系膜细胞上有 F_c 受体及 C_{3b} 受体，可参与免疫反应；⑤系膜细胞可产生多种细胞外基质，参与肾小球基底膜的修复和更新，在病变情况下致肾小球硬化；⑥部分系膜细胞可分泌肾素。

（2）肾小囊。肾小囊（bowman's capsule）是肾小管盲端扩大并内陷所形成的双层球状囊，囊的外层称为壁层，内层为脏层，两层之间的裂隙称肾小囊腔。

（3）肾小球旁器（juxtaglomerular apparatus）。位于入球小动脉、出球小动脉和远端肾小管之间的区域，是一个具有内分泌功能的特殊结构，包括球旁细胞、致密斑、球外系膜细胞和极周细胞。

球旁细胞和球外系膜细胞均有分泌肾素的功能，少部分肾素经小动脉内皮直接入血，大部分进入肾间质再经毛细血管入血。致密斑可以感受尿液中的钠离子浓度，调节肾素的分泌。肾小球旁器的血管和致密斑的接触面积是控制肾素分泌的结构基础，当远端肾小管内原尿尿量和钠离子减少时，远端肾小管直径变小，致密斑与血管的接触面积减少，导致肾素分泌增多；反之，接触面积增大，则肾素分泌减少。

2. 肾小管

肾小管（renal tubule）是肾单位的另一个重要组成部分，它与肾小球之间相互影响。肾小管上皮细胞具有强大的吸收功能，可回吸收约 99% 的肾小球滤出的原尿，对保证体液的恒定有重要意义。此外，肾小管的不同节段尚有一定的分泌功能。

（1）近端小管。近端小管是肾小管中起回吸收作用的重要部分，直径 $50 \sim 60\ \mu m$，长约 14 mm，分为曲部和直部两部分。近端小管曲部与肾小体的尿极相连，位于肾小体周围构成皮质迷路的大部分；近端小管直部与近端小管曲部相连，位于髓放线。

近端小管主要功能是重吸收原尿中的水、钠、钾、钙、氯化物、碳酸盐、磷酸盐，以及一些有机物质如葡萄糖和氨基酸等。近端小管的病变常导致水和电解质代谢紊乱。

（2）细段。为连接近端小管直部和远端小管直部的直管部分。皮质肾单位的细段很短，主要位于髓质外带；髓旁肾单位的细段较长，起始于髓质外带，延伸至髓质内带乃至肾乳头。

细段通过水的主动和被动重吸收，对尿的浓缩有重要作用。

（3）远端小管。远端小管包括直部、致密斑和曲部。在肾髓质内外带交接处，髓袢细段升支移行为远端小管直部，入髓放线，行至皮质迷路的肾小球血管极处，形成致密斑，继而移行为远端小管曲部，迂曲分布于近端小管之间，最后又行至髓放线进入集合管。远端小管直部，又称为髓袢升支粗段；远端小管曲部又称为远曲小管。远端小管对缺血有特殊的敏感性，易导致缺血性损伤。

远端小管对钾、钠、氯化物的代谢及酸碱平衡的调节有重要作用。

（4）连接小管。为远端小管曲部和皮质集合管起始段的过渡节段，具有分泌钾离子的功能，对氯离子的释放也有重要作用。此外，上皮细胞浆内有较多的甲状旁腺激素和维生素依赖性钙结合蛋白，具有调节钙离子的功能。

3. 集合管

集合管全长 $20 \sim 38$ mm，分为弓状集合管、直集合管和乳头管。集合管的上皮细胞可分为亮细胞和暗细胞两种。亮细胞对醛固酮有灵敏的反应；暗细胞则参与重碳酸根的

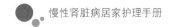

重吸收，与尿液酸化有关。

4. 肾间质

位于肾单位与集合管之间的间叶组织称为肾间质。皮质含肾间质较少，约占肾皮质总体积的13%；肾髓质含肾间质较多，髓质外带约占髓质总体积的20%，肾乳头部可达30%～40%。

5. 肾盏、肾盂和输尿管

肾盏、肾盂和输尿管是排尿的管道，结构相似。

二、肾脏的生理功能

肾脏是人体的主要排泄器官，它将血液中的废物过滤分解后形成尿液，经输尿管输出体外。肾脏的主要功能除了排泄废物，还包括调节体液、维持水电解质以及酸碱平衡等，它使人体内细胞周围环境维持恒定，以保障新陈代谢正常进行。

1. 排泄体内代谢产物和进入体内的有害物质

肾脏好比身体的"过滤器"，每天24小时不停地清洁和过滤血液，将人体内多余的水分和代谢产生的有害物质，如肌酐、尿素、尿酸等含氮物质，以及磷酸盐、无机硫酸盐等通过尿液代谢排出体外，默默地扮演着体内"清道夫"的角色。如果肾脏受损，代谢产物和有毒物质不能排出，潴留体内，不断发展最终可导致尿毒症，危及生命。

2. 生成尿液，维持水的平衡

这是肾脏的主要功能。当血液流过肾小球时，由于压力关系，会滤出一种和血浆一样但不含蛋白质的液体，叫"原尿"。原尿通过肾小管时又将其中绝大部分水、全部的糖和一部分盐重新吸收，送回血液，大部分氮不再重新吸收。剩下的含有残余物质的浓缩液体就是尿，约占原尿的1%。正常人的一天尿量为1 000～2 000 mL，一般呈淡黄色，比重为1.003～1.030。比重过高、过低或固定不变，尿量过多过少均有肾功能不全的可能。

尿液生成的三个步骤：

（1）滤过。正常人每分钟流经肾脏的血量约1 200 mL。当人体血液流经肾小球时，血浆中的某些成分可从肾小球滤过，进入肾小囊中。

（2）重吸收。滤过的液体经肾小囊进入肾小管和集合管，许多可被身体利用的物质被重吸收回到血液中。

（3）分泌。肾小管和集合管上皮细胞可将周围毛细血管中的一些成分，以及这些细胞本身产生的一些物质，分泌至肾小管和集合管腔内。

当血液流经肾小球毛细血管时，除血细胞和大分子蛋白质不能滤出，血浆中的水、电解质和小分子有机物（包括小分子蛋白质）都可通过肾小球滤过膜，进入肾小囊内，这种液体称为"滤液"。肾小球滤液进入小管后，称为小管液。小管液流经肾小管和集合管时，其中的水分和各种溶质将全部或部分地被重吸收回血液中。

3. 维持体内电解质和酸碱平衡

肾脏对体内的各种离子（电解质）具有调节作用。例如，对钠离子（Na^+）的调节特点是多吃多排、少吃少排、不吃不排；对钾离子（K^+）是多吃多排、少吃少排、不吃照排；对氯离子（Cl^-）是伴随 Na^+ 的吸收排泄、氢离子（H^+）和氨（NH_3）的分泌过程来完成。肾脏也调节磷（P）、钙（Ca）、镁（Mg）等的平衡，这些电解质平衡对体液的渗透压的稳定很重要。肾脏还对体内酸碱平衡起调节作用。肾脏能把代谢过程中产生的酸性物质通过尿液排出体外，并能控制酸性和碱性物质排出的比例。当任何一种物质在血液中增多时，肾脏就会把增多的部分排出去。另外，肾脏还能制造氨和马尿酸，以保持和调节酸碱平衡。很多肾脏病患者出现酸中毒，就是因为肾脏失去了维持体内酸碱平衡的功能而产生的。

4. 调节血压

由肾脏分泌的肾素可使血压升高。当限制钠摄入或钠缺乏时，或血浆容量减少和肾脏血液灌注压力降低时，或患者处于直立体位时，肾素从细胞中分泌出来，即具有活性，可使血浆中的血管紧张素原脱肽而成为血管紧张素Ⅰ，再经转换酶的作用而成为血管紧张素Ⅱ（angiotension Ⅱ），通过血管紧张素Ⅱ和醛固酮的作用，使血压升高。同时，肾脏分泌的前列腺素又具有使血压下降的功能，前列腺素主要是通过增加肾皮质血流量、利尿排钠、减少外周血管的阻力、扩张血管而达到降压的作用。

5. 分泌肾素

肾素是一种分子量为 40 000 的蛋白水解酶，主要由肾小球旁器的球旁细胞进行合成、储存和分泌。肾素的作用为：①收缩血管，使血管平滑肌细胞分裂；②增强心肌收缩，促使心肌肥厚；③参与肾脏动力学调节，增加肾小管对钠的重吸收能力；④促使肾上腺醛固酮分泌增加；⑤促使其他血管活性物质（如多肽）的产生；⑥作用于中枢产生口渴感，促使儿茶酚胺等释放。

6. 促进红细胞生成

肾脏可分泌促红细胞生成素，作用于骨髓造血系统，促进原始红细胞的分化和成熟，促进骨髓对铁的摄取利用，加速血红蛋白、红细胞生成，促进骨髓网织红细胞释放到血中。在一定时期内，贫血的程度与肾衰程度成正比，其血液、尿液中的促红细胞生成素均降低，此时，如果补充外源性促红细胞生成素，可以纠正肾性贫血。

7. 分泌前列腺素

前列腺素因最早在前列腺中被发现而得名，后来在人体的精囊、肺、肾、脑、胃、肠等几乎全身各部位组织细胞里都发现了前列腺素。其主要作用有：①对肾血循环的影响。前列腺素可使肾血管扩张。②对氯化钠排泄的影响。前列腺素可使尿钠排泄。③对水排泄的影响。前列腺素可引起水排泄增加。当肾脏功能出现问题时，前列腺素分泌减少，这是导致肾脏高滤过及高灌注的重要因素，也是导致肾性高血压的重要因素之一。

8. 促进维生素 D 的活化

维生素 D 在体内必须经肾脏转变为 1，25 - 二羟维生素 D 才能发挥其生理作用。肾脏的皮质细胞含有 1 位羟化酶，维生素 D 先在肝脏 25 位羟化酶的作用下，转化为 25 - 羟维生素 D，最后在肾脏 1 位羟化酶作用下，转化为 1，25 - 二羟维生素 D 即活化的维生素 D。它能促进胃肠道钙磷吸收；可促使骨钙转移、促进骨骼生长及软骨钙化；促进

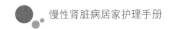
肾小管对磷的重吸收，使尿磷排出减少；可抑制甲状旁腺素（parathyroid hormone，PTH）的分泌。

（宋慧锋）

第二节　慢性肾脏病概述

一、慢性肾脏病的流行病学

流行病学研究提示，世界范围内慢性肾脏病（chronic kidney disease，CKD）患者的患病率在逐年增加。随着社会的发展及生活方式的改变，CKD 等慢性非感染性疾病已成为危害人类公共健康的主要问题。美国需透析的人数很多，截至 2016 年 12 月 31 日，美国终末期肾病（end stage renal disease，ESRD）患者有 726 331 例次，发病率为 2 160.7 人/百万人，而且这一数据还在迅速增长。2015 年，美国 30 岁以上的 CKD 患者发病率为 13.2%，较 10 年前升高约 30%，预计 2020 年将上升至 14.4%，2030 年将上升至 16.7%。2012 年，美国肾脏和肾功能衰竭的医保支出已经超过 870 亿美元。其中，63.1% 的 ESRD 患者接受血液透析治疗，7.0% 的接受腹膜透析治疗，29.6% 的接受肾移植手术。而我国 CKD 的患病率也高达 10.8%。虽然 CKD 的患病率相当高，但患者的知晓率却不足 10%（美国为 8.55%，中国为 7.9%）。调查显示，我国慢性肾脏病的发病率约占正常人群的 10.8%。在受损初期甚至中期可能没有明显的症状，通常发现患病时已到晚期，故慢性肾脏病被称为"沉默的杀手"。因此，时刻关注肾脏健康、完善 CKD 的诊断、留意它发出的"维修"信号、提高人群 CKD 的知晓率、早期预防和治疗 CKD 患者非常重要。

二、慢性肾脏病的定义和分期

近年来慢性肾脏病的内涵发生了很大变化，使该病范围更加扩大。在美国肾脏病基金会（National Kidney Foundation，NKF）《肾脏病预后质量倡议》（*Kidney Disease Outcome Quality Initiative*，KDOQI）的基础上，国际肾脏病学会提高肾脏病整体预后工作组明确提出了慢性肾脏病的定义。2001 年，美国肾脏病基金会提出了慢性肾脏病的新概念。新的慢性肾脏病定义为：不论何种原因，只要存在肾损害或肾功能下降，且持续时间大于等于 3 个月，都可诊断为慢性肾脏病。

美国国家肾脏病基金会制定的《慢性肾脏病分期指南》，根据患者临床表现的严重程度、是否存在并发症以及疾病对预后的影响程度，将慢性肾脏病的病程划分为五期，其中，肾小球滤过率（glomerular filtration rate，GFR）是慢性肾脏病患者病情严重程度分期的重要依据（表 2-1）。

表 2-1　慢性肾脏病分期及处理原则

分期	描述	GFR	治疗计划
1 期	肾损害，GFR 正常或升高	≥90	延缓肾脏病的进展，减少心血管疾病危险因素
2 期	肾损害，GFR 轻度下降	60～89	估计肾脏病进展的快慢
3 期	肾损害，GFR 中度下降	30～59	评估和治疗并发症
4 期	GFR 严重下降	15～29	准备肾脏替代治疗
5 期	肾功能衰竭	<15 或透析	肾脏替代治疗

注：GFR 即为肾小球滤过率，单位为 mL/(min·1.73 m^2)。

三、慢性肾脏病的病因及易患因素

慢性肾脏病按病因可分为原发性肾脏疾病和继发性肾脏疾病两大类。在发达国家，糖尿病肾脏病、高血压肾小动脉硬化是引起慢性肾脏病的主要原因；而在我国，各种原发性肾小球肾炎是慢性肾脏病的常见病因，糖尿病肾脏疾病、高血压性肾脏病在慢性肾脏病的各种病因中仍位居原发性肾小球肾炎之后。但近年来由于生活水平的提高、生活节奏的加快，这两种病因也有明显增高的趋势；双侧肾动脉狭窄或闭塞所引起的缺血性肾病，在老年慢性肾功能衰竭的病因中占有一定比例。

（1）肾脏病的危险因素。某些情况下患肾脏病的风险会明显增大。首先是糖尿病、高血压、心血管疾病（cardio vascular disease，CVD）患者，以及有肾脏病家族史者，这是肾脏病的四大主要危险因素。其次是下列危险因素：红斑狼疮和类风湿性关节炎等自身免疫性疾病，尿路感染，肾结石和尿路梗阻，高尿酸血症和痛风，高脂血症，病毒性肝炎，肿瘤，中风，孤立肾，年龄大于 60 岁，肥胖，长期或反复应用止痛药、退热药、一些抗生素、中药、造影剂及肿瘤化疗药，有糖尿病或高血压家族史，出生时体重低于 2.5 kg。有以上任何一种情况者，都属肾脏病高危人群。在我国，肾脏病患者的诊断主要来源于两个途径：一是健康体检，二是因出现症状（如浮肿、血尿、高血压、贫血、消化道症状等）而到医院就诊，后者占绝大部分。

（2）肾脏病的诱发或加重因素。成人慢性肾脏病的危险因子包括四个方面：①易感因子（susceptibility factor）。指对肾脏损伤敏感度增高的因素，如家族慢性肾脏病史，肾质（kidney mass）降低、低出生体重、老年、种族差别。②诱发因子（initiation factor）。指直接引起肾损害的因素，如糖尿病、高血压、自身免疫性疾病、全身性感染、尿路感染、尿路结石、下尿路梗阻、药物肾毒性。③进展因子（progression factor）。指在肾损伤后能引起肾损继续恶化、加速肾功能下降的因素，如重度蛋白尿、高血压、糖尿病而血糖控制不佳、血脂异常、吸烟。④终末期因子（end stage factor）。指肾功能衰竭中能增加发病和病死的因素，如透析不充分（KT/V≤1.2）、暂时的血管通路、贫血、低白蛋白血症、高磷血症和转诊过迟。

四、慢性肾脏病的主要特点与临床表现

（一）慢性肾脏病的特点

（1）发病隐匿。由于肾脏组织的代谢能力强，在肾脏组织逐渐被破坏的过程中，CKD 的发病缓慢隐匿，早期无明显临床症状，因此不易被发现。随着疾病的发生发展，临床表现逐渐加重。CKD 1～3 期患者可无任何症状，或仅有乏力、腰酸、夜尿增多等轻度不适；少数患者可有食欲减退、代谢性酸中毒及轻度贫血，故容易被忽视及误诊。进入 CKD 4 期以后，上述症状逐渐加重。到 CKD 5 期时，症状进一步加重。

（2）临床表现有一定的个体化差异。CKD 与病因、年龄、体质等相关，如糖尿病引起的慢性肾功能衰竭（chronic renal failure，CRF）的临床症状出现得较早也较重，而隐匿性肾炎所引起的慢性肾功能衰竭的临床症状可出现得较晚。在临床工作中，以"感冒"就诊即被诊断为终末期肾脏病的病例不在少数。

（3）并发症多。慢性肾功能衰竭可引起全身几乎所有系统的症状，并且首发症状有所不同。患者因"气促、呼吸困难""恶心呕吐""胸闷""贫血"等首发症状入院后被诊断为终末期肾脏病的现象时有发生。终末期肾脏病患者可出现严重的并发症，如急性心力衰竭、严重水和电解质紊乱、消化道出血、脑出血等，可致生命危险。且重症患者合并多器官系统损害的情况也较常见。

（4）病程长，医疗费用高。目前尚无根治慢性肾脏病的方法。除了保守治疗，仅限于血液透析、腹膜透析、肾移植等肾脏替代治疗手段，疾病将伴随终身，难以治愈，因此，医疗费用高是 CKD 的另一特点。在美国，终末期肾脏病患者直接医疗费用总计超过 150 亿美元。我国一名维持性透析的 CKD 患者 1 年的治疗费用为 7～12 万元人民币，这给个人、家庭和社会造成很大的经济负担。

（二）慢性肾脏病的临床表现

（1）水、电解质及酸碱平衡代谢紊乱。在慢性肾脏病早中期，水、电解质及酸碱平衡可无明显异常，当肾小球滤过率 <25 mL/min 时，水、电解质和酸碱平衡失调相当常见。其中，以代谢性酸中毒和水钠平衡紊乱最为常见。

1）代谢性酸中毒。多数患者能耐受轻度慢性酸中毒，但当动脉血 HCO_3^- <15 mmol/L 时，则可有较明显症状，如食欲不振、呕吐、乏力、呼吸深长等。

2）水钠代谢紊乱。主要表现为水钠潴留，最常见的为不同程度的皮下水肿，胸腔、腹腔积液也可出现，此时易出现血压升高、左心功能不全和脑水肿。有时也可表现为低血容量和低钠血症，低血容量主要为低血压和脱水。

3）钾代谢紊乱。主要表现为高钾血症，尤其当钾摄入过多、酸中毒、感染、创伤、消化道出血等情况发生时，更易出现。当血清钾 >6.5 mmol/L 时为重度高钾血症，应及时纠正。有时由于钾摄入不足、胃肠道丢失过多、应用排钾利尿剂等因素，也可出现低钾血症。

4）钙磷代谢紊乱。主要表现为高磷血症、低钙血症。低钙血症、高磷血症、活性维生素 D 缺乏等可诱发继发性甲状旁腺功能亢进症（secondary hyperparathyroidism，SHPT）和慢性肾脏病 – 矿物质和骨异常代谢（chronic kidney disease-mineral and bone disorder，CKD-MBD）。

5）镁代谢紊乱。患者可出现轻度高镁血症，常无明显症状。低镁血症也偶可出现，多因镁摄入不足或过多应用利尿剂引起。

（2）蛋白质、糖类、脂肪和维生素代谢异常。蛋白质代谢异常因蛋白质产物蓄积所致，一般表现为血清白蛋白水平下降、血浆和组织必需氨基酸水平下降等。糖代谢异常一般表现为糖耐量异常、低血糖症。脂肪代谢异常一般表现为高甘油三酯血症、高胆固醇血症。维生素代谢异常一般表现为血清维生素 A 水平增高、维生素 B_6 及叶酸缺失。

（3）心血管系统表现。心血管病变是慢性肾脏病患者的常见并发症和最主要死因（占终末期肾脏病死因的 45%～60%）。

1）高血压和左心室肥厚。大部分患者有不同程度的高血压。高血压、贫血和动静脉内瘘可加重左心室负荷，导致左心室肥厚。

2）心力衰竭。是导致终末期肾脏病患者死亡的最常见原因。急性左心衰可出现阵发性呼吸困难、不能平卧、咳粉红色泡沫痰等症状，但一般无明显发绀。

3）尿毒症性心肌病。患者可出现各种心律失常、心脏扩大及心力衰竭。

4）心包病变。可分为尿毒症性和透析相关性心包炎，轻者可无症状，重者则可有心音低钝、遥远，少数情况下还可有心脏压塞。心包积液多为血性。

5）心血管钙化。心血管钙化相当常见，除冠状动脉，脑动脉和全身周围动脉及心脏瓣膜也可出现钙化。

（4）呼吸系统表现。体液过多或酸中毒时均可出现呼吸困难，严重酸中毒可致呼吸深长。体液过多、心功能不全可引起肺水肿或胸腔积液。

（5）消化系统表现。可为慢性肾功能衰竭的首发症状，主要表现有食欲不振、恶心、呕吐、口腔有尿味。消化道出血也较常见。

（6）血液系统表现。主要为肾性贫血和出血倾向。大多数患者可有轻度、中度贫血，也可出现重度贫血。其原因主要是促红细胞生成素（erythropoietin，EPO）缺乏。晚期慢性肾功能衰竭患者有出血倾向，轻者可出现皮下或黏膜出血点、瘀斑，重者则可发生胃肠道出血、脑出血等。

（7）神经肌肉系统表现。早期症状可有疲乏、失眠、注意力不集中等。其后会出现性格改变、抑郁、记忆力减退、判断力降低。终末期肾脏病时可出现反应淡漠、谵妄、惊厥、幻觉、昏迷、精神异常等。周围神经病变也很常见。

（8）慢性肾脏病－矿物质和骨代谢异常（CKD-MBD）。临床表现为多项检测结果异常：骨转化、矿化、骨量、骨线性生长或骨强度异常，血管或其他软组织钙化。

五、慢性肾脏病的常规检查

（一）尿液检查

尿液检查常为诊断慢性肾脏疾病的主要依据。主要用于早期筛选、肾病严重程度判断、预后及长期随访。

1. 蛋白尿

24 小时尿蛋白定量持续超过 150 mg 或尿蛋白定性试验阳性称为蛋白尿。微量白蛋白尿：24 小时尿白蛋白排泄在 30～300 mg；大量蛋白尿：24 小时尿蛋白排泄≥3.5 g。

蛋白尿产生的原因：

（1）生理性蛋白尿。肾脏无器质性病变，24 小时尿蛋白＜1 g，常见于以下几种情况：①功能性蛋白尿。常见于剧烈运动、发热、紧张等应激状态所导致的轻度的、一过性蛋白尿，多见于青少年。②体位性蛋白尿。常见于青春发育期青少年，于直立和脊柱前凸姿势时出现蛋白尿，卧位时尿蛋白消失。

（2）肾小球性蛋白尿。为肾小球滤过膜受损、通透性增高、血浆蛋白质滤出并超过肾小管吸收能力所致的蛋白尿。①选择性蛋白尿：如病变较轻，尿中出现以白蛋白为主的中小分子蛋白质。②非选择性蛋白尿：当病变加重，尿中除排泄中小分子蛋白质外，还排泄大分子蛋白质（主要是 IgG）。

（3）肾小管性蛋白尿。当肾小管结构或功能受损时，肾小管对正常滤过的小分子蛋白质重吸收障碍，导致小分子蛋白质从尿中排出，主要为微球蛋白、溶菌酶等。

（4）溢出性蛋白尿。血中小分子蛋白质（如轻链蛋白、血红蛋白、肌红蛋白等）异常增多，经肾小球滤过而不能被肾小管全部重吸收所致的蛋白尿。

2. 血尿

血尿可分为肉眼血尿和显微镜下血尿两种。肉眼血尿即 1 L 尿中含 1 mL 血。镜下血尿即离心后尿沉渣镜检每高倍视野红细胞计数≥3 个。肾小球性血尿常为无痛性、全程性血尿，可呈镜下血尿或肉眼血尿，为持续性或间发性。血尿可为单纯性血尿，也可伴蛋白尿、管型尿，如血尿患者伴较大量蛋白尿和（或）管型尿（特别是红细胞管型），多提示肾小球源性血尿。

3. 管型尿

尿中管型的出现表示蛋白质或细胞成分在肾小管内凝固、聚集。管型尿可因肾小球或肾小管性疾病而导致，但在发热、运动后偶可见透明管型，此时不一定代表肾脏有病变。但若有细胞管型或较多的颗粒管型与蛋白尿同时出现，则临床意义较大。

4. 白细胞尿、脓尿和细菌尿

新鲜尿离心沉渣每高倍镜视野白细胞计数≥5 个，或 1 小时新鲜尿液白细胞计数≥40 万，或 12 小时尿中白细胞计数≥100 万称为白细胞尿。新鲜尿离心沉渣每高倍镜可见脓细胞，称为脓尿。清洁外阴后无菌技术下采集的中段尿标本，如涂片每个高倍镜视野均可见细菌，或培养菌落计数超标（杆菌≥10^5 mL^{-1}、球菌≥10^4 mL^{-1}），称为细菌尿。

（二）血液检查

1. 评估肾功能的检查

血肌酐、尿素氮、尿酸等是肾功能评估的重要指标，是判断肾脏疾病分期、严重程度和预测预后、确定疗效、调整某些药物剂量及是否需要透析的重要依据。

在 CKD 3 期之前，大部分患者肾功能检测指标是正常的，血肌酐浓度开始出现升高，代表肾实质损害，慢性肾功能衰竭血肌酐升高程度与病变严重性一致，测定血肌酐浓度可作为肾小球滤过率受损的指标，敏感性较血尿素氮好。血肌酐等指标逐渐缓慢上升（除急性加重因素外），直至达到终末期肾脏病开始行维持性透析治疗，透析患者尤其是腹膜透析患者血肌酐指标仍可维持在较高水平。

2. 评估贫血的检查

（1）血常规。慢性肾功能衰竭患者一般均有轻、中度贫血，主要表现为血红蛋白、红细胞计数下降，贫血程度一般与肾功能损害程度平行，合并有出血、营养不良、缺铁等因素时，贫血加重，有时可出现重度贫血甚至极重度贫血。当去除已知因素仍有贫血和肾功能明显不平行时，要注意排除继发性肾病。

（2）血清铁、铁蛋白、转铁蛋白饱和度。慢性肾功能衰竭时血清铁、铁蛋白、转铁蛋白饱和度可出现下降。

3. 评估水、电解质及酸碱平衡紊乱的检查

慢性肾功能衰竭中晚期，水、电解质紊乱及钙磷代谢紊乱相当常见，严重的电解质紊乱可导致生命危险，应及时纠正。CKD 4 期之前，大部分患者上述检测正常，偶有轻度异常。当肾小球滤过率≤25 mL/min，逐渐出现异常，较为常见的是水钠潴留、高钾血症、低钙血症、代谢性酸中毒、高磷血症、血清甲状旁腺激素升高等，低钾血症更常见于腹膜透析患者。

4. 评估 CKD-MBD 的检查

高磷血症被认为是 CKD-MBD 的起始因素，与低钙血症引起继发性甲状旁腺功能亢进症、肾性骨病、软组织钙化等有关。

5. 评估患者整体病情的检查

肝功能、血脂、血糖等检查是慢性肾功能衰竭患者必要的辅助检查。慢性肾功能衰竭腹膜透析患者可出现低蛋白血症，少部分非糖尿病腹膜透析患者可出现血糖升高。

（三）影像学检查

常见影像学检查有超声、X 线、CT 检查，在慢性肾功能衰竭早期，双肾大小无明显变化；少部分患者如糖尿病肾病（diabetic nephropathy，DN）早中期及急性肾功能衰竭时，双肾可稍增大；进入终末期肾脏病后，可出现双肾缩小，皮质变薄。心脏彩超可了解有无心脏病变。终末期肾脏病患者心脏病变可出现心脏增大、瓣膜病变、心包积液等。胸片检查可了解有无肺部感染、胸腔积液、肺水肿、心脏增大等；腹平片检查可了解有无泌尿系结石及腹膜透析导管位置。

（四）肾活检

为了明确诊断、指导治疗或判断预后，在无肾穿刺禁忌证时可行肾穿刺活检。这对明确各类原发性肾小球病的组织病理学诊断，以及对一些继发性肾小球病包括系统性红斑狼疮有无肾损害、分型及指导治疗，遗传性肾脏疾病，急性肾损伤和移植肾排斥的鉴别诊断等都有重要价值。

六、慢性肾脏病的治疗

（一）病因治疗

慢性肾脏病的治疗中，首先需要定期评估疾病进展情况。GFR 恶化：分期发生改变，eGFR 较基线值下降≥25%。慢性肾脏病快速进展：GFR 每年下降速率 >5 mL/min。

基本原则：积极治疗原发病因，通过调整生活方式、营养治疗、控制蛋白尿、控制高血压和高血糖、改善血脂异常、纠正高尿酸血症以及避免肾毒性药物等方法来防治疾病的进展。

慢性肾脏病的疾病种类繁多，以慢性肾小球肾炎、原发性肾病综合征、糖尿病肾病、高血压肾病、狼疮肾炎和梗阻性肾病较为常见。

1. 慢性肾小球肾炎

慢性肾小球肾炎治疗原则：①限制食物中蛋白及磷的摄入量。②避免感染、劳累、妊娠和使用肾毒性药物。③积极控制高血压和蛋白尿。④根据肾脏病理类型确定糖皮质激素和细胞毒药物的合理使用。

2. 原发性肾病综合征

原发性肾病综合征临床表现：①大量蛋白尿（每 24 小时 > 3.5 g）。②血清白蛋白水平下降（ < 30 g/L）。③可合并水肿和高脂血症。治疗原则：根据肾脏病理类型使用糖皮质激素和免疫抑制剂，防治感染、栓塞、急性肾损伤等并发症，降低蛋白尿，防止慢性肾功能衰竭的发生。糖皮质激素要遵循"首剂足量，缓慢减量，长期维持"的原则。蛋白尿控制目标：尿蛋白排泄率≤300 mg/d。常用的免疫抑制剂种类有环磷酰胺、吗替麦考酚酯、环孢素、FK-506、硫唑嘌呤、来氟米特。

3. 糖尿病肾病

糖尿病肾病治疗原则：①改善生活方式。②严格控制血糖。目标是糖化血红蛋白 < 7%，糖尿病病程较短且并发症轻的患者建议 < 6.5%，老年并发症多的患者可适当放宽。③严格控制高血压，减少蛋白尿，早期首选血管紧张素转化酶抑制剂（angiotensin converting enzyme inhibitor，ACEI）、血管紧张素 II 受体拮抗剂（angiotensin II receptor blocker，ARB）。目标是尿白蛋白排泄率（albumin excretion rate，AER）≤30 mg/d，血压≤130/80 mmHg。④适当控制蛋白质摄入。慢性肾功能衰竭患者使用胰岛素治疗时，要注意防治低血糖的发生。

4. 高血压肾病（又称高血压性肾小动脉硬化）

高血压肾病治疗原则：①限制盐的摄取量（ < 5 g/d）。②改善生活方式。禁烟、戒酒，合理减轻体重和适当运动。③积极控制高血压。伴有蛋白尿者首选 ACEI 或 ARB，严重高血压时可联合用药。血压控制目标：尿白蛋白排泄率≤30 mg/d 时，血压≤140/90 mmHg；尿白蛋白排泄率≥30 mg/d 时，血压≤130/80 mmHg。

5. 狼疮肾炎

狼疮肾炎为系统性红斑狼疮所致肾脏受累，可出现血尿、蛋白尿及肾功能损害，男性患者往往累及肾脏且病情较重。

狼疮肾炎治疗原则：①积极控制狼疮活动。②根据肾脏病理类型选用糖皮质激素和免疫抑制剂治疗。③积极防治并发症。④避免长时间日晒、妊娠等情况导致狼疮复发。

6. 梗阻性肾病

梗阻性肾病治疗原则：①有手术指征的应尽早手术解除梗阻（首选微创手术方式）。②纠正高尿酸血症，避免高嘌呤饮食。尿酸目标：血尿酸 < 360 μmol/L；合并痛风时，血尿酸 < 300 μmol/L。③多饮水，注意水质和饮食结构以避免结石再发。

7. 遗传性肾病

如多囊肾，目前没有特效的药物治疗，要避免使用对肾脏有害的药物。基层常用药物包括庆大霉素，阿米卡星（丁胺卡那霉素），第一代头孢菌素如头孢拉定、头孢唑林、头孢氨苄，以及解热镇痛药物如吲哚美辛（消炎痛）、索米痛片（去痛片）等，都有潜在的肾脏毒性。

在上述疾病治疗过程中，同时应注意避免一些中药或中成药导致的肾损害，包括关木通、广防己、青木香、天仙藤、马兜铃、寻骨风、朱砂莲、龙胆泻肝丸。

（二）并发症治疗

1. 酸中毒，水、电解质紊乱

（1）酸中毒。肾功能衰竭时，最常见的是代谢性酸中毒。轻度的代谢性酸中毒无须过多治疗，但代谢性酸中毒加重，血 $HCO_3^- < 18$ mmol/L，可静脉补充 5% 碳酸氢钠。每补充 5% 碳酸氢钠 2.5～5.0 mL/kg 体重，可提高血 HCO_3^- 3～5 mmol/L。

（2）电解质紊乱。肾功能衰竭时，可出现多种电解质紊乱，最重要的是高钾血症。血钾明显升高时（血钾 >5.5 mmol/L），可出现心率减慢，伴有肢体麻木、乏力。严重高钾血症（血清钾 >6.5 mmol/L）可发生心搏骤停。一旦诊断为高钾血症，首先应去除引起高钾血症的诱因，如高钾食物，然后静脉使用呋塞米、碳酸氢钠、葡萄糖酸钙以及葡萄糖溶液 + 胰岛素以降钾。必要时行急诊透析。由于患者食欲下降，频繁呕吐腹泻，长期使用排钾利尿剂（如呋塞米）时，也可出现低钾血症。

（3）水钠潴留治疗。以限制水盐、卧床休息、口服或静脉使用利尿药物为主，治疗效果不佳时可考虑透析治疗。

2. 高血压

（1）治疗目标：慢性肾脏病患者，血压 <140/90 mmHg；合并显性蛋白尿（尿白蛋白排泄率 >300 mg/24 h），血压 ≤130/80 mmHg。控制血压达标的时间为 2～4 周，达标则维持治疗。

（2）治疗方法：

1）非药物治疗。①低盐饮食，钠盐摄入量 3～5 g/d。②控制体重，避免体重过低或肥胖。③适当运动，患者在可耐受情况下适量运动。④合理饮食，减少饱和脂肪及总脂肪摄入。⑤戒烟、戒酒。

2）药物治疗。降压药物使用的基本原则：①小剂量起始。②合理联合用药。③优先选择长效药物。④个体化治疗。

（三）贫血

1. 贫血的诊断和评估

（1）肾性贫血的定义：肾性贫血是指由于肾脏疾病导致促红细胞生成素的产生相对或者绝对不足，以及一些毒性物质干扰红细胞生成代谢而导致的贫血。

贫血的诊断标准：按照世界卫生组织推荐，海平面水平地区，年龄 ≥15 岁，男性血红蛋白 <130 g/L，成年非妊娠女性血红蛋白 <120 g/L，成年妊娠女性 <110 g/L，可诊断为贫血。在诊断肾性贫血时，需酌情考虑居住地海拔高度对血红蛋白的影响。

（2）评估肾性贫血的实验室指标（表 2-2）：

表 2-2　肾性贫血的实验室指标

全血细胞计数指标	血红蛋白浓度、红细胞指标［包括平均红细胞体积（MCV）、平均红细胞血红蛋白量（MCH）、平均血红蛋白浓度（MCHC）］、白细胞计数和分类、血小板计数、网织红细胞计数
铁代谢指标	血清铁蛋白浓度、转铁蛋白饱和度、血清铁、转铁蛋白、总铁结合力
其他	维生素 B_{12}、叶酸、骨髓穿刺、粪便隐血等

2. 铁剂

铁是合成血红蛋白的基本原料。慢性肾脏病贫血患者中常常存在一定程度的铁缺乏。铁缺乏是导致红细胞生成刺激剂（erythropoiesis-stimulating agents，ESAs）治疗反应差的主要原因。

（1）铁剂治疗指征：①对于未接受铁剂的成年 CKD 贫血患者，转铁蛋白饱和度≤30% 且血清铁蛋白≤500 μg/L，无论是否使用了 ESAs，都推荐铁剂治疗。②铁蛋白 > 500 μg/L 原则上不常规应用静脉补铁治疗；若排除了急性炎症，高剂量 ESAs 仍不能改善贫血时，可试用铁剂治疗。

（2）铁剂的用法和剂量：

1）口服补铁：剂量为 200 mg/d，1～3 个月后再次评价铁指标。如果铁、血红蛋白没有达到目标值（每周 ESAs 100～150 IU/kg），或口服铁剂不能耐受者，推荐改用静脉补铁。

2）静脉补铁：血液透析患者应优先选择静脉补铁。①初始治疗：1 个疗程剂量常为 1 000 mg。1 个疗程（10 次）完成后，血清铁蛋白≤500 μg/L 和转铁蛋白饱和度仍≤30%，可以再重复 1 个疗程。②维持性治疗：当铁状态达标后，给予的剂量和时间间隔应根据患者对铁剂的反应、铁状态、血红蛋白水平、ESAs 用量和反应、近期并发症等情况调整，推荐每 1～2 周 100 mg。

3）如果患者转铁蛋白饱和度≥50% 和（或）血清铁蛋白≥800 μg/L，应停止静脉给铁 3 个月，随后重复检测铁指标以决定静脉补铁是否恢复。当转铁蛋白饱和度和血清铁蛋白分别降至≤50% 和 <800 μg/L 时，可考虑恢复静脉补铁，每周剂量减少 1/3～1/2。

（3）铁剂治疗注意事项：①给予初始剂量静脉铁剂治疗时，输注 60 分钟内应对患者进行监护，需配有复苏设备及药物，且有受过专业培训的医护人员对其严重不良反应进行评估。②有全身活动性感染时，禁用静脉铁剂治疗。

3. ESAs 治疗

治疗的目标是维持血红蛋白≥110 g/L，不推荐达到或维持血红蛋白≥130 g/L 的目标。

应根据患者的血红蛋白水平、血红蛋白变化速度、目前 ESAs 的使用剂量及临床情况等多种因素调整 ESAs 剂量。推荐在 ESAs 治疗 1 个月后再调整剂量。

用药途径：对于非透析患者和腹膜透析患者，建议采用皮下注射途径给药，有口服制剂也可采取口服。

4. 输血治疗

输血主要的优点是能迅速纠正贫血，对血红蛋白快速下降的患者尤其适用。慢性贫血在治疗时，病情允许的情况下应尽量不采取输血治疗，避免输血反应或经血传播感染性疾病的发生。

（四）慢性肾脏病－矿物质和骨代谢异常（CKD-MBD）

CKD-MBD 在终末期肾脏病和维持性透析患者的发生率为 90%～100%。随着透析患者生存期延长，CKD-MBD 成为影响患者生活质量和生存时间的重要原因。因此，对 CKD-MBD 的早期诊断和有效治疗相当重要。

（1）CKD-MBD 的诊断依据：血清钙、磷、甲状旁腺素、碱性磷酸酶活性、25－羟维生素 D 的改变，血管或其他软组织的钙化，以及骨密度检查和骨活检骨组织结构异常。

（2）CKD-MBD 的治疗原则：纠正高磷血症、维持正常血钙、控制继发性甲状旁腺功能亢进症、预防和治疗血管钙化等。纠正高磷血症，维持血钙水平的措施为：从 CKD 3 期开始应定期监测血清钙、磷、甲状旁腺素及碱性磷酸酶的活性水平。首先减少饮食中磷的摄入，防止高磷血症。对于 CKD 5 期患者，应制订保证充分透析的个体化方案，并及时调整。合理使用磷结合剂等方法有助于改善钙磷代谢。

（五）其他治疗

（1）防治感染。平时应注意预防感冒，预防各种病原体的感染。抗菌药物的选择和应用原则与一般感染相同，但剂量要根据 GFR 调整。应尽量选用肾毒性小的药物。

（2）治疗高脂血症。慢性肾功能衰竭合并高脂血症患者与一般高血脂患者治疗原则相同，但对维持性透析患者高脂血症的标准宜放宽，血胆固醇水平保持在 6.5～7.8 mmol/L，血三酰甘油水平保持在 1.7～2.3 mmol/L 为好。

（3）肠道排毒。口服氧化淀粉或药用炭制剂、大黄制剂等，均是通过胃肠道途径增加尿毒症患者毒素的排出。这些疗法主要应用于透析前的慢性肾功能衰竭患者，能对减轻患者氮质血症起到一定的辅助作用。

（六）肾脏替代治疗

目前的替代治疗方法有血液透析、腹膜透析和肾移植。

1. 血液透析

血液透析简称血透，是血液净化技术的一种。其利用半透膜原理，通过弥散、对流等方式将体内各种有害以及多余的代谢废物和过多的电解质移出体外，达到净化血液和纠正水、电解质及酸碱平衡紊乱的目的。

2. 腹膜透析

腹膜透析是利用腹膜作为半透膜，进行物质交换达到清除体内代谢产物和纠正水、电解质及酸碱平衡紊乱的目的。临床须根据患者液体潴留程度选择相应浓度的腹膜透析液。

3. 肾移植

肾移植术后可出现原有肾脏病复发、急慢性排斥反应、感染等诸多问题，需长期服用免疫抑制剂抗排斥反应。由于肾源有限，需要接受肾移植的患者逐年增加，因此，器官短缺问题也一直存在。

（宋慧锋）

第三节　慢性肾脏病的护理

一、基础护理

（一）情志护理

慢性肾脏病是终身疾病，又是长期进展性疾病。长期的疾病折磨带来精神上、身体上的巨大痛苦，患者容易产生急躁、悲观情绪。不健康的情绪，不仅影响体内免疫调节功能，不利于疾病恢复，而且还可能使人做出一些不理智的行为，如不遵医嘱、不听他人劝说、自伤、自残甚至自杀。因此，对这些患者要特别注意心理护理，耐心开导，细心关怀，使其了解疾病的发生、发展的特点，以及自身的病情，从而认识自我、正视自我，树立与疾病斗争的信心和勇气。健康的心理和稳定的情绪是慢性肾功能竭患者长期坚持治疗的关键。情绪激动时患者往往容易手心出汗、头疼、血压升高。另外，运动后易出现心跳加快、代谢增加，产生的废物也增多，会加重肾脏负担，使人容易疲倦。因此，保持情绪稳定，限制剧烈运动很重要。家中要注意调整收音机、电视机等的音量，减少患者的焦虑烦躁与不安。此外，患者要充分信任医师，不要因为疗效不显著而频繁更换医院和医生；不能急于求成，切不能病急乱投医。

（二）睡眠充足

充分睡眠是恢复体力、消除疲劳的重要保证，但多数慢性肾脏病患者由于活动减少、相对卧床时间长，反而影响睡眠质量。因此，睡前应注意：尽量减少各种外来刺激，如灯光、噪声、闷热、寒冷等；保持室内清洁；经常洗澡，睡前温水泡脚；临睡前不喝咖啡、茶，不吃食物，但也不要空腹入睡，饥饿时是较难入睡的，即中医所谓的"胃不和则卧不安"。

（三）大便通畅

养成每日定时排便的习惯，有利于排出代谢废物、毒素，保持情绪稳定。如大便干结或不爽，可在中药中佐入制大黄 3～5 g，或服用保肾片、莫家清宁丸、麻仁丸等成药制剂。

· 42 ·

（四）清洁口腔

慢性肾功能衰竭患者常因湿浊毒邪上壅，而出现口中尿味，影响食欲，滋生细菌。可用黄芩水、金银花水或甘草水于饭前、饭后及睡前含漱。有口腔糜烂、溃疡者可予冰硼散涂于疮面。

（五）预防感冒及感染

慢性肾功能衰竭患者由于存在低蛋白血症、贫血及免疫功能低下，非常容易外感病邪，引起呼吸道、消化道、泌尿道感染。任何感染都可使肾功能急剧恶化，因此，要教育患者避免接触传染源人群，外出注意保暖，换季、天气变化时要相应增减衣服，饭前要洗手、漱口，家居环境要清洁、卫生、通风。房间温、湿度应适宜，光线应充足、明亮，定期进行空气消毒，可用紫外线灯照射或食醋熏蒸法，或用贯众适量煎水喷洒房间以防流感。一旦感冒，患者可先服用板蓝根颗粒剂、桑菊感冒颗粒剂、小柴胡颗粒剂、午时茶等中成药制剂，避免滥用抗生素，以预防其肾毒性。

（六）其他

对于病重、高度水肿或并发脑血管意外不能生活自理者，要有专人护理，要勤翻身、变换体位，预防褥疮的发生。

二、症状护理

（一）水肿护理

（1）准确记录24小时出入量，协助患者控制液体入量（24小时尿量 + 500 mL），每天定时测量体重。

（2）密切观察水肿的部位、程度、范围，每天评估水肿消长情况，注意是否有腹水、胸腔积液、心包积液的表现。

（3）保持床单干燥、平整，翻身时动作轻柔，可用软垫支撑受压部位，避免皮肤损伤。

（4）严重水肿者应避免肌内注射，静脉穿刺拔针后用无菌棉签按压穿刺部位，防止液体从针孔渗出。

（5）遵医嘱应用利尿剂，监测有无电解质、酸碱平衡紊乱。呋塞米等强效利尿剂有耳毒性，应避免与链霉素等氨基糖苷类抗生素同时使用。

（二）预防血栓的护理

（1）急性期卧床休息，按摩双下肢，恢复期活动与休息交替进行。

（2）遵医嘱应用低分子肝素治疗。用药期间注意监测出凝血时间，有无皮肤黏膜、胃肠道、口腔出血倾向。及时减药，必要时停药。

（3）观察有无肾静脉血栓形成、腰痛、肾脏肿大、肾功能恶化等情况。

（4）观察有无肺及其他部位栓塞、咯血、心肌梗死、脑梗死等。

（三）尿量异常的护理

尿量异常包括多尿（polyuria）、少尿（oliguria）和无尿（anuria）。多尿是指24小时尿量超过 2 500 mL；24 小时尿量少于 400 mL 称为少尿；少于 100 mL 称为无尿。尿量的多少取决于肾小球滤过率、肾小管重吸收量及两者的比例。因此，多尿见于多种原因引起的肾小管功能不全，如慢性肾盂肾炎、肾动脉硬化、肾髓质退行性变等；肾外疾病见于尿崩症、糖尿病、肾上腺皮质功能减退等。少尿或无尿的病因有三类：肾前性（肾排血量减少、血容量不足等）、肾性（急、慢性肾功能衰竭等）和肾后性（尿路梗阻等）。

（1）环境与休息。为患者提供良好的环境，保持病室清洁、安静、光线柔和、温湿度适宜，以保证患者充分休息。症状严重者应绝对卧床休息，对多尿患者，床旁备屏风，便器置易取处，小便后及时清洗便器；少尿或无尿患者病情危重时，协助做好日常生活护理，如更衣、洗漱等。

（2）饮食护理。多尿与少尿、无尿患者的饮食护理比较见表 2 - 3。

表 2 - 3　饮食与尿量关系

饮食护理项目	多尿患者	少尿、无尿患者
饮水情况	多饮水以补充足够的水分	控制饮水量
钾的摄入	无须限制钾的摄入	避免使用含钾多的食物，如蘑菇、马铃薯、香蕉、橙子等
蛋白质的摄入	优质低蛋白	限制蛋白质的摄入，但须注意提供足够的热量
盐的摄入	无须限制	伴水肿时限制盐的摄入

（四）血尿的护理

如离心后尿沉渣每高倍视野红细胞在 3 个以上称为血尿（hematuria）。血尿是一种危险的信号，提示可能存在严重的泌尿系统疾患。血尿按其轻重程度可分为肉眼血尿和镜下血尿，前者 1 L 尿至少含 1 mL 血，尿液呈血红色或洗肉水样，甚至伴有血块；后者外观正常，仅在显微镜下发现较多的红细胞。血尿可由各种泌尿系统疾病及某些全身性疾病引起。此外，肾对药物的过敏或毒性反应可表现为血尿，剧烈运动后可发生功能性血尿。

（1）一般护理。大量血尿时，应卧床休息；定期检查血尿，病情逐渐恢复时，可逐渐增加活动量。在不影响血压的基础上，适当多饮水，可起到冲洗尿路、预防感染和血块堵塞的作用。

（2）病情观察。观察血尿的来源部位，分清是初始血尿、终末血尿还是全程血尿。观察血尿的伴随症状，判断血尿的发生原因。如伴有水肿、高血压、蛋白尿、肾功能损害者多为肾炎或肾病；伴有高热及其他部位出血者多见于感染性疾病；伴有肾区钝痛时可能是肾肿瘤、肾盂结石、多囊肾等；伴有腰腹部肿块时，单侧考虑为肾肿瘤、肾积水及肾下垂等，双侧考虑为多囊肾；中老年人出现无痛性血尿，应警惕泌尿系肿瘤。还应观察血尿的量和颜色，正确判断出血量。

（3）用药护理。血尿的处理主要是针对原发病的治疗，注意观察药物的疗效和副反应。在用生理盐水加去甲肾上腺素对弥漫性膀胱黏膜出血行膀胱低压灌注止血时，应

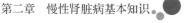

注意每次用 300 mL 左右，同时保留 10 分钟再排出。

（4）健康指导。向患者及家属介绍血尿的原因、临床特点及处理原则。教会患者留取尿标本的方法，注意尿标本的留取应准确及时，容器应清洁。应让患者明确血尿的严重程度并不代表病情的严重程度，保持沉着冷静，及早查明血尿的原因，积极配合治疗护理。

三、饮食护理

（一）慢性肾脏病患者膳食指导原则

（1）平衡膳食。在适当限制蛋白质摄入的同时保证充足的能量摄入以防止营养不良发生。选择多样化、营养合理的食物。

（2）合理计划餐次及能量、蛋白质分配。定时定量进餐，早、中、晚三餐的能量可占总能量的 20%～30%、30%～35%、30%～35%。均匀分配三餐食物中的蛋白质。为保证摄取能量充足，可在三餐间增加点心，占总能量的 5%～10%。

（3）膳食计划个体化及营养教育。应根据患者生活方式、CKD 分期及营养状况、经济条件等进行个体化膳食安排和相应的营养教育。

（4）食物选择。

1）限制米类、面类等植物蛋白质的摄入量，采用小麦淀粉（或其他淀粉）作为主食以部分代替普通米类、面类，将适量的奶类、蛋类或各种肉类、大豆蛋白等优质蛋白质的食品作为蛋白质的主要来源。

2）可选用马铃薯、白薯、藕、荸荠、澄粉、山药、芋头、南瓜、粉条、菱角粉等富含淀粉的食物替代普通主食。也可选用低磷、低钾、低蛋白质的米类、面类食品替代普通主食。

3）当病情需要限制含磷高的食品摄入时，应慎选动物肝脏、坚果类、干豆类、各种含磷的加工食品等。

4）当病情需要限制含钾高的食品摄入时，应慎选水果、马铃薯及其淀粉、绿叶蔬菜等。

5）当患者能量摄入不足时，可在摄入的食物中增加部分碳水化合物及植物油，以达到所需能量。

（二）慢性肾脏病患者能量和营养素推荐摄入量

1. 能量

CKD 1～3 期患者，能量摄入以达到和维持目标体重为准。目标体重可以参考国际推荐适用于东方人的标准体重计算方法：男性标准体重（kg）＝［身高（cm）－100］×0.9；女性标准体重（kg）＝［身高（cm）－100］×0.9－2.5。当体重下降或出现其他营养不良表现时，还应增加能量供给。对于 CKD 4～5 期患者，在限制蛋白质摄入量的同时，能量摄入需维持在 146 kJ（35 kcal）/（kg·d）（年龄≤60 岁）或 126～146 kJ（30～35 kcal）/（kg·d）（年龄＞60 岁）。再根据患者的身高、体重、性别、年龄、活动量、饮食史、合并疾病及应激状况进行调整。

2. 蛋白质

CKD 1～2 期患者，无论是否患有糖尿病，蛋白质摄入推荐量为 0.8～1.0 g/(kg·d)[包含 0.8 g/(kg·d)]。对于 CKD 3～5 期没有进行透析治疗的患者，蛋白质摄入推荐量为 0.6～0.8 g/(kg·d)。血液透析及腹膜透析患者，蛋白质摄入推荐量为 1.0～1.2 g/(kg·d)；当合并高分解代谢急性疾病时，蛋白质摄入推荐量增加到 1.2～1.3 g/(kg·d)。其中至少 50% 应来自优质蛋白质。可同时补充复方 α-酮酸制剂 0.075～0.120 g/(kg·d)。再根据患者的体重、年龄、饮食史、合并疾病及应激状况进行调整。

3. 脂肪

CKD 患者每日脂肪供能比应为 25%～35%，其中饱和脂肪酸不超过 10%，反式脂肪酸不超过 1%。可适当提高多不饱和脂肪酸和单不饱和脂肪酸摄入量。

4. 碳水化合物

在合理摄入总能量的基础上适当提高碳水化合物的摄入量，碳水化合物供能比应为 55%～65%。有糖代谢异常者应限制精制糖摄入。

5. 矿物质

各期 CKD 患者钠摄入量应低于 2 000 mg/d，磷摄入量应低于 800 mg/d，钙摄入量不应超过 2 000 mg/d。当 CKD 患者出现高钾血症时应限制钾的摄入。当出现贫血时，应补充含铁量高的食物。其他微量元素以维持血液中正常范围为宜，避免发生血液电解质异常。

6. 维生素

长期接受治疗的 CKD 患者需适量补充天然维生素 D，以改善矿物质和骨代谢紊乱。必要时可选择推荐摄入量范围内的多种维生素制剂，以补充日常膳食之不足，防止维生素缺乏。

7. 膳食纤维

根据每日摄入能量，推荐膳食纤维摄入量 14 g/4 180 kJ（1 000 kcal）。

8. 液体

CKD 患者出现少尿（每日尿液量小于 400 mL）或合并严重心血管疾病、水肿时，须适当限制水的摄入量，以维持出入量平衡。

（三）慢性肾脏病患者营养摄入监测与评估

1. 营养状态监测

CKD 3～5 期患者受疾病和营养素摄入限制的影响易发生营养不良，应定期监测患者营养状态。在控制蛋白质摄入时，应对患者的依从性及营养状况进行密切监测，防止营养不良发生。如果已有营养不良发生，应每月监测 1 次。

2. 饮食依从性监测

应定期检测患者 24 小时尿的尿素排泄量以评估患者蛋白质实际入量，保持氮平衡状态。采用三日膳食回顾法定期评估膳食摄入能量及营养素量。

3. 营养评估

定期采用多种方法监测患者营养状况并综合分析：①人体测量，如体重、体质指数、肱三头肌皮褶厚度和上臂肌围以及握力、小腿围等；②人体成分组成分析，常用生化指标包括血清总蛋白、白蛋白、前白蛋白及总胆固醇等；③综合评估法，如主观全面评定法（subjective global assessment，SGA）等进行综合评估。

四、生活护理

（1）急性期和伴有严重并发症的患者，如有严重贫血、高血压、水肿、心功能不全、电解质紊乱、酸中毒、出血倾向者，应给予一级护理，绝对卧床休息，护理人员要为患者准备好一切生活需求。

（2）口腔护理：患者应注意口腔卫生，预防咽喉炎、扁桃腺炎、腮腺炎发生，以免加重病情。

（3）皮肤护理：保持皮肤清洁，预防皮肤挠伤和感染。对严重低蛋白血症、高度水肿者，要以早期预防为主，经常给予温水和酒精按摩，增加皮肤抵抗力，防止皮肤损伤。

（4）做好卫生宣传教育，注意劳逸结合，预防受凉和感冒。

五、血管护理

应教育慢性肾脏病患者保护双上肢的血管，特别是适合做动静脉内瘘的静脉，应避免静脉穿刺输液。同时，尽量避免留置经外周静脉置入中心静脉导管（peripherally in-serted central catheter，PICC）、颈内静脉和锁骨下静脉置管，这些部位的置管可能会造成中心静脉狭窄，从而导致上肢动静脉内瘘建立失败。

六、运动疗法

CKD患者由于自身的一些特点，其活动明显受限。CKD患者由于贫血、尿毒素及代谢性酸中毒长期作用于心脏和骨骼肌系统，与健康的同龄人相比，其运动耐力下降，容易疲劳。而从中医的角度分析，CKD患者大多表现为本虚标实，机体脏腑虚弱，气血不足，无法进行较高强度的运动。从既往的研究来看，运动对慢性肾脏病还是有比较确切的益处的，主要表现在：①可以通过恢复线粒体的重建，改善肌肉的萎缩状态；②通过对心血管的刺激，改善心脏功能和血压；③减轻体重、调节体内脂肪组织的比例，提高高密度脂蛋白含量、降低甘油三酯、总胆固醇及低密度脂蛋白含量；④减轻炎症反应，增加血清中脂褐素水平，从而改善胰岛素抵抗和动脉硬化症；⑤改善营养状态；⑥提高生活质量；等等。但是，研究也发现，不合理的运动则会带来不利于病情的并发症。例如，剧烈运动会使儿茶酚胺等活性物质浓度升高，导致肾血管阻力改变，肾小球血流量增加，滤过膜通透性增加，导致红细胞、蛋白漏出增加，剧烈运动甚至可引起急性肾功能衰竭。因此，选择合理的运动方式、把握合理的运动强度非常重要。运动方式主要包括有氧运动和抗阻力运动两种。运动强度方面，目前大多数研究还是提倡CKD患者应以低或中等强度的有氧运动为主，如走路、慢跑、打太极拳、八段锦、五禽戏等。

七、家庭护理

（1）患者出院回家后应保持良好的心理状态，与周围的人保持良好的人际关系，

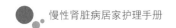

勿过急、生气、忧愁等，保持乐观的人生观。家属和周围人要多给予理解、鼓励和安慰。

（2）详细向家属和患者交代注意事项。必要时写成手册，以利患者遵照执行。

（3）定期进行复查和家庭随访，以便于及时了解病情变化，及早处理，利于康复。

（宋慧锋）

第四节　慢性肾脏病的自我管理

一、慢性肾脏病患者的自我管理

（一）什么是 CKD 患者的自我管理

自我管理教育项目是国内外用于慢性疾病管理的有效方式之一。通俗地说，就是通过医护的教育和培训，让患者知晓所患疾病的原因、治疗方法，提高患者对疾病的信念（积极性），提高治疗的依从性，通过影响患者生活质量的主观因素（自我管理行为）来提高患者生活相关的健康质量。对慢性病而言，自我管理是一个终身任务，它的意义就是降低并发症和死亡率，提高生活质量。自我管理的三个基本要素是知识、信念和行为。其中，知识是基础，信念是动力，行为是目标。

（二）CKD 患者为什么要进行自我管理

慢性肾脏病发展成终末期肾功能衰竭需要一个过程，医护的努力和患者的积极配合，可使疾病可得到相当长时间的缓解，延缓患者进入肾功能衰竭期。这个过程需要患者的知识、信念和行为。据报道，大约有 50% 的 CKD 患者症状比较平稳，除了定期检查和随访外，大部分时间都要靠自己管理自己的疾病，如按时配药服药、测血压、测体重、观察和记录尿量、观察有否水肿、记录饮食、观察生化指标等，同时需要患者明确禁烟、禁酒、生活作息规律等相关的自我管理原则。部分患者由于疾病的发展，出现如血压增高、尿量减少、浮肿、生化指标异常等症状时，应知晓这是疾病的并发症，须及时就医、及时治疗等。

（三）CKD 患者自我管理的内容

（1）患者应了解疾病的相关知识，懂得如何应对慢性肾脏病本身的问题，如何应对慢性病带来的情绪变化，应建立正确的信念和积极的心态。患者的生活可能会改变，可能需要做些新的事如服药、测血压、记录尿量、化验等，患病还意味着更频繁地与医生和医院打交道，有时还需要改变饮食等。

（2）鼓励患者维持原有的日常活动和享受生活的乐趣，同时指导患者学习自我管理的新技能，如什么时候测血压、怎样测血压、什么时候吃药、什么时候去医院复查、化验单的阅读和理解、饮食指导等。帮助患者适应慢性病节奏，掌握技能，克服负性情绪。

（3）根据患者情况，帮助患者制订具体的自我管理目标。例如，最初的目标可以是患者对控制钠盐、水分的理解，然后再本着先简后繁的原则逐步增加内容，直至实现患者对总体饮食、行为、血管通路保护、并发症自我防范等基础知识的全面理解。

（四）早期宣教和预防

由于医学科学的发展，慢性肾脏病的治疗已有了很大进展，但目前依然还是无法根治的。因此，我们建议对肾脏病高风险因素人群要做好早期宣教和预防工作。

1. 合理健康饮食

（1）平衡膳食。包括合理的蛋白质、脂肪、钠盐摄入。①蛋白质的代谢产物——尿酸及尿素氮等，都需由肾脏排除，因此，暴饮、暴食将增加肾脏负担。②饮食宜清淡，不宜长期摄入辛辣、刺激的食物，宜少油、低脂肪。③限制高钠食物，控制腌制类食物。④必须戒烟，避免酗酒。

（2）适当多饮水、不憋尿。膀胱里尿液储存时间太久容易繁殖细菌，有时会出现上行性感染（女性多见），引起输尿管感染、肾盂肾炎。每日充分喝水，可降低肾脏结石及泌尿系统感染的发生率。

2. 坚持体育锻炼，提高机体免疫力

有计划地坚持体育锻炼，如跑步、散步、打球等，长期有效的运动能控制体重，减少脂质代谢紊乱，预防感冒，提高机体抗病能力。

3. 合理规范用药

（1）多种药物、化学毒物可导致肾脏损害，如止痛剂、氨基糖苷类抗生素、含有马兜铃酸的中草药等，不规范或过量应用会引起肾脏的损害，尤其是老年人和儿童。须在医务人员的指导下用药，并定期检测尿常规。

（2）链球菌感染的患者（如咽喉部、扁桃体等有炎症时）须在医生指导下采用抗生素彻底治疗，否则易诱发肾脏疾病，儿童更需要注意。

4. 妇女怀孕前注意健康检查

妇女怀孕前须进行尿常规、肾脏病及肾功能检查，早期的肾脏病症状可能不明显。若出现蛋白尿、血尿等，须进一步检查，如肾脏B超、肾功能检测等。若被诊断为慢性肾脏病，应由肾脏专科医师对其肾脏功能进行评估，研究可否怀孕。盲目怀孕将导致肾脏功能的恶化。

5. 健康人群的防护

健康人群每年应定期检查尿常规和肾功能，也可同时做肾脏B超检查。对于有肾脏疾病家族史的人群（高血压、糖尿病肾病、多囊肾、间质性肾炎等），有条件的情况下进行随访。密切观察血压、血糖、血脂、血尿酸等指标，至少每半年进行一次检测，检测尿常规、尿微量白蛋白及肾功能，以便发现早期肾损害，从而对肾脏疾病早期发现、早期治疗。

（五）CKD 的分级预防

一级预防：又称初级预防，是指对已有的肾脏疾患或可能引起肾损害的疾患（如糖尿病、高血压病等）进行及时有效的治疗，防止慢性肾功能衰竭的发生。

二级预防：是指对已有轻、中度慢性肾功能衰竭的患者及时进行治疗，延缓、停止或逆转慢性肾衰竭的进展，防止尿毒症的发生。

三级预防：是指针对尿毒症患者及早采取治疗措施，预防尿毒症的某些严重并发症的发生，提高患者的生存率和生活质量。

二、CKD 1～3 期患者的宣教及自我管理

CKD 1～3 期患者的治疗目的在于积极治疗原发病，延缓慢性肾功能不全发生和进展，保护肾功能。健康教育的内容包括认识疾病早期的治疗和自我管理、认识疾病的发展过程、评估危险因素。

（一）治疗原则

早期发现、早期诊断、早期合理规范治疗是取得好疗效的关键性因素。常用方法：①使用激素类和细胞毒类药物，通过抑制炎症反应、抑制免疫反应等综合作用而发挥利尿、消除尿蛋白的疗效。②控制水肿、高血压、蛋白尿。③防治并发症。④控制疾病，防止复发。⑤适当休息，低盐、优质蛋白质饮食。

（1）控制原发病。首先要进行规范合理的病因治疗，如慢性肾小球肾炎、高血压、糖尿病肾病等，要坚持长期合理治疗。早期控制和治疗糖尿病、高血压，对危险因素（如吸烟、高脂血症等）进行及时有效的治疗或控制，预防慢性肾脏病的发生。

（2）控制血压。积极控制血压可以减少蛋白尿，减少肾小球高滤过，延缓慢性肾功能不全的进展。降压药物的选择原则依 CKD 分期不同而异，当肌酐清除率（creatinine clearance，Ccr）>30 mL/min 时，可首选 ACEI 或 ARB，必要时联合使用其他降压药物。当患者的 Ccr 降至 30 mL/min 以下时，ACEI 和 ARB 可能引起肾小球内低灌注压而使肾小球滤过率过低，故对非透析的 CKD 患者应慎用。

（3）饮食治疗。合理健康的饮食可降低 CKD 患者肾小球内高灌注、高血压及高滤过，减少蛋白尿，减慢慢性肾功能衰竭患者肾小球硬化及间质纤维化的进展。当 GFR < 25 mL/(min · 1.73 m^2) 时，蛋白质摄入量应限制在 0.6 g/(kg · d)。应该保证足够的热量摄入 [大于 146 kJ/(kg · d)]，以最大限度利用饮食中的蛋白质。另外，可补充必需氨基酸或酮酸氨基酸混合物；有高血压和水肿的患者应该限制盐的摄入；血脂异常的患者应进行饮食调整，必要时应予以降脂药物治疗。

（二）宣教和自我管理

慢性肾脏病病情迁延，时间漫长，患者应是疾病的主要管理者。医护人员制订诊疗计划后，应帮助患者做到有效自我管理。

1. 减轻负性情绪，参与疾病的治疗和管理

患者应了解自己的疾病，了解疾病的治疗方法和发展过程，了解并发症的防范，延缓肾功能的恶化。除了遵医嘱合理用药外，应及时进行门诊随访。医护人员应评估患者

心理活动，给予及时心理疏导，帮助患者摆脱因疾病导致的焦虑、抑郁情绪，教育患者提高治疗的依从性，做好打持久战的心理准备，增强患者对疾病治疗的信心。

2. 根据营养师的建议，合理饮食

指导患者合理饮食，既要保证足够的营养，又要减轻肾脏的负担。以低盐、低蛋白质饮食为主，低蛋白质饮食具有保护肾功能、减少蛋白尿等作用。CKD 1～2 期患者蛋白质的摄入量应为 0.8～1.0 g/（kg·d）；CKD 3 期患者蛋白质摄入量应为 0.6～0.8 g/（kg·d）。建议以高生物价的优质蛋白为主，如鸡蛋、牛奶，少吃或不吃植物性蛋白质。在控制蛋白质的同时必须防止营养不良。无论哪期 CKD 患者都必须做到戒烟、戒酒。低盐饮食是高血压患者饮食中的重点，建议高血压患者或伴有高血压、水肿的患者，钠盐的摄入量为 4 g/d。对于原发病是糖尿病的患者，须在内分泌医生的共同参与下，进行血糖控制的正规治疗（包括饮食治疗）。

3. 指导患者掌握自我护理的技巧

（1）每日准确测量血压，测量血压前应休息 10 分钟；用药前后再次测量血压并记录，便于对照；测量血压的时间、血压计相对固定；血压记录可绘成 K 线或数字记录；测量时保持情绪安静；如血压有明显升高应及时就诊。

（2）准确记录 24 小时尿量，对尿量的变化要及时进行分析，如每日早上 6：00 至次日早上 5：00 的尿量可作为 24 小时尿量；当患者原 24 小时尿量 >1 000 mL，在正常饮食状态下，尿量突然减少，应立即查找原因，排除自身原因后（如饮水减少、出汗多、大便次数和量增加等）应及时就诊；当体重明显增加时，要注意尿量的改变，如尿量减少可能意味肾功能的恶化。

（3）每日在同一时间段（饭前或便后）、同一着装（衣服厚度与重量）、同一体重秤上测量体重并记录，当有不明原因的体重下降和消瘦，应立即就诊；当出现血压升高、尿量减少、浮肿、乏力、恶心、呕吐、胸闷、心慌、气急等症状时，应及时到医院就诊。

（4）指导患者定期复查肾功能、电解质、血液常规、肝功能等，并能够阅读、了解各种生化检查的临床意义。作为一个慢性肾脏病患者，必须了解一些指标的正常值及患者自身指标的值域，如尿常规、血常规、血肌酐、尿素氮、尿酸、pH、血钾、血钠。当血钾 >5.5 mmol/L 时，应立即就诊。

（5）指导患者适当、合理运动，提高机体抵抗力。既要适当休息，注意劳逸结合，又要适当运动，如散步、慢跑、做力所能及的家务劳动等。患者血压平稳，无不适症状时，建议继续工作，但不能承担体力劳动，如油漆工、水泥工、水暖工、清洁工、卡车司机、出租车驾驶员等。在家庭中应继续承担家庭角色（父亲或丈夫、母亲或妻子），维持正常生活，创造生活乐趣。应该继续承担社会角色，管理负性影响，应对疾病压力和经济压力。

（6）指导患者掌握应对措施。当出现上呼吸道感染时，应及时就医（上呼吸道感染往往会导致肾功能的进一步恶化）。当空气质量下降时应减少外出，去公共场所可以戴口罩。气候变化或季节变化要防止感冒等；当患者合并其他疾病时，必须如实告知医生自己患有慢性肾脏病，以免肾毒性药物对肾脏的损害。不少患者为了减少体内的毒素，采用导泻药，如生大黄、番泻叶等，严重腹泻会造成血容量不足，导致尿量减少，加重肾脏负担，加速肾功能的减退，因此，应在医生的指导下应用泻药，不能盲目应用。因疾病需要创伤性的检查和手术时，及时联系肾脏科医生，减少药物对肾脏的损伤，减少对比剂（造影剂）对肾功能的损伤。当出现疲乏、食欲差、贫血、尿量减少、血压升高等时，应警惕肾功能恶化，及时就医。

（7）指导患者自行建立个人病史档案，内容包括发病时间（蛋白尿、血尿、高血压或恶心、呕吐、浮肿、视力模糊等）、生化指标（每次检查的血肌酐、尿素氮、尿酸、pH、血钾、血钠、血常规、尿常规、肝功能、血脂、血糖、肾穿刺病理报告及免疫指标）、血压记录（每日或用药前后记录）、尿量记录（24 小时尿量的记录）、体重记录、有条件者应进行饮食记录。个人病史档案可制成表格式，以利于阅读和填写。

4. 指导早期建立良好的血管通路

（1）告知患者早期建立动静脉内瘘的意义。根据美国透析手册推荐，对于血液透析患者，最合适的通路是动静脉内瘘，建议至少在透析前 6 个月建立血管通路。避免紧急血液透析时建立留置导管的风险和创伤，使动静脉内瘘有充分的成熟期，延长使用寿命，在血液透析过程中达到充分的血液流量等。

（2）当患者出现不可逆的肾功能损害时应保护好血管，对非惯用侧的上肢静脉，应避免注射或抽血，保持皮肤干净、无破损；当患者上肢静脉血管不显露时，可指导患者进行血管充盈训练，如握力、握拳、甩臂等动作，为保证建立一个良好的血管通路做准备。

（3）进行动静脉内瘘手术前护理教育。

三、CKD 4～5 期患者的宣教及自我管理

当 CKD 进展到 4～5 期时，患者的肾功能已经重度减退或已进入肾功能衰竭，$GFR < 15\ mL/(min \cdot 1.73\ m^2)$，此时应接受透析治疗或为行肾脏替代治疗做好准备。

关于透析方法的选择，原则上应经医务人员宣教、培训并为患者做综合评估后方能决定。但由于资源的限制，如血液透析护士不足、机器不足、医疗费用不足等限制了患者的选择（这种情况在世界各地是不同的）。国内现有模式：①由于患者病情危急，出现高血钾、心力衰竭等紧急状况，需紧急进行血液透析。②由主治医生决定，患者心目中接受了血液透析治疗方案。③个别患者对腹膜透析存有一些偏见，不接受在家自行操作，但目前国内的腹膜透析患者在逐年增加，占透析患者的 15%～20%。

（一）治疗原则

1. 纠正使慢性肾衰竭急剧加重的因素

慢性肾功能衰竭是缓慢进展的疾病，但因患者对多种危险因素的易感性较高，在病程中可能会有肾功能的恶化。常见的危险因素有：①血容量不足，包括低血压、脱水、休克等。②严重感染、败血症。③手术、创伤或大出血。④内源或外源性毒素造成的肾损伤，如造影剂损伤、肾毒性药物的应用。⑤泌尿道肿瘤或结石压迫导致梗阻。⑥未能控制的严重高血压及恶性高血压。认真鉴别引起肾功能加速进展的原因并采取针对性干预，有助于肾功能改善。

2. 慢性肾功能衰竭并发症的防治

（1）维持水与电解质平衡，纠正代谢性酸中毒。根据患者尿量、血压、水肿等情况调整出入量，根据高血压及水肿状况调整钠的摄入。出现高钾血症首先要纠正诱发因素，同时可给予 5% 碳酸氢钠、葡萄糖加胰岛素静脉点滴或 10% 葡萄糖酸钙静脉推注，也可口服聚磺苯乙烯（降钾树脂）等，上述措施无效或严重的高钾血症（血清钾 >6.5 mmol/L）时需行紧急血液透析治疗。代谢性酸中毒在慢性肾功能衰竭患者中常见，轻度酸中毒者仅需口服碳酸氢钠，较重者（二氧化碳结合力 < 15 mmol/L）则需静脉点滴碳酸氢钠。

（2）防治心血管疾病。当患者出现血压升高时，应立即控制血压，并观察尿量。如尿量减少，患者出现浮肿、胸闷、气急、心率加快等症状时，应避免容量过度负荷，避免出现心力衰竭或急性肺水肿，紧急状态时须采用血液透析予以纠正。当伴有血脂、血糖异常时，警惕心血管并发症的发生。及时纠正高血压、纠正代谢性酸中毒、纠正不良生活习惯（如吸烟、活动量过少等）均有助于减少心血管并发症的发生率。

（3）纠正肾性贫血。应用重组人促红细胞生成素可使肾性贫血得到纠正，其目标值为血红蛋白达 100 ～ 120 g/L、血细胞比容达 31% ～ 32%。纠正贫血可以改善重要脏器特别是心脏的供血和功能，提高慢性肾功能衰竭患者的生活质量。应用促红细胞生成素时要特别注意铁剂的补充，因为铁缺乏是影响其疗效的常见原因。

（4）防治肾性骨病。所有慢性肾功能衰竭患者在透析前就伴有不同程度的肾性骨病，刚开始不会有临床症状，但存在血液检查的异常。随着肾功能的进一步恶化，肾性骨病逐渐加重，开始出现一些轻微症状，如关节、肌肉酸痛、走路疲劳等。进入透析治疗以后，肾性骨病会越来越严重，表现为钙磷代谢障碍、酸碱平衡失调、骨骼畸形，并可引起继发性甲状旁腺功能亢进。骨骼方面主要表现为骨质疏松、骨软化。

通过限制饮食中磷的摄入、应用磷结合剂可纠正高磷血症。低血钙者要补充钙剂。有甲状旁腺功能亢进者，在控制血磷的基础上可以考虑给予 1,25 - 二羟维生素 D_3 治疗，用药过程中应密切监测血钙、磷及 PTH 水平，PTH 的目标值为 150 ～ 200 pg/mL（正常参考值为 10 ～ 65 pg/mL，但尿毒症患者维持正常的骨转化需要比正常人高的 PTH 水平），同时避免高血钙和转移性钙化的发生。

对于肾性骨病，重点在于预防，患者应配合医生及时用药，按时检查，及时调整治疗方案。只要医患双方足够重视，加上先进的医疗技术，患者会远离肾性骨病。

3. 肾脏替代治疗

美国 KDOQI 建议，当 GFR < 15 mL/（min·1.73 m^2）时要开始透析；英国肾脏协会指南指出，当 GFR < 10 mL/（min·1.73 m^2）时开始透析；我国 2010 中华肾脏病学会《血液净化标准操作规程》指出，当慢性肾功能衰竭患者肾小球滤过率 < 25 mL/（min·1.73 m^2）或血清肌酐 > 352 μmol/L（4 mg/dL）应考虑实施自体动静脉内瘘成形术。

《血液净化标准操作规程》指出，非糖尿病肾病 GFR < 10 mL/（min·1.73 m^2），糖尿病肾病 GFR < 15 mL/（min·1.73 m^2），当有下列情况时，可酌情提前开始透析治疗：①严重并发症，经药物治疗等不能有效控制者，如容量过多包括急性心力衰竭、顽固性高血压；②高钾血症；③代谢性酸中毒；④高磷血症；⑤贫血；⑥体重明显下降和营养

状态恶化，尤其是伴有恶心、呕吐等。

早期透析的好处有：①患者一般情况较好，开始透析并发症较少。②能够更好地回归正常生活方式，维持工作。③不受血管通路的影响，早期建立血管通路后可减少患者再次插管等损伤。④避免了晚期肾功能衰竭后出现的各种并发症，如贫血、营养不良、心力衰竭、严重酸中毒等。

（二）宣教和自我管理

终末期肾功能衰竭（end-stage renal failure，ESRF）患者除了因疾病导致的生理伤害，还受到社会心理方面的影响，包括疾病与治疗的结果、功能缺陷、饮食生活限制、性功能障碍、需要长期依赖机器和设备、依赖医务人员、时间受到约束以及死亡恐惧等。另外，家庭成员对疾病的理解与支持程度、患者的职业担忧、经济付出等也会对患者产生很大影响。

终末期肾功能衰竭患者血液透析护理教育和自我管理的内容包括：①加强心理护理，克服负性影响，树立治疗疾病的信心，提高自我管理能力；②了解血液透析的基础知识，提高治疗依从性；③合理的饮食和营养管理；④血管通路的自我护理等。目的在于提高患者的主观能动性，减少各种并发症的发生，延长生命，提高生活质量。

1. 心理疏导教育和自我管理

慢性肾脏病进展的最终结果是终末期肾功能衰竭，患者将不得不依赖肾脏替代治疗维持生命。患者对疾病的态度及自我管理能力对疾病的控制有很大的影响。患者早期的心理特点以紧张、惧怕、焦虑、抑郁、悲观为主，在接受透析治疗前应给予科学的心理护理。血液透析护士应主动和患者接触、交流，了解患者的心理变化，建立良好的护患关系，以取得患者的信任；在精神、经济上给予患者尽可能多的关心、帮助和指导，鼓励其配合治疗；对透析过程中可能出现的不适反应及并发症，应事先向患者加以解释，尽量消除其紧张、惧怕的情绪；告知患者血液透析是一种终身的替代治疗，需要足够的心理准备；让患者和家属了解国内外最新的血液净化的治疗和进展，摆脱不良情绪的影响，重建信心，恢复健康心理，提高患者的自信心。

患者的心理状态取决于其精神稳定度、家属的支持度以及疾病造成的痛苦程度。作为护理人员，首先对患者深表同情，充分认识和了解患者的心理要求，重视与患者家属的沟通，取得家属的支持。根据患者不同的实际情况给予鼓励、帮助并提供相关忠告、咨询与支持，适当解释情绪对病情的影响，做好疏导工作，鼓励患者树立乐观、向上的思想，保持精神愉快，以最佳的身心状态接受治疗。

40年前，一个无肾脏功能的患者要长期生存是不可能的。由于当时国家的贫穷和落后，人们对透析专业技术的认识不足，血液透析设备缺乏，血管通路难以建立及腹膜透析的严重感染等都造成了肾功能衰竭患者在尚未治疗前或短暂的治疗过程中就死亡。随着医学科学技术的发展，新型的血液透析设备的问世、水处理系统的不断完善、血管通路技术的提高、腹膜透析感染率的下降、专业技术人员的业务水平提高，以及人们对疾病的认知拓展，肾功能衰竭患者的存活率不断提高。据统计，我国维持性血液透析患者中，存活5年以上的占50%以上。改善患者心理素质，提高患者自我管理能力，对减少并发症、延长生命、提高生命质量具有重要意义。

2. 告知和指导

（1）讲解血液透析的基础知识。

1）肾脏的基本功能。

2）什么是尿毒症。

3）什么是肾脏替代治疗，什么是透析，为什么需要透析。

4）透析的好处。

5）透析需要的设备和医疗用品。

（2）宣教透析前后的准备工作及注意事项。

1）透析前的准备和要求，血管通路相关问题（已经建立动静脉内瘘和尚未建立通路，告知内容有所不同）；如何进行个人卫生管理；每次透析前患者准备什么资料或信息〔有否出血、尿量变化、血压、体重、不适反应（头晕、发热、出冷汗、乏力、恶心、呕吐等）〕。

2）为什么要诱导透析；什么时候改为常规透析；每周透析几次；每次透析多少时间。

3）透析后怎样继续治疗，如控制血压、治疗贫血、补充钙剂。

4）如何应对透析中易出现的不良反应及临床表现。

5）告知患者遵循消毒隔离制度，注意清洁卫生和自我保护，提高免疫力，防止交叉感染。

6）向患者及其家属介绍血液透析室的环境和有关规章制度，如家属不能进入透析治疗场所；患者进入治疗场所需更衣、换鞋、洗手、物品保管程序；电视机管理制度；治疗期间患者饮食管理；危重患者告知制度及家属候诊制度；等等。

7）透析结束后的患者教育和自我评估：了解治疗信息，包括超滤量、干体重（dry body weight，DBW）、血压、抗凝剂、有无并发症。根据相关信息，做好透析后及透析间期的自我护理，如超滤没有达到干体重，应严格控制水分；血压下降，考虑是否需要调整干体重；注意抗凝剂应用后有无出血；有出汗、心率加快，不要立即起床，重新测量血压待护士评估后再起床。宣教患者透析结束起床应缓慢，如可先坐几分钟，再站几分钟，防止直立性低血压的发生。透析过程出现严重并发症者，如高血压、剧烈头痛，由医生干预评估后再离院或留观。

3. 血管通路的护理及自我管理

健康、通畅的血管通路是维持性透析患者得以有效透析、长期生存的基本条件。保护好血管通路，延长其使用寿命，就是延长患者生命。血管通路是患者的生命线，患者须在医护人员的指导下，了解和认知血管通路的护理技术，重视血管通路的自我管理。

（1）留置导管的护理教育和自我管理。

1）留置导管期间注意自我保护，不去或少去公共场所，避免剧烈活动，穿、脱衣服时注意防止导管被拔出。

2）患者一定要注意个人卫生，勤洗手，导管周围皮肤不用手抓挠，注意保持穿刺伤口周围皮肤的清洁、干燥，经常更换内衣，如局部出现红肿、渗血、发热等现象，应立即就诊；医护人员在换药或导管操作时，建议患者不讲话或戴口罩。

3）颈内静脉留置导管者应尽量穿对襟上衣，避免牵拉使导管脱出；股静脉穿刺者的患侧下肢不得弯曲90°，防止导管扭曲。

4）患者应学会每日自行检查导管固定是否牢固。

5）患者应保护好留置导管，不宜作他用，如抽血、输液等。

（2）动静脉内瘘的护理教育和自我管理。

动静脉内瘘护理教育按照下列顺序：动静脉内瘘手术前护理教育、动静脉内瘘手术后护理教育、动静脉内瘘使用后护理教育、动静脉内瘘止血的护理教育、动静脉内瘘并发症防护及自我管理。

1）动静脉内瘘手术前护理教育：告知患者动静脉内瘘是血液透析顺利进行的基础，血液透析流量是保证透析充分性的重要因素之一。告知患者动静脉内瘘虽然也属于手术，但它只是一个小手术，不用特别担忧；动静脉内瘘需要患者与医护人员共同护理，共同呵护。建立动静脉内瘘的选择原则以患者的非惯用侧的上肢为主，指导患者早期保护上肢血管，避免静脉注射或抽血；保持皮肤的清洁，剪短指甲，防止感染；为保证血管通路的效果，接受手术前建议患者进行血管充盈锻炼，如甩臂、握健身球等。

2）动静脉内瘘手术后护理教育：动静脉内瘘建立后，指导患者自我护理。内容包括术后应抬高患肢，减少回流；如胸闷、心悸及时向医生汇报；观察局部有无麻木、发冷、疼痛等；吻合口处有血肿、渗血等异常时及时通知医生；指导患者判断动静脉内瘘是否通畅的方法，触摸内瘘血管有无震颤或用听诊器听诊有无血管杂音；生活中避免造瘘侧手臂受压，衣袖要宽松，不持重物，术侧不佩戴过紧饰物；术后2周指导患者进行锻炼，促进血管扩张；内瘘侧手臂捏橡皮健身球3～4次/日，时间逐渐延长，从3～5分钟/次到5～10分钟/次；动静脉内瘘成熟时间一般为4～6周，内瘘的成熟取决于患者血管的自身条件、手术情况及术后患者的配合情况。一般应静脉呈动脉化（血管壁增厚，显露清晰，突出于皮肤表面，有明显动脉震颤或搏动），内瘘直径增粗，能保证成功的穿刺，提供足够的血液流量。

3）动静脉内瘘使用后自我护理教育：使用前必须用肥皂水清洗造瘘侧手臂；透析结束后穿刺部位避免接触水，并用无菌敷料覆盖4小时以上；压脉带压迫时间不宜过长，根据内瘘止血时间可适当延长10分钟；穿刺部位出血时应用无菌敷料压迫止血；出现血肿时先压迫止血，24小时以后可热敷，并涂擦喜疗妥消肿；每日检查动静脉内瘘3～4次，如震颤、杂音消失，瘘管处有触痛或疼痛，应及时去医院就诊；造瘘侧手臂不能测血压、输液、静脉注射、抽血；指导患者准确佩戴护腕；有动脉瘤的患者，应采用弹性绷带加以保护，避免继续扩张及意外破裂；造瘘周围皮肤在非透析日涂擦少许保护性油脂或喜疗妥，使局部皮肤干燥、柔软；建议患者手术侧的衣袖用拉链或纽扣束紧，如患者在路途上出现出血时能及时处理和压迫。

4）动静脉内瘘止血的护理教育：血液透析结束，动静脉内瘘的压迫止血过程是医患互动的过程。用两个手指的指腹压迫穿刺点是最好的止血方法，由护士选择压迫点，让患者自行压迫，压迫的力度以患者血管搏动的相对强度而定，既不出血也不使血管压迫过度即可，目的是防止内瘘血栓形成及出血；指导患者通过个体化抗凝剂的应用，摸索凝血时间，选择最佳的压迫时间。对年纪较大，行动不方便的患者可指导家属代为压迫（必须先进行手消毒、清洗）；也可采用压脉带进行压迫，压脉带应用过程中应注意松紧度和压迫时间，避免过度压迫造成内瘘血栓形成，或压迫过松造成出血，压脉带要专人专用并定期清洗；告知患者压迫内瘘时要先洗手，注意防止伤口的污染等。

4. 饮食和营养的护理教育和自我管理

合理的饮食和营养是维持性血液透析患者提高生存率的关键，通过饮食和营养的护理教育达到既满足患者营养需要又不超出排泄能力的目的。合理的营养可以降低因营养不良造成的急慢性并发症，降低感染率，降低心血管并发症和透析中急性并发症的发生率；提高患者机体的免疫力，提高患者的自我约束能力，提高维持性透析患者的生命质量。未接受血液透析疗法前与已接受血液透析疗法的饮食和营养的护理教育各不相同。

（1）透析疗法前的饮食和营养教育。以低蛋白质、低盐、高热量为主。

1）蛋白质：0.8 g/（kg·d），以优质蛋白质为主，限制豆类及其制品。

2）钠盐：伴高血压的患者 3～4 g/d；如食欲较差并伴恶心、呕吐，无高血压，钠盐摄入 5 g/d。

3）水分：原则上，前一日的 24 小时尿量加上 500 mL 等于一日水分摄入量，其中包括所有食物中的含水量。

4）非透析阶段严格限制钾的摄入，少尿的患者应限制钾的摄入，如避免过多食用含钾高的食物、药物等。含钾高的食物有红枣、菇类、香蕉、橘子、橙子等，药物有枸橼酸钾、青霉素钾、保钾利尿剂（螺内酯等）以及中药汤剂。

（2）透析疗法后的饮食和营养护理教育。

1）蛋白质：根据每周透析次数和透析治疗的方法决定患者蛋白质的摄入量。每周透析 3 次，蛋白质的摄入量为 1.2～1.5 g/（kg·d）；每周透析 2 次，蛋白质的摄入量为 1.0～1.2 g/（kg·d）。其中，优质蛋白质应占摄入量的 50%～70%，如鸡蛋、牛奶、瘦肉、鱼等动物性蛋白质，少食豆类及其制品；每周有 1 次血液滤过者，建议适当增加蛋白质的摄入。

2）钠和水：钠的摄入量应根据患者的尿量、每周的透析次数而定。每周透析 2 次伴有高血压的患者，钠摄入量为 3～4 g/d，水分为 1 000 mL/d（包括食物中的水分）；每周透析 3 次的患者，钠摄入量为 4～5 g/d，水分为 1 200 mL/d（包括食物中的水分）。透析间期的体重增长应控制在干体重的 4%～5%。建议透析患者绝对控制腌制食物，如咸鱼、咸肉、咸菜、腐乳等。

3）钾：每日钾的摄入量在 1 200～1 600 mg。少尿、无尿的患者应严格限制钾的摄入；当患者出现厌食、恶心、呕吐、腹泻等症状时，钾的摄入应结合实验室的血钾报告加以调整。

4）维生素：血液透析患者存在维生素的缺乏，但不是所有的维生素都缺乏，因此不可盲目补充维生素，应在医生的指导下适当补充维生素。

5）钙和磷：鼓励患者进食含钙高的食物，限制磷的摄入。一般含钙高的食物磷的含量也高，因此要注意食物中的钙磷比例，同时可应用磷结合剂。

6）纤维素：补充纤维素，保持大便通畅，促进毒素清除。

7）维持性透析患者必须戒烟、戒酒。

患者的饮食管理是自我管理的重中之重，需要患者的毅力和自我控制能力，特别是水分、钾的控制，关系到患者的生命和长期生存。

5. 药物应用的指导和教育

（1）抗高血压药。对于高血压，目前主张采用个体化治疗方案，其理论根据是：高血压的治疗目的不仅在于控制血压于正常水平，且应保护靶器官，减少致死性及非致死性并发症，防止或逆转其他病理生理过程以延缓病程发展，最终延长患者生命。

根据高血压程度选用药物，主要选用利尿药、β受体阻断药、钙拮抗药及血管紧张素转化酶抑制剂四大类，配合非药物治疗方法，如改善患者的生活方式及习惯，有助于控制血压。

高血压药应按照医嘱按时服用，透析过程容易发生低血压者可按照医嘱在透析前停用降压药一次，有条件者每日测量血压并记录。

健康生活方式的培养对预防高血压具有重要的作用，同时也是高血压治疗中不可缺少的部分。生活方式的改变主要包括肥胖者减轻体重、采用"降压饮食计划（dietary approaches to stop hypertension，DASH）"、低钠饮食、增加体育活动和控制饮酒等。

（2）抗贫血药。在血液透析结束后使用，可根据医嘱选择皮下或静脉注射促红细胞生成素，皮下注射以后应充分按压，防止出现注射处血肿。促红细胞生成素能够提高患者的兴奋性，提高生活质量。铁是造血的必需原料之一，透析患者每月应检测血清铁蛋白和转铁蛋白饱和度，评估体内铁的状况。铁剂在透析过程中通过静脉应用，第一次应用时注意浓度和滴速，避免出现过敏反应。蛋白质摄入与贫血有密切关系。

（3）抗凝剂。合理充分的抗凝是保证血液透析得以顺利进行的必要条件。根据患者的凝血功能选择合适的抗凝方法和抗凝剂，既要保证抗凝充分，又要避免出血或原有出血加重等情况。不同抗凝技术有不同的使用方法、剂量及不良反应，应引起临床高度重视。告知患者每次血液透析前应主动向医生描述有无出血现象，如牙龈出血、黏膜出血、大便颜色变化、穿刺伤口止血时间延长、女患者月经来潮等；当患者需要创伤性检查（如皮下活检、胃镜活检、肠镜、膀胱镜等）或创伤性治疗（如拔牙、活检、手术、肌内注射等）时，应先向主管医生汇报，然后讨论手术时间和方法，防止因肝素化后引起的出血；抗凝后在生活中要充分注意，如乘公交车防止碰撞、使用刀具时防止割伤、走路时防止跌伤等。

（4）磷结合剂。主要结合食物中的磷，必须与食物同时服用，磷结合剂的量应随每餐食物磷含量不同而进行调整。

（宋慧锋　鲁鹏）

第三章 慢性肾脏病血液透析的居家护理

第一节 血液透析技术

血液透析（hemodialysis）是指将患者血液引流至体外循环，在半透膜（人工肾）中利用弥散、对流等原理清除血液中的溶质与水分，以达到清除体内代谢废物或毒物，纠正水、电解质与酸碱失衡的目的，最后将血液回输至患者体内的过程。目前，我们把广泛应用于维持性透析患者的普通血液透析称为标准血液透析，以区别于需要其他特殊设备、设施的血液透析方式。

一、血液透析发展史

1854 年，苏格兰化学家 Thomas Graham 首次提出"透析"（dialysis）的概念。1912年，美国 John Abel 等设计了第一台人工肾（artificial kidney）——用火棉胶制成的管状透析器，成功用于动物实验，从而开创了血液透析事业。1924 年，德国 Georg Haas 首次将透析技术应用于人类。1928 年，肝素问世，Georg Haas 首先将其用于血液透析患者的抗凝。1945 年，被公认为现代透析机之父的荷兰学者 William Kolff 首先研制成转鼓式人工肾，试用于治疗急性肾功能衰竭的患者，这是历史上首例经人工肾成功救活肾功能衰竭患者的案例。第二次世界大战期间，加拿大学者成功研制出第一台蟠管（coil）型人工肾。1960 年，挪威的 Kiil 在 3 块聚丙烯之间放 4 层赛璐酚膜，研制成平板型透析器，从而促使人工肾得以发展和普及。1967 年，Lipps 把醋酸纤维拉成直径 200 μm 的空心纤维，把 8 000 ～ 10 000 根纤维装在一个硬壳内，这就是空心纤维透析器，它体积小，具有清除率高、除水能力强的优点。至今，透析器已有 200 多种类型，明显提高了血液透析的效果。1960 年，美国 Quinion、Dillard，Sinbner 等提出动静脉外分流术，解决了血液透析患者的血管通路问题。1964 年，醋酸盐透析液诞生，透析液的沉淀问题得以解决；同年又发明了浓缩透析液的配比稀释系统、血液与透析液的监视系统，使人工肾日臻完善。随着电子技术的发展，透析的各种监控系统均由电脑控制，从而达到了简单、安全、可靠和准确的效果。

我国的人工肾工作起步较晚。20 世纪 60 年代曾一度中断；70 年代后期发展较快，研制出 TX－23、TX－24 透析机及 LX－1 血液滤过机；80 年代，中空纤维透析器被引入我国，透析器的生产得到了迅速发展。目前，我国已生产出多种膜材料的透析器，如血仿膜、聚砜膜透析器和滤过器，同时还生产了血浆分离器，标志着我国的透析器生产达到了新的水平。20 世纪 80 年代以来，我国各医院都引进了反渗水处理系统，使透析用水达到了国际透析标准。目前，我国已自行研制出良好的反渗系统，使水质达到了国外的透析用水标准，为我国透析技术的发展提供了良好的国产设备。透析技术和设备的不断发展和完善也促进了血液净化方法的发展。目前，我国许多医疗单位不仅开展维持性透析，还开展了血液透析滤过、血液滤过、血液灌流、血浆置换、免疫吸附、持续性肾脏替代治疗（continuous renal replacement therapy，CRRT）、人工肝等血液净化技术，这说明我国的血液净化水平已迈进国际先进行列。

二、血液透析原理

透析是一种溶质通过半透膜与另一种溶质进行交换的过程。半透膜是一张布满许多小孔的薄膜，因膜的孔隙大小控制在一定范围内，使得膜两侧溶液中的水分子和小分子的溶质可通过膜孔进行交换，但大分子溶质（如蛋白质）则不能通过。根据 Gibbs Donnan 膜平衡原理，半透膜两侧液体各自所含溶质浓度的梯度差及其他溶质所形成的不同渗透浓度可使溶质从浓度高的一侧通过半透膜向浓度低的一侧移动（弥散作用），而水分子则从渗透浓度低的一侧向浓度高的一侧渗透（渗透作用），最终达到动态平衡。当血液被引入透析器时，其代谢产物如尿素、肌酐、胍类、小分子物质、过多的电解质便可通过透析膜弥散到透析液中，而透析液中的碳酸氢根、葡萄糖、电解质等机体所需物质被补充到血液中，从而达到清除体内代谢废物及纠正水、电解质紊乱和酸碱失衡的目的。

（一）弥散

任何溶质总是从浓度高的部位向浓度低的部位流动，这种依靠浓度梯度差进行的转运称为弥散，这是清除溶质的主要机制。影响弥散的因素包括溶液浓度梯度、溶质的分子量、半透膜的阻力、透析时血液和透析液的流速等。

1. 溶质浓度梯度

弥散是分子的随机运动。分子不停地撞击透析膜，撞击的频率与分子的浓度有关，当分子撞击到膜上足够大小的膜孔时，该分子便从膜的一侧流向另一侧。例如，某一溶质在血液中的浓度为 100 mmol/L，而透析液中的浓度仅 1.0 mmol/L，则血液中溶质撞击膜的频率显然高于透析液中该溶质撞击膜的频率，于是此溶质便从血液中弥散至透析液中。浓度梯度差越大，跨膜运转的量也越大。

2. 溶质的分子量

溶质运动速度与其分子量和体积大小成反比，分子量越大，运动速度越慢。因此，小分子量溶质运动速度高，撞击膜的次数大于大分子溶质，跨膜弥散的速率也高。分子量大的溶质运动速度慢，与膜撞击的机会少，即使与膜孔大小相宜，该溶质也很难或完全不能通过半透膜。

3. 膜的阻力

膜的面积、厚度、结构、孔径大小和电荷等决定膜的阻力。膜两侧滞留液体层降低了膜两侧有效浓度梯度，影响溶质的弥散。这种液体层厚度受透析液和血液流速的影响，也受透析器设计的影响。

4. 透析液和血液流速

增加血液与透析液的流速可最大限度地保持溶质浓度梯度差，降低滞留液体层厚度，减少膜的阻力。一般情况下，当透析液的流速为血液流速的 2 倍时，最有利于溶质的清除。血液透析时血流与透析液逆向流动，这样浓度梯度最大；若血流与透析液同向流动，其清除率将减少 10%。

（二）超滤

液体在压力梯度作用下通过半透膜的运动称为超滤，也就是对流。这是溶质经半透膜转运的第二种机制。超滤的驱动力取决于透析膜两侧的静水压和渗透压所形成的梯度。在静水压或渗透压强迫水通过半透膜时，小分子溶质以与原溶液相同的浓度随水一起通过半透膜而被清除，大分子溶质保持不变。反映溶质在超滤时可被滤过膜清除的指标是筛选系数，它是超滤液中某溶质的浓度除以其血中浓度得到的数值。因此，利用超滤清除溶质的效果主要由两个因素决定，即超滤率和膜对溶质的筛选系数。影响超滤的因素有：

（1）膜的特性。如膜的性质、温度、湿度，消毒可使膜孔皱缩。

（2）血液成分。如血浆蛋白浓度、血细胞比容、血液黏滞度。

（3）液体动力学。如膜表面的切变力或速度梯度。

（4）温度。血液透析或血液滤过时的温度（在临床允许范围内）与超滤率呈直线关系。

（三）水分清除

血液透析或血液滤过治疗间隙潴留于体内的水分需在透析时被清除。透析时水分转运和清除的动力来源于透析膜两侧的渗透压梯度和静水压梯度。影响水分清除的因素有：

（1）跨膜压（transmembrane pressure，TMP）。即膜两侧的压力差，包括透析器内血液侧的正压和透析液侧的负压之和。透析器血液侧的压力为正压，50～100 mmHg，如血流量很大或血流有阻塞时，压力可高达 250 mmHg；透析液侧压力常为负压。跨膜压≥500 mmHg 时可出现破膜。

（2）透析器的超滤系数（kuf）。kuf 定义为每小时在每毫米汞柱的跨膜压力下，液体通过透析膜的毫升数，是衡量透析膜对水的通透性能的一个指标。透析器上标明的超滤系数是实验数值，而实际数值往往比实验数值低 5%～30%。此外，血浆蛋白浓度和血细胞比容均可影响超滤，透析器部分凝血也影响超滤量。

三、血液透析的适应证及禁忌证

血液透析是一种安全有效的治疗技术，利用弥散、超滤和对流原理清除血液中有害物质和过多水分，是常用的肾脏替代疗法之一，也可用于治疗药物或毒物中毒等。患者是否需要血液透析治疗应由有资质的肾脏专科医师决定。肾脏专科医师负责筛选患者、确定治疗方案等。

（一）适应证

（1）急性肾损伤。

1）无尿或者少尿2天（48小时）以上，伴有高血压、水中毒、肺水肿、脑水肿之一者。

2）血尿素氮（BUN）21.4～28.6 mmol/L［（60～80）mg/dL］或每日升高10.7 mmol/L（30 mg/dL）。

3）血肌酐（Scr）≥442 μmol/L（5 mg/dL）。

4）高钾血症，K^+≥6.5 mmol/L。

5）代谢性酸中毒，CO_2结合力≤13 mmol/L，纠正无效。

（2）慢性肾功能衰竭（终末期肾病）。

透析指征：非糖尿病肾病 eGFR < 10 mL/（min · 1.73 m²）；糖尿病肾病 eGFR < 15 mL/（min · 1.73 m²）。当有下列情况时，可酌情提前开始透析治疗：严重并发症，经药物治疗等不能有效控制者，如血容量过多（包括急性心力衰竭、顽固性高血压）、高钾血症、代谢性酸中毒、高磷血症、贫血，以及体重明显下降和营养状态恶化（尤其是伴有恶心、呕吐）等。

（3）药物或毒物中毒。

（4）严重水、电解质和酸碱平衡紊乱。

（5）其他，如严重高热、低体温等。

（二）禁忌证

无绝对禁忌证，但下列情况应慎用：

（1）老年高危患者，不合作的婴幼儿或精神障碍患者。

（2）严重低血压或药物难以纠正的严重休克。

（3）严重心肌病伴有难治性心力衰竭，或心律失常不能耐受体外循环。

（4）大手术后3天内，严重活动性出血。

（5）颅内出血或颅内压增高。

四、血液透析设备

（一）透析器

透析器由透析膜及其支撑结构组成，用来代替肾脏功能。透析膜是透析器的主要部分，它将血液和透析液分开。透析时，血液和透析液在膜的两侧反向流动，水和溶质则通过半透膜孔进行交换。透析器的性能决定透析治疗的效果，是制订血液透析治疗方案的一个重要参考因素。

1. 透析器的类型

透析器的特性是由设计特性和工作特性两部分组成的。设计特性包括透析器的构型、血室及透析液室的预充量、膜的类型及生物相容性；工作特性包括不同溶质和水的转运率。根据透析器分类标准不同，有以下几种分类：

（1）根据构型，透析器分为管型、平板型和空心纤维型三类。目前，最常用的透析器为空心纤维型。空心纤维型透析器是由数以千计的薄壁空心纤维构成，纤维内径200 μm、壁厚10 μm左右，空心纤维紧紧地捆扎成束，固定在透析器两端坚硬的聚氨酯柱状罐体中。血液在空心纤维内流过，透析液在纤维外面以相反方向流动。

（2）根据膜材料，透析器分为四类：①再生纤维素膜透析器。包括铜仿膜和铜氨纤维透析器。纤维素表面有游离羟基团，可与血液成分反应，生物相容性差。②醋酸纤维素膜透析器。纤维素在形成膜之前被乙酰化，改善了生物相容性及膜的性能。③替代纤维素膜透析器。血仿膜是一种替代的铜仿膜，因其表面游离羟基团被第三级氨化合物覆盖，有较好的生物相容性。④合成纤维膜透析器。包括聚丙烯腈、聚甲基丙烯酸甲酯、聚砜、聚碳酸酯、聚乙烯醇和聚酰胺。它们有较高的转运系数和超滤系数，生物相容性好。

（3）根据超滤系数，透析器分为两类：超滤系数 <15 mL/（h·mmHg）的称低通量透析器；超滤系数 >40 mL/（h·mmHg）的称高通量透析器。也有报道将超滤系数在15～40 mL/（h·mmHg）的称为中通量透析器。高通量透析器对中分子量物质有相当高的清除率，且能清除大分子量的 β 微球蛋白和其他大分子物质。

2. 透析器的选择

透析器的选择是决定血液透析方案的一个基本因素。选择透析器主要考虑以下几个方面：

（1）膜材料。目前，常用的透析器膜材料有聚丙烯腈、醋酸纤维素、聚砜和聚醚砜。但要注意：①纤维素膜和合成膜有高通量和低通量之分。②不应认为所有纤维素膜都是一样的，同样也不应把所有合成膜都看作是相同的。③各种纤维素膜之间或各种合成膜之间生物相容性可以不同。

（2）透析膜的生物相容性。透析膜作为一种异体物质，可导致患者产生一系列反应。包括两个方面的内容：一是血－膜反应，血浆蛋白和血细胞被激活，激活产物介导产生一系列的临床和亚临床表现；二是透析器消毒中应用的化学物质，如环氧乙烷，对人体直接产生毒性作用。

广义上讲，透析膜的生物相容性是指建立体外循环对患者直接引起的一系列反应，其中血－膜反应是决定生物相容性的最重要方面。另外，膜的形式和通透程度可促使或预防热原反应，透析液的温度、成分和抗凝剂种类直接影响患者的血流动力学和膜介导反应的严重程度，交换率和交换方法（弥散和对流）也影响患者的血流动力学稳定。狭义上讲，生物相容性指血液和透析膜间的相互作用。若无反应或反应轻微，患者可耐受，此膜材料被称为生物相容；若反应严重，影响患者的健康或对患者有害时，则被称为生物不相容。

关于生物相容性对慢性透析患者的临床重要性，目前意见不一。除非极少数患者用纤维素膜透析器有严重反应或反复凝血，否则生物相容性不应影响透析器的选择。

（3）清除率。清除率是透析器最重要的特性，是决定透析方案的主要因素。不同透析膜的尿素清除率见表3－1。但不同透析器的清除率范围有明显的重叠，可根据需要选择。近年来，以维生素 B_{12} 为代表的中分子物质清除率不再被认为是重要的，但清除 β_2 微球蛋白的重要性越来越受到人们的关注。

表 3 - 1　常用透析膜的尿素清除率

透析膜	尿素清除率范围/$(mL \cdot min^{-1})$
铜仿膜	$50 \sim 196$
血仿膜	$82 \sim 194$
铜氨膜	$106 \sim 194$
醋酸纤维素膜	$128 \sim 194$
PAN 膜	$148 \sim 188$
聚砜膜	$150 \sim 192$
聚乙烯醇膜	$172 \sim 177$
PMMA 膜	$169 \sim 194$

（4）透析器的超滤系数。透析器的超滤系数（ultrafiltration rate，UFR）$[\ mL/(h \cdot mmHg)]$ 决定透析器的通量高低。高通量透析器可提高大中分子溶质的清除，可改善由于大中分子物质清除不足引起的并发症。

（5）透析器的面积、血室容积。透析器的表面积与透析器的清除率和超滤系数有关。然而，透析器的表面积大小与尿素清除率并不总是成正比。表面积大的透析器尿素清除率比表面积虽小但膜孔较多的透析器要低。透析器的血室容积为 $30 \sim 160$ mL，但血室容积仅是总体外循环的一部分，总的体外循环血量通常为 $160 \sim 270$ mL，所以，透析器血室大小不是选择透析器的主要考虑因素。

（6）透析器使用的注意点。①使用透析器前应阅读说明书，了解操作方法及注意事项。②透析器在使用前要进行预冲处理。预冲过程分为透析器膜内、膜外和跨膜预冲。如怀疑过敏者应增加冲洗量和弥散时间。如反应严重，换用其他透析器。③对于首次诱导透析的患者，选用面积小、低效率的透析器，以预防失衡反应。④血压难以用药物控制的高血压患者、透析间期体重增加较多、心血管系统稳定性好的患者可选用高通量的透析器。⑤小儿透析患者根据年龄和体重选用相应的透析器。⑥对于有出血倾向的透析患者，可以减少肝素的用量或采用无肝素透析。

（二）透析机

血液透析机是一个较为复杂的机电一体化设备，由体外循环通路、透析液供给与脱水（超滤）通路、计算机控制与监测电路组成。简单来说，是由血路、水路、电路三部分构成。

1. 体外血液循环通路

体外血液循环通路的目的是使患者的血液可以安全地引出体外，进入透析器，并返回患者体内。

（1）血液泵。透析机的血液泵为各种血管通路提供稳定的血流量，通过挤压体外循环管路驱动内部血液流动。

（2）肝素泵。持续注射普通肝素钠使体外循环内血液抗凝。

（3）压力监测器。当血路情况发生变化时，如血流通路不畅、透析器或管路凝血、管路折叠、连接接头脱落等情况，会引起循环通路内压力的变化，通过监测压力，可及时发出报警，并采取措施，保证透析安全进行。

（4）气泡监测及静脉夹。是防止气体沿静脉回血通路进入患者体内的装置。

2. 透析液通路

在透析液通路内得到适当温度、浓度、压力及流速的透析液进入透析器，与透析膜对侧患者血液发生弥散、对流、超滤等透析基本过程，并以适当的速度移除患者体内多余的水分。透析液通路包括加热/热转换、除气装置、配比装置、电导率装置、流量控制、旁路阀/隔离阀、超滤控制系统、漏血监测等装置。

3. 微电脑控制监测系统

微电脑控制监测系统就是血透机的"大脑"，它负责接收操作人员通过操作面板输入的指令，处理来自水路和血路上所有传感器的信号，按照预先编制的程序进行开环（无传感器）或闭环（有传感器）控制，由执行器件（如泵、电磁阀、电热线圈等）控制透析参数。为保证透析的安全进行，越来越多的生产厂家倾向于采用两套完全独立的微电脑系统，分别负责控制功能和监测功能，并在透析过程中不断复核两套系统所测得的透析参数。

透析机主要监测内容：

（1）透析液监测内容：透析液流量、温度、压力、浓度（电导率）。

（2）血液监测内容：血液流速、动静脉压力、血液的气泡。

（3）其他监测内容：漏血监测、超滤量及超滤率、跨膜压（计算值）。

（鲁鹏）

第二节　血液透析治疗的护理

患者在接受血液透析治疗时，由于各种因素会出现与透析相关的一系列并发症。血液透析护士在患者接受治疗前、治疗中、治疗结束后，加强护理并严密监控，是降低血液透析急性并发症发生率、保证治疗安全性和治疗效果的重要手段。

一、患者入室教育

患者在接受血液透析前，建议血液透析护士对患者进行一次入室教育，内容包括：

（1）让患者了解为什么要进行血液透析，了解血液透析对延长患者生命和提高生活质量的意义。重要的是，让患者理解并接受血液透析将是一种终身的替代治疗。

（2）介绍血液透析在国内外的进展情况，建议带患者和家属参观血液透析室，提高患者对治疗的信心。

（3）了解患者的心理问题，进行辅导和心理安抚。

（4）指导患者掌握自我保护和自我护理的技能。

（5）签署医疗风险知情同意书和治疗同意书。

（6）介绍血液透析的环境和规章制度，挂号、付费、入室流程及透析作息制度、透析室消毒隔离制度，并介绍护士长、主治医生等工作人员。

（7）进行全套生化（肾功能、电解质）检查，并了解患者的肝功能及乙型肝炎病毒（hepatitis B virus，HBV）、丙型肝炎病毒（hepatitis C virus，HCV）、人类免疫缺陷病毒（human immunodeficiency virus，HIV）、梅毒等感染情况。

（8）填写患者信息：姓名、性别、年龄、婚姻状况、原发病、家庭角色、家庭地址、联系方法（必须有2个家庭主要成员）、医疗费用支付情况等。做好实名制登记，患者需提供身份证。

二、患者透析前准备及评估

透析前对患者进行评估是预防和降低血液透析并发症的重要环节，内容包括：

（1）了解患者病史（原发病、治疗方法、治疗时间），透析间期自觉症状及饮食情况，查看患者之前的透析记录。

（2）测量血压、脉搏，有感染、发热及中心静脉留置导管者必须测量体温。

（3）称体重，了解患者干体重和体重增长情况，同时结合临床症状与尿量评估患者水负荷状况，为患者超滤量的设定提供依据。

（4）抗凝：抗凝应个体化并经常进行回顾性分析。可根据患者凝血机制、有无出血倾向、结束回血后透析器残血量等诸多因素，遵医嘱采用抗凝方法和抗凝剂量。

（5）血液通道评估：检查动静脉内瘘有无感染、肿胀和皮疹，吻合口是否触及搏动和震颤，以确定血液通道是否畅通，做好内瘘穿刺前的准备；检查中心静脉导管的固定、穿刺出口处有无血肿及感染等情况。

（6）对于维持性透析患者，要进行心理、营养状况、居家自我照顾能力以及治疗依从性的评估，以便对患者实施个体化护理方案，提高治疗的顺应性；对糖尿病或老年患者应采取针对性的护理措施；对危重患者，应详细了解病情，在及时正确执行医嘱之外，应进行重病患者的风险评估，并积极做好相应的风险防范准备，如备齐各种抢救用品及药物等。

（7）透析前治疗参数的设定：

1）透析时间。诱导期透析患者，每次透析时间为2～3小时；维持性血液透析患者每周透析3次，每次透析时间为4小时。

2）目标脱水量的设定。根据患者水潴留情况和干体重，结合临床症状，按医嘱设定，并可采用超滤曲线进行脱水，有助于改善患者对水分超滤的耐受性。若透析机有血容量监测装置，可借助其确定超滤量。同时，也可应用钠曲线帮助达到超滤目标，降低高血压或低血压的发生率，但应注意钠超负荷的风险。

3）肝素追加剂量。常规透析患者全身肝素化后，按医嘱设定每小时追加剂量，若应用低分子肝素或无抗凝剂透析则关闭抗凝泵。

4）血液流量的设定（开始透析后）。血液流量值（以 mL/min 为单位）一般取患者体重（以 kg 为单位）的 4 倍，在此基础上可根据患者的年龄和心血管状况予以增减。

以上各项参数在治疗过程中均可根据患者治疗状况予以调整。

（8）患者透析前准备及评估流程见图 3-1。

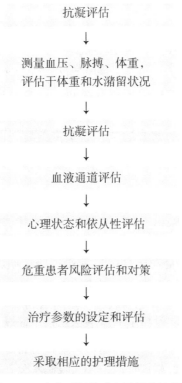

抗凝评估

↓

测量血压、脉搏、体重，
评估干体重和水潴留状况

↓

抗凝评估

↓

血液通道评估

↓

心理状态和依从性评估

↓

危重患者风险评估和对策

↓

治疗参数的设定和评估

↓

采取相应的护理措施

图 3-1 患者透析前准备及评估流程

三、首次血液透析护理

首次血液透析的患者需要经过诱导透析。诱导透析是指终末期肾功能衰竭患者从非透析治疗向维持性透析过渡的一段适应性的透析过程。诱导血液透析的目的是最大限度地减少透析中渗透压梯度对血流动力学的影响和毒素的异常分布，预防失衡综合征，如恶心、呕吐、头痛、血压增高、肌肉痉挛等症状。因此，首次血液透析通常采用低效透析，使血液尿素氮下降不超过 30%，增加透析频率，使机体内环境有一个平衡适应过程。

（一）诱导血液透析前评估

（1）确认患者已签署透析医疗风险知情同意书，已做肝炎病毒标志物、HIV 和 RPR 检查，并根据检验结果确定患者透析区域。

（2）评估患者病情，如原发病、生化检查等；评估患者对自己疾病的认知度；询问患者的饮食情况，观察有无水肿、意识和精神状况异常等其他并发症，根据患者病情制订诱导透析的护理方案。

（二）诱导透析监护

除常规内容之外，诱导期内的透析监护还应包括以下内容：

（1）使用小面积、低效率透析器，尿素氮清除率（KOA）不超过400。

（2）原则上超滤量不超过2.0 L，如患者有严重的水钠潴留或心力衰竭可选用单纯超滤法。

（3）血液流量150～200 mL/min，必要时降低透析液流量。体表面积较大者或体重较重者，可适当增加血液流量。

（4）首次透析时间一般为2小时，通常第2次为3小时，第3次为4小时。如第2日或第3日患者透析前尿素浓度仍旧很高，同样需要缩短时间。通过几次短而频的诱导，逐渐延长透析时间，过渡至规律性透析。

（5）在最初几次透析时，患者容易出现失衡症状，因此，应密切注意患者在透析时有无恶心、呕吐、头痛、血压增高等症状，出现上述症状时应及时处理，必要时根据医嘱终止透析。

（6）首次血液透析应谨慎选用抗凝方法和剂量，避免出血，观察抗凝效果。血液透析过程中注意静脉压、跨膜压、血液颜色变化，注意动静脉空气捕集器有无凝血块以及凝血指标的变化。透析结束时观察透析器及血液循环管路的残血量，判断抗凝效果。

（7）健康教育。终末期肾功能衰竭患者通过诱导期的透析后，最终将进入维持性血液透析。由于终末期肾脏病带给患者较大的压力，透析治疗又打破了他们原有的生活规律，给他们的工作也带来了很大的影响，患者普遍存在复杂的生理、心理和社会问题，因此，在患者最初几次的透析中，血液透析护士要通过与患者沟通，了解他们的需要，向患者解释血液透析治疗相关的问题，并进行血管通路自我护理和饮食营养的指导等，帮助患者调整饮食结构，制订食谱，告知限制水分、钠、钾、磷摄入的重要性，预防急慢性心血管并发症的发生。指导患者认识肾脏替代治疗不是单一的治疗，多方面的治疗相结合才能达到最佳效果。通过交流，进一步促进护患双方的信任，建立良好的护患关系，使患者得到有效的康复护理。

（三）首次血液透析护理流程

首次血液透析护理流程见图3-2。

四、血液透析治疗过程中的监控及护理

血液透析治疗过程中的监控与护理包括对患者治疗过程的监护和对机器设备的监控与处理。

（一）患者治疗过程的监控和护理

（1）建立体外循环。患者体外循环建立后，护士在离开该患者前应确定：动静脉穿刺针以及体外循环血液管路已妥善固定；机器已处于透析状态；患者舒适度佳；抗凝泵已启

诱导血液透析前评估

↓

确认签署透析医疗风险知情同意书，评估患者病情

↓

增加肝炎病毒等相关检查，确定透析区域

↓

介绍血液透析室人员、环境和各项规章制度

↓

根据患者病情，制订首次透析护理方案

↓

透析器宜小面积、低效率，超滤量和血流量不宜过高，
透析时间为2小时，抗凝需谨慎

↓

观察患者血压、神志等情况，重视头疼、
不适等主诉，预防失衡综合征

↓

加强对静脉压、跨膜压以及透析器凝血状况观察，
以判断肝素化效果

↓

心理护理，提高患者对治疗的依从性，进行膳食结构和
营养摄入的指导及血管通路自我护理的指导

↓

下机指导，观察血压、体重，配合止血及自我护理 → 观察回血后透析器
凝血情况、患者有
无不适症状、患者
血管通路

↓

安抚、鼓励、指导患者，增加信心，最终过渡至规律透析

图 3-2　首次透析护理流程

动；各项参数已正确设定；悬挂 500 mL 生理盐水，连接于体外循环血液管路以备急用。

（2）严密观察病情变化。严密监测生命体征和意识变化，每小时测量并记录 1 次血

压和脉搏。对容量负荷过多、心血管功能不稳定、老年体弱、首次透析、重症患者，应加强生命体征的监测和巡视，危重患者可应用心电监护仪连续监护。

（3）预防急性并发症。加强对生命体征的监测，重视患者主诉及透析机运转时各参数的变化，对预防和早期治疗急性并发症有着重要意义。

（4）抗凝。既要保证抗凝效果，又要避免出现出血并发症。根据患者的病情采用低分子肝素、小剂量低分子肝素、常规肝素、小剂量肝素、无肝素等方法。

（5）观察出血倾向。出血现象包括患者抗凝后的消化道便血、呕血，黏膜、牙龈出血，血尿，高血压患者脑出血，女性月经增多，穿刺伤口渗血、血肿，循环管路破裂、透析器漏血、穿刺针脱落等。若发现患者有出血倾向，应及时向医生汇报，视情况减少肝素用量，或在结束时应用鱼精蛋白中和肝素，必要时终止透析。对于出血或手术后患者，可根据医嘱酌情采用低分子肝素或无抗凝剂透析。对依从性差的患者治疗时应严加看护，使用约束带制动，以防躁动引起穿刺针脱离血管导致出血。

（6）治疗过程中的监控和护理流程如图3-3所示。

患者体外循环建立

↓

确认体外循环管路固定、机器处于透析状态，
确认抗凝方案，核对参数，完成护理记录

↓

每小时监测并记录1次生命体征和治疗参数，
随时观察并发症，发现问题向医生汇报并及时处理

↓

密切观察危重患者及心血管不稳定患者，
及时干预和处理并发症

↓

观察抗凝效果，观察动静脉压力变化并每小时记录1次

↓

观察患者有无出血倾向，防止体外循环管路渗血、漏血

↓

治疗中对患者进行必要的沟通和教育，加强心理护理，
强化饮食宣教，指导血管通路自我护理等

图3-3 治疗过程中的监控和护理流程

（二）透析机的监控和处理

观察透析机的运转情况。任何偏离正常治疗参数的状况均会导致机器发出报警，如血流量、动脉压、静脉压、跨膜压、电导度、漏血等。若发生报警，先消音，然后查明报警原因，排除问题后再按回车键确认，继续透析。查明报警原因至关重要。例如，当静脉穿刺针脱离血管时，静脉压出现超下限警报，若操作者在没有查明报警原因的情况下，将机器的回车键按了两下（按第一下为警报消音，按第二下为确认消除警报），此时，透析机静脉压监测软件将会按照静脉压力的在线信息重新设置上下限报警范围，以使机器继续运转，若未及时发现穿刺针滑脱、出血状况，将会导致大出血而危及生命的严重后果。

常见血液透析机报警的原因及处理措施见表3-2。

表3-2 常见血液透析机报警原因及处理措施

报警	原因	处理
静脉高压报警	穿刺针位置不妥或针头刺破静脉血管，导致皮下血肿静脉狭窄	移动或调整穿刺针位置，重新选择血管进行穿刺避开狭窄区域，重新穿刺更换
	透析器或体外循环血液管路血栓形成	透析器和体外循环管路，重新评估抗凝
	体外循环血液管路夹闭或扭曲	打开夹子，放妥管路
静脉低压报警	静脉传感器保护器空气通透性下降，原因有传感器膜破裂或液体、血液堵塞	更换传感器保护罩
	针头脱出静脉穿刺处	观察出血量并按照出血量多少行相应紧急处理重新穿刺，建立通道
	血液流量不佳	对症处理分析流量不佳的原因，予以纠正
动脉低压报警	穿刺针针头位置不妥	移动或调整针头
	血管狭窄	避开狭窄区域
	动脉管路被夹闭	打开夹子
	血液流量差	寻找原因，调整流量
	低血容量	确保患者体重不低于干体重
空气报警	查找空气或小气泡进入体外循环血液管路中原因：泵前输液支未夹闭、循环管路连接处有破损、机器透析液排气装置故障	增加静脉壶液面高度；如果发现循环管路中出现气泡，应脱机，寻找原因，直到气泡清除再恢复循环；怀疑患者可能有空气栓塞，让患者保持头低脚高左侧体位，给予氧气吸入，并通知急救
	血液流量过快产生湍流	降低血液流速直至湍流停止

续表 3 – 2

报警	原因	处理
漏血报警	透析器破膜致血液漏出或透析液中的空气致假报警	检测透析液流出口是否有血液，确认漏血，更换透析器后继续透析
电导度报警	透析液浓度错误 浓缩液吸管扭曲 浓缩液罐空	纠正错误
	机器电导度范围错误	监测电导度，及时复查透析液生化
TMP 高报警	超滤过高、过快	降低超滤率
	抗凝剂应用不足 血液黏稠度过高	评估抗凝效果

五、血液透析后患者的评估与护理

（1）评估患者透析后的体重是否达到干体重，可根据患者在透析中的反应及血压状况进行评估，并可针对患者对脱水量的耐受情况，于下次透析中酌情调整处方。若透析后体重与实际超滤量不符，原因包括体重计算错误、透析过程中额外丢失液体、透析过程中静脉补液、患者饮食摄入过多、机器超滤误差等。

（2）对伴有感染和中心静脉留置导管的患者，必须测量体温。

（3）透析当日 4 小时内禁忌肌内注射或创伤性的检查和手术。透析时有出血倾向者，可遵医嘱应用鱼精蛋白中和肝素。

（4）透析时发生低血压、高血压、抽搐等不适反应的患者，透析结束后应待血压稳定、不适症状改善后才可由家属陪护回家，住院患者须由相关人员护送回病房。危重患者的透析情况、用药情况、病情变化情况应与相关病房工作人员详细交班。

（5）患者起床测体重时要注意安全，防止跌倒。血压偏低或身材高大的患者，要避免直立性低血压的发生。

（6）应用弹力绷带压迫动静脉内瘘穿刺点进行止血的患者，包扎后应触摸内瘘有无震颤和搏动，避免过紧而使内瘘闭塞。10 ～ 30 分钟后，检查动、静脉穿刺部位，确认无出血或渗血后方可松开绷带。血压偏低者慎用弹力绷带压迫动静脉内瘘。

（鲁鹏）

第三节 血液透析血管通路的护理

一、血管通路的历史与发展

血液净化是现代肾脏病替代治疗的主要手段之一。透析疗法的历史几乎可以追溯至人类文明的开始，但直至 20 世纪后血液透析才进入了一个新时代。伴随着血液透析的发展，血管通路也经历了一个漫长的发展过程。最初人们用注射器采血注入透析器，透析后又用注射器注回患者血管内，由此带来的问题可想而知。

血管通路是指为血液透析治疗建立的特殊血流通道，通过它将患者的血液引入血液透析装置，经透析处理后的血液再通过它返回患者体内。初期的血液透析工作仅利用简陋的玻璃管、不锈钢管等建立血管通路。每次血液透析开始时找 1 对动静脉置入管路，透析结束后予以结扎，不仅并发症发生率高，而且每次透析都要毁损 1 对动静脉。当周围血管资源耗竭时，血液透析就无法继续进行。1949 年，Alwall 和 Bergsten 等曾用一根玻璃管将一只无尿兔子的颈动脉与颈内静脉连接起来进行透析治疗，但由于凝血问题，治疗只持续了 1 周。这对于需要接受每周 3 次不少于 10 小时规律透析的尿毒症患者，显然是无法接受的。因此，当时的透析仅限于抢救急性肾功能衰竭和中毒患者，通过短期的透析支持，使患者度过少尿期让肾功能得到恢复，而且由于透析技术的落后，抢救成功率很低。

（一）动静脉外瘘的出现

1953 年，华盛顿大学的 Belding Scribner 对许多材料进行了研究与评估，最后认定聚四氟乙烯（poly tetra fluoroethylene，PTFE）最适合作为血管通路，其商品名为 Teflon。1960 年 3 月 9 日，Quinton Scribner 第一次用 2 根 Teflon 管置入一位透析患者手臂的相邻动静脉血管上，并在体外连接起来，可以反复使用。在透析间期，由于导管内有血流持续通过，很大程度上防止了凝血。这一手术的成功，使慢性肾功能衰竭患者能够较长期地进行间断血液透析，开创了血液透析治疗的新时代，是血管通路发展史上的第一个里程碑，这种血管通路被称为动静脉外瘘。起初使用的 Teflon 导管材料较硬，当患者手臂活动时经常刺激血管内膜，造成血管损伤，容易引起血栓形成。后来，Quinton 与厂商合作生产出了柔软的硅胶管，用硅胶管将 2 根插入动静脉血管内的 Teflon 管在体外连接起来，使患者手臂活动自如，同时增加了外瘘管的稳定性。1961 年，该种外瘘管应用于临床。历史上第一例使用外瘘透析的患者存活了 11 年。20 世纪 60 年代后期，许多学者对外瘘管进行了种种改进，但其平均使用寿命仅能达到 6 ～ 12 个月。另外，相关的并发症如感染、血栓形成及出血等的发生率仍然很高。

（二）动静脉内瘘的出现

尽管动静脉外瘘使慢性肾功能衰竭患者的维持性透析治疗成为可能，但其严重的并发症是难以克服的，人们继续努力寻找更理想的血管通路。James Cimino 医师在医科四年级时曾在纽约 Bellevu 血库工作，在采血技术方面积累了一定经验，并将这些经验应用于血液透析中。1962 年，他与 Michael Brescia 描述了一种动静脉穿刺技术，用 17 号穿刺针穿刺静脉后，在其近心端肢体捆扎血压计袖套，从而获得了较大的血流量。凭借这些经历，Cimino 想到了内瘘管的方法，他与其同事外科医生 Kenneth Appel 将患者前臂头静脉与桡动脉吻合起来，建立了第一例动静脉内瘘。此后，在 Brescia、Aboody 及 Hurwick 等人的研究下，此技术日趋成熟。1966 年，Brescia 和 Cimino 等报道了桡动脉－头静脉内瘘在 13 例慢性肾功能不全透析患者中的应用，在术后第二天，他们借助于止血带使头静脉扩张并开始了透析治疗。他们还发现，随着时间的延长，头静脉越来越扩张，管壁越来越厚，透析穿刺变得更加容易。他们的研究成果发表于 1966 年的《新英格兰医学杂志》上。该技术的出现使血液透析治疗揭开了新的篇章，是血管通路发展史上的第二个里程碑。这种血管通路被称为动静脉内瘘（arterio-venous fistula，AVF）。

动静脉内瘘是在皮下将动静脉直接吻合，没有皮肤外露部分，减少了感染机会，血栓形成的发生率低，每次穿刺后也不需要结扎血管，成为维持性透析患者最安全、使用时间最长的血管通路。到目前为止，动静脉内瘘仍是不可替代的永久性血管通路。20世纪 60 年代后，动静脉内瘘开始在世界各地普及起来。起初的吻合方式是动静脉侧侧吻合，后来又出现了端侧及端端吻合。当时是术后即开始穿刺透析，但后来发现应给予动静脉内瘘 4～6 周的成熟期，以使其充分扩张与动脉化。另外，对于那些迅速进展即将需要透析的慢性肾衰竭患者应及时准备建立内瘘，并注意对非惯用侧上肢的血管保护。20 世纪七八十年代的许多研究观察了动静脉内瘘的通畅率问题，指出内瘘的失功能分为早期和远期两类，早期失功能率为 5%～12%。早期失功能多与手术操作、血管纤细及扩张不充分等因素有关，这些原因造成的内瘘失功能多需要重新建立内瘘；晚期失功能多与动脉粥样硬化及吻合口处静脉内膜肥厚有关，另外，还与透析后低血压、动脉瘤形成等有关。20 世纪 70 年代，有 18% 的慢性肾病终末期患者因缺乏合适的血管建立动静脉内瘘而死于尿毒症。寻找静脉替代物，使患者能建立血管通路进行维持血液透析，是临床工作面临的新挑战。

（三）移植物血管内瘘的出现

尽管动静脉内瘘是最理想的维持性血管通路，但并不是每个患者都能够实行内瘘成形术。对于那些浅表动静脉病变或损伤严重，甚至缺如的患者，不得不考虑血管替代问题。将一段替代血管在动静脉之间搭桥成了下一个研究课题。移植血管的材料要求容易获得又不昂贵，而且要具有较好的生物相容性，血栓形成率低，以及能够耐受重复穿刺。1970 年，Girardet 等利用大隐静脉成功进行了移植血管内瘘成形术，并对第一批患者观察了 13 个月，认为人体大隐静脉可以作为移植血管建立动静脉内瘘。但相关研究发现，大隐静脉移植内瘘在耐受重复穿刺方面效果较差，且易出现早期堵塞。另外，如今动脉硬化疾病的发病率不断增加，自体大隐静脉现已成为不可替代的冠状动脉搭桥材料。20 世纪 80 年代，人造血管的出现很大程度上改善了移植血管内瘘的状况，人造血管材料由织物或合成聚合物制成。早期，涤纶（dacron）是应用最多的血管材料，利用涤纶丝编织成血管代用品。从理论上讲，因涤纶血管孔隙大，可以促进组织长入以及具有较强的重复穿刺耐受性；但从临床实际应用看，这些优点并不突出，而且，经过多次重复穿刺后，血管组织出现损坏，稳定性严重下降。1978 年，Campbell 等报道了 PTFE 人造血管在临床中的应用。PTFE 在加热状态下膨胀，成为有微细网眼的、规则的多孔性结构，亦称为膨体 PTFE（e-PTFE）。电镜下可见此种血管由大量结节和纤维构成，这样的结构可使组织长入血管壁内，以增加其稳定性。20 世纪 80 年代的许多研究发现，PTFE 人工血管内瘘的 2 年通畅率为 $61\% \sim 91\%$。PTFE 血管具有其他血管材料不可比拟的优点，如取材容易、生物相容性好、容易穿刺、对感染与血栓均有一定的抵抗等。因此，PTFE 血管是目前应用最广泛的人工血管之一。不管自体动静脉内瘘还是移植物动静脉内瘘，手术建立后都不能即刻使用。对需要马上接受血液透析的患者，建立即刻可用的血管通路是必需的。

（四）中心静脉导管的发展

1953 年，Seldinger 等采用一种通过导丝经皮置入导管的方法，成功地为一名患者进行了动脉造影，后来这种插管方法被称为 Seldinger 技术，并一直沿用至今。1961 年，肝病医生 Stanley Shaldon 采用 Seldinger 技术将导管插入股动脉和股静脉进行了血液透析治疗，透析后将导管拔除，为中心静脉导管在血液透析中的应用开了先河，此种导管后来被统称为 Shaldon 导管。此后的几年里，Smith 、Matalon、Nidus 等对股静脉插管进行了大量的实践与研究，并进行了一系列改造，很大程度上改善了导管的安全性与使用寿命。1963 年，Uldall 利用 Seldinger 技术开发了锁骨下静脉置管技术，锁骨下静脉导管也称为 Uldall 导管，但当时并不是为了血液透析。至 1969 年，Erben 等首次利用 Uldall 导管进行了血液透析。20 世纪 70 年代，锁骨下静脉插管技术越来越多地被应用于临床。研究发现，锁骨下静脉插管的感染率低于股静脉插管，且患者可以带管回家，不需要长时间住院。1979 年，Uldall 等又对导管进行了改进，使导管的保留时间延长到平均 21 天。80 年代后，随着导管材料的改良及透析模式的发展，出现了单针单腔、单针双腔、单针三腔等多种类型的导管，锁骨下静脉导管的应用更加广泛，其留置时间也明显延长，有些透析中心甚至将其作为无法建立内瘘患者的长期血管通路。锁骨下静脉插管在技术上有一定难度，要求操作者有丰富的实践经验，且并发症也相对较多，如血气胸、损伤动脉后止血困难等。而颈内静脉置管操作更简单、安全，且成功率高。Lawin 和 Bambauer 等先后对颈内静脉置管进行了观察，发现其具有明显优越性。目前，颈内静脉已成为血液透析首选的中心静脉置管途径。中心静脉导管作为临时性血管通路以及动静脉内瘘作为永久性血管通路的出现使动静脉外瘘逐渐退出历史舞台。

（五）无针穿刺透析技术

20 世纪 80 年代初，发明并上市了两种无需经皮穿刺的人造血管。但这些装置容易感染，并导致血栓的形成，大大缩短了血管通路的使用寿命，且价格高昂，被临床证实与原先的 PTFE 人造血管相比没有明显优势，因此在 80 年代末被逐渐废弃。

（六）血管通路的应用

自体动静脉内瘘、移植物血管内瘘和中心静脉置管是目前临床上最常用的三种血液透析血管通路。掌握它们各自的特点，在临床应用上发挥它们各自的优点，尽量避免它们的缺点，是建立血管通路的医务工作者追求的目标。患者用于建立血管通路的资源非常有限且不能再生，根据患者的具体条件，合理使用有限的血管资源，给患者制订建立血管通路的正确方案，有利于延长患者的生存时间，提高患者的生存质量。

二、血管通路的护理

根据血管通路的使用寿命，可以将血管通路分为临时性血管通路和长期（永久）性血管通路两大类。

临时性血管通路包括直接动静脉穿刺、中心静脉临时导管（主要包括颈内静脉、股静脉、锁骨下静脉）。

长期（永久）性血管通路包括自体动静脉内瘘、移植物血管内瘘（人造血管）、中心静脉长期导管。

（一）直接动静脉穿刺的护理

1. 穿刺要点

（1）穿刺前安抚患者，消除患者紧张焦虑情绪。必要时可先用利多卡因软膏局部涂抹或利多卡因注射液局部皮下少量注射，减轻疼痛。

（2）选择规格较细有侧孔的穿刺针。

（3）充分暴露血管，摸清血管走向。以 20°～30° 角度刺入皮肤，沿搏动方向缓慢进针，见有搏动性回血，停止进针。

（4）穿刺成功后妥善固定针翼，避免滑动导致针尖偏离血管位置甚至脱落。

2. 护理要点

（1）穿刺时争取一针见血，反复调整容易引起血肿，损伤血管。

（2）刚开始透析时血流有可能不充足，多数由于血管痉挛所致，只要确保穿刺到位，血流会逐渐改善。

（3）若血流量仍不足，可再穿刺一条较粗的浅静脉或表浅动脉，用充满盐水的输血管一端连接穿刺针，另一端连接动脉管道的泵前侧管，形成两条引血通道的闭式循环，以保证血流量。

（4）透析过程中，安抚患者情绪，嘱患者避免活动穿刺侧肢体，确保透析顺利进行。

（5）透析结束时注意压迫，避免血肿和出血。穿刺点应先指压 20～30 分钟，然后用纱块加弹力绷带包扎。

（6）注意观察穿刺点，防止出血；如有出血，采取指压法，必要时联系医护人员；保持穿刺处局部清洁，穿刺点结痂前避免碰水，以防感染的发生。

（7）如有血肿，用纱块卷按压、包扎止血 10～30 分钟，并冷敷 0.5～1.0 小时，注意观察血肿范围有无继续扩大。待无出血后，清洁皮肤，针眼处贴上创可贴。血肿发生 24 小时后，先应用紫金锭药液湿敷治疗，2 小时后，清洗皮肤上干结的紫金锭，再用喜疗妥乳膏均匀外涂血肿部位，涂抹范围大于淤血范围的 1～2 cm，并轻轻按摩 3～5 分钟，涂抹时注意避开针眼。两者交替联合应用 2 次/天，直至血肿、瘀斑完全消失。

（8）尽量避免选择直接动静脉穿刺，因可能会对今后内瘘的建立产生不良影响。

（二）中心静脉临时导管的护理

中心静脉临时导管置管的部位主要在颈内静脉和股静脉，少数情况选择锁骨下静脉。

1. 护理常规

（1）置管前向患者解释穿刺目的，告知患者置管过程中的配合方法，以减轻患者恐惧、焦虑心理。

（2）置管操作人员应衣帽整洁，洗手、戴外科口罩，严格无菌操作，采取最大无菌屏障。

（3）如为股静脉置管，应做皮肤准备，用肥皂水清洗干净皮肤。

（4）根据穿刺部位不同选择合适的体位。股静脉置管时协助患者仰卧位，臀部垫高，术侧大腿外展、外旋，膝关节稍屈曲。

（5）股静脉置管患者卧床时床头角度不宜大于40°，大腿屈曲不宜小于90°，可短距离行走，防止导管打折扭曲。

（6）每次透析时观察导管出口处有无红肿、渗出等感染症状，如有应及时做相应处理。透析过程中，用无菌纱布或透明巾覆盖导管连接处以便于观察。

（7）用肝素或肝素稀释液封管时，正压封管，避免血液回流至管腔内。

（8）对高凝状态、容易堵管的患者，定期应用管腔内尿激酶溶栓可预防管腔内血栓形成，延长导管使用寿命。

（9）血液透析中心静脉导管专管专用，尽量避免使用导管抽血、输液等。

（10）留置导管者每日监测体温，怀疑导管感染时应及时处理。

（11）拔管后用无菌纱布有效按压20～30分钟，以无菌纱布绷带加压包扎，观察局部有无出血现象。

2. 术前护理

不同穿刺部位的术前护理详见表3-3。

表3-3 不同穿刺部位的术前护理

部位	心理护理	卫生宣教	体位
颈内静脉	心理疏导，取得术中配合	洗头，清洁皮肤	取仰卧位，头部转向对侧
股静脉	心理疏导，取得术中配合	局部备皮，清洁皮肤	仰卧位，膝关节弯曲，大腿外展，充分显露股三角
锁骨下静脉	心理疏导，取得术中配合	洗头，清洁皮肤	平卧于30°～40°倾斜台面，肩胛垫高，头偏向对侧，穿刺侧上肢外展45°，后伸30°

3. 术后护理

（1）评估：检查导管是否固定牢靠，局部有无红肿、渗血、渗液。

（2）上机严格遵守无菌操作原则，确认患者导管血流通畅，在静脉端注入医嘱所用抗凝剂。

（3）透析过程中监测患者生命体征，巡视患者导管情况，嘱患者尽量减少活动，避免牵拉、压迫导管，保证透析顺利进行。

（4）下机严格遵守无菌操作原则，双腔管分别脉冲式注入10 mL生理盐水，再分别用导管相应容量的抗凝剂正压封管。导管口用无菌敷料包裹并妥善固定。

（5）注意事项：导管口尽量避免敞开暴露于空气中；严格无菌操作，避免感染；抗凝剂剂量视管腔容量而定；肝素帽应每次更换；留置导管患者应每日测量体温，怀疑感染及时就诊。

4. 中心静脉留置导管连接准备

目的：检查导管固定是否牢固，检查导管完好性，清洁消毒局部皮肤和导管，更换敷料，预防导管感染，做好透析准备。

中心静脉留置导管连接准备流程详见表3-4。

表3-4　中心静脉留置导管连接准备流程

项目	实 施 要 点
评估	（1）查对：患者身份、透析资料、医嘱。 （2）评估：患者病情、合作程度、解释
操作准备	（1）护士准备：着装规范、洗手、戴口罩和帽子。 （2）机器准备：查对机器及管路处于备用状态，设置治疗参数。 （3）用物准备：一次性导管护理包1个、抗凝剂、5 mL注射器和20 mL注射器各1个，胶布1卷、速干手消毒液、一次性检查手套、75%酒精、安尔碘、石蜡油、棉签、纱布。 （4）环境准备：环境应清洁、安静、舒适、安全
操作流程	（1）检查所有物品准备齐全，一次性物品在有效期内，携用物至患者床旁。 （2）清洁： 1）二次查对患者身份、透析资料、医嘱。 2）摆体位：取舒适体位，双手平放，头偏向对侧，嘱患者勿讲话、躁动。 3）开包：准备胶布数条，打开一次性导管护理包外包装，垃圾袋固定于操作者右侧。 4）去除敷料：戴清洁手套，去除敷料，注意保持皮肤完整性。 5）评估置管部位：皮肤清洁度、完整性，有无过敏，有无分泌物、血迹，缝线有无脱落，导管是否外露过长，脱去手套，用速干手消毒液洗手。 6）清洁：戴一次性检查手套，视情况用生理盐水或石蜡油清洁胶布痕迹。安尔碘棉签清洁置管口血痂、分泌物，涂药膏；脱手套，用速干手消毒液洗手。 （3）消毒： 1）打开无菌包，放入5 mL注射器、20 mL注射器、肝素。 2）戴无菌手套，用镊子夹取碘附（也称"碘伏"）棉球消毒置管口及周围皮肤，消毒范围直径不小于12 cm。再分别消毒导管和夹子。 3）固定：取无菌纱布覆盖置管口处，用胶布固定，避免粘贴导管。 4）铺巾：双手持治疗巾背面，无菌面朝上铺治疗巾于导管下。 （4）开管： 1）消毒：取下肝素帽，用镊子夹取碘附棉球分别消毒动脉管口、静脉管口。 2）抽吸：取无菌纱布置于管口下，取5 mL注射器分别抽出封管液，先抽吸动脉端导管，再抽吸静脉端导管；取20 mL注射器连接动脉端导管抽吸，确认血流顺畅。 3）在双腔管静脉端推首剂肝素

注意事项：

（1）评估准备：①根据医嘱和机器类型选择透析器和透析管路。②检查一次性使用物品的包装、型号、有效期。③了解患者透析间期有无发热、出血、跌倒损伤等情况，了解透析前体重、既往血透记录中血流情况及血压变化。④管路安装正确，预冲完成。

（2）清洁消毒：①注意动作轻柔，预防损伤患者皮肤。②如血痂较多或置管口有红肿、脓性分泌物等需告知医生，遵医嘱用药。

（3）如置管口清洁可直接进入消毒步骤。特殊患者消毒后可直接用3M敷料固定。

5. 中心静脉留置导管断开

目的：结束透析治疗，检查导管固定是否牢固，检查导管完好性，清洁消毒局部皮肤和导管，更换敷料，正确封管操作，预防导管感染和血栓形成，为下次血液透析做准备。

中心静脉留置导管断开处理流程详见表3-5。

表3-5 中心静脉留置导管断开处理流程

项目	实 施 要 点
评估	（1）查对：患者身份、透析资料、医嘱。 （2）评估：患者病情，双腔管容量、封管液类型及浓度，患者合作程度
操作准备	（1）护士准备：着装规范、洗手、戴口罩和帽子、戴清洁手套。 （2）用物准备：一次性导管护理包1个、冲管生理盐水、封管液、一次性使用肝素帽、胶布数条、棉签、速干手消毒液、一次性检查手套。 （3）环境准备：环境应清洁、安静、舒适、安全
操作流程	（1）检查所有物品准备齐全，携用物至患者床旁。 （2）换药： 1）下机前除去覆盖在置管口的纱布，打开换药包，放入冲管生理盐水、封管液注射器。戴无菌手套，用镊子夹取碘附棉球消毒置管口及周围皮肤，直径不小于12 cm，待干后覆盖3M敷料。（有红肿者可遵医嘱涂莫匹罗星软膏） 2）临时导管患者，填写完整标识卡，粘贴在敷料上。 （3）封管： 1）下机分离动静脉管路后，铺第二块治疗巾。用镊子夹取碘附棉球分别消毒动、静脉端导管口，取20 mL生理盐水注射器，分别向双腔管动、静脉端脉冲式推注10 mL生理盐水，确保腔管内没有残留血迹。 2）再次查对管腔容量，取2 mL封管液注射器，分别向双腔管动、静脉端推注相应剂量封管液，迅速关闭夹子，确保正压封管。 3）用一次性肝素帽封闭导管口，注意避免二次污染。 （4）包扎、固定： 1）再次查对：患者身份、双腔管容量、医嘱。 2）包扎：取一块无菌纱布，一长一短、上下对折包住双腔管及夹子，再左右对折，用胶布固定。 3）固定：用3条胶布将已包扎好的双腔管妥当固定于患者身体内侧。 4）向患者交代注意事项，整理用物，记录

续表 3 – 5

项目	实 施 要 点
评价	评价操作过程是否正确，动作是否熟练；严格遵循无菌原则及查对制度；根据临床实际情况合理操作
提问	目的及注意事项

注意事项：

（1）评估准备：观察水肿消退情况，透析治疗目标是否已达到。

（2）换药固定：粘贴敷料时嘱患者头偏向对侧，抬头，保证敷料平整，避免敷料牵拉患者皮肤。

（3）封管：严格按照管腔容积推注封管溶液，避免过多封管液进入患者体内。

6. 中心静脉留置导管常见并发症及护理

（1）出血。多发生在置管当天，由于新鲜创口及透析治疗全身肝素化，可发生穿刺部位渗血。置管当天行血液透析建议采用无肝素抗凝法，以减小出血发生率。如透析后留置导管处反复渗血，应予压迫止血、冰敷、应用止血药物。查找原因，对应处理，必要时拔管止血。嘱患者头部避免剧烈活动，静卧休息。

（2）感染。感染是临时性血管通路的主要并发症，因此，每次透析要求常规消毒导管周围皮肤，更换无菌敷料。长时间未透析患者每周至少换药 2 次。一般用安尔碘由内向外消毒，直径不小于 12 cm，覆盖透气性好的 3M 敷料并妥善固定。换药过程中应观察穿刺部位有无感染迹象，若导管不完全滑脱，应报告医生处理，切忌盲目推入。感染一般分为导管出口感染、隧道感染和血液扩散性感染三种。导管出口局部感染时，应局部每日消毒，更换敷料，或口服抗生素，一般炎症即可消退。隧道感染时，必须使用有效抗生素 2 周，严重者要拔管。血液扩散性感染时，应拔管，并将留置导管前端剪下做细菌培养，合理选用抗生素。

（3）血栓。留置导管因使用时间过长、患者高凝状态、肝素用量不足及管路扭曲等原因易引起血栓形成。如在抽吸过程中出现血流不畅，切忌强行向导管内推注。如有血栓形成可用尿激酶溶栓，每周第 1 次治疗时使用尿激酶加肝素溶液封管，用 100 000 IU 尿激酶溶于 2 mL 生理盐水加 2 mL 100 mg 肝素钠注射液，配成每毫升含尿激酶 25 000 IU 和肝素 25 mg 的封管液，每周其余治疗时采用常规肝素封管法。如反复溶栓无效，则予拔管。

（4）导管血流不畅。透析时血流不畅，时断时续，排除血栓形成，常见原因有导管尖端贴壁。透析过程中，由于患者活动使导管位置发生不同程度的改变，此时可突然出现血流不畅或完全出血停止，有时能触及导管震颤感。护士应叮嘱患者尽量避免置管部位活动，并消毒置管口处、导管外延部和局部皮肤，必要时暂停血泵，小角度旋转导管或调整导管留置深度来解除贴壁现象。

7. 留置导管拔管的护理

一定要在病房内有急救药物及设备的情况下拔管。拔管时动作要轻，压迫伤口时用力不宜太大。拔管过程严格遵循无菌原则，用无菌纱布按压拔出，按压 20 ～ 30 分钟。

拔管后观察有无出血现象。拔管当天伤口避免碰水，以防感染。

8. 留置导管的卫生宣教及自我护理

（1）血液透析导管一般不宜另作他用，如抽血、输液等。

（2）留置导管期间养成良好的个人卫生习惯，保持局部干燥、清洁。如需淋浴，患者一定要将留置导管及皮肤出口处的 3M 胶布密封，以免淋湿后感染。如穿刺处出现红、肿、热、痛现象，应立即就诊，以防感染扩散。

（3）股静脉留置导管不宜过多起床活动，禁止穿刺部位 90°弯曲。颈内静脉及锁骨下静脉留置导管患者，不宜做过度弯腰动作，避免血液回流至管腔内，其余活动不受限制，但也不宜剧烈活动，以防导管滑脱。同时还要提醒患者，尽量穿开衫衣服，以免脱衣服时将导管拔出。一旦发生导管滑脱，应压迫止血并立即就诊。

（4）颈内静脉置管后，颈部偏向一侧，导致颈部肌肉持续疲劳可引起头痛。可根据情况给予按摩，缓解不适。

（三）自体动静脉内瘘的护理

自体动静脉内瘘是经典的永久性血管通路。新入血液透析患者在初始透析时，应首先选择建立自体动静脉内瘘，提高患者初次透析动静脉内瘘的使用率，进而提高新入血液透析患者的生活质量及存活率。医生和患者都应该了解并遵循"内瘘第一"的原则，减少不必要的中心静脉置管。自体动静脉内瘘是利用外科手术将患者的外周动脉和浅表静脉相吻合，使动脉血液流至浅表静脉，形成一个既方便穿刺又能提供足够血流量的通路。

1. 术前准备

（1）向患者说明手术目的、重要性，以取得患者的合作。

（2）对 CKD 患者而言，在进入血液透析状态前就要及早树立保护血管的意识，尤其是双上肢血管，因为 60% 以上的上肢动静脉是适宜建立自体动静脉内瘘的。对于进入 CKD 4 期（GFR < 30 mL/min）的患者尤其要重视血管保护，因为，血管资源的滥用可能会引起日后血管通路的困境，这不仅需要 CKD 患者的自我管理，还需要医生和护士共同参与。

（3）血管保护的原则如下：①避免双上肢血管穿刺，如抽血、输液、留置套管针或放置 PICC 管等。必要时可使用手背静脉或足背静脉。保持造瘘侧皮肤清洁，勿损伤皮肤，以防术后感染。②尽量避免长期使用中心静脉导管，以免中心静脉狭窄影响或丧失建立上肢动静脉内瘘的机会。必须使用中心静脉导管作为动静脉内瘘成熟期过渡时，选择在拟造瘘肢体对侧置管。若颈内静脉置管失败，及时改股静脉置管，不要在对侧重复穿刺。尽量避免锁骨下静脉置管，以减少中心静脉狭窄的风险。

（4）若患者已经有行动静脉内瘘失败的经历，会出现心情特别焦虑、紧张、恐惧，护士应向患者耐心解释和疏导，告知动静脉内瘘的护理要点，鼓励患者调整心态，认真对待疾病，并指导患者提高自我护理的水平。

2. 术后护理

（1）患者应保持术侧肢体干净，避免潮湿，不要随意去除敷料，以防伤口感染；若发现有渗血不止、疼痛难忍时，应立即和手术医生联系，以得到及时处理。

（2）教会患者学会判断内瘘是否通畅的方法，即用非手术侧的手触摸术侧的静脉处，若扪及震颤，或听到血管杂音（沙沙声），则提示通畅；否则，应立即和医生联系，以及时再通。养成每日早、中、晚、睡觉前后检查内瘘的习惯。

（3）内瘘术后早期，应尽量穿袖口宽松的内衣，抬高术侧肢体，促进静脉血回流，以减轻肿胀程度；造瘘肢体适当做握拳动作及腕关节运动，以促进血液流动，防止血栓形成；对于高凝状态者，应遵医嘱服用抗凝剂；包扎伤口敷料不宜太多，压力不宜过大，以能扪及内瘘震颤或者听到血管杂音为宜，避免其他外来压力，如测血压、挂重物、戴过紧饰物、戴手表、磕碰等，睡觉时避免侧卧于内瘘侧；造瘘侧血管严禁行输液或抽血，以免出血或压迫内瘘造成瘘管闭塞。

（4）患者应注意自己有无胸闷、气促等不适症状，及时告知医生。

（5）患者应注意手术侧肢体的手指有无发冷、疼痛、麻木等症状，并观察术侧肢体的手指有无颜色发紫、苍白等现象，如有不适，及时告知医生。

（6）患者应注意内瘘侧肢体的保暖，避免空调直吹或接触冷水。

（7）如有呕吐、腹泻、发热、大量出汗、低血压、低血糖等情况的发生，及时就诊，避免内瘘堵塞。

（8）术后每2～3天换1次药，14天左右酌情拆线。

（9）促使内瘘尽快"成熟"。内瘘成熟是指静脉扩张、静脉壁肥厚而言，一般为手术后4～6周，为了让内瘘尽快成熟，通常在手术2周后，如果伤口无渗血、无感染，愈合情况良好的情况下，可做一些健瘘操。如每天用术侧手捏握橡皮健身球3～4次，每次10分钟；也可用手、止血带或者血压袖带套在吻合口上方（如上臂）轻轻加压至静脉中度扩张为止，每15～20分钟松开1次，每天可重复3次。另外，可每天热敷或者将前臂浸入热水中2～3次，每次15～20分钟。以上方法可单独使用，也可混合使用，它们均有助于内瘘成熟。但若超过3个月，静脉仍未见明显扩张，血流量仍不充分，则为内瘘建立失败，需要重新造瘘。

（10）内瘘成熟前，如患者病情危重，须紧急透析时，则可采用临时性血管通路或腹膜透析过渡。

3. 穿刺护理

（1）用肥皂水把动静脉内瘘侧手臂清洗干净，特别是涂抹过药膏的一定要把药膏清洗干净。

（2）对穿刺疼痛有恐惧心理的患者，可以让其在穿刺前1小时左右，在穿刺部位涂抹利多卡因软膏，以减轻穿刺疼痛。

（3）穿刺前必须安置好体位，手臂摆放舒适。选择合适的动静脉内瘘穿刺针。

（4）穿刺前要告知患者，如患者处于睡眠状态，要唤醒患者，以免患者因疼痛突然惊醒，移动穿刺肢体，导致穿刺血肿。

（5）评估穿刺血管。检查瘘管有无感染、红斑、皮疹、狭窄、动脉瘤及血管是否通畅，确定血管通路无异常。望诊：观察动静脉内瘘侧手臂皮肤有无皮疹、红肿、瘀斑及手指末端的动脉血供和近心端的静脉回流情况。如有感染或血管瘤形成的区域，应避免进行穿刺。触诊：仔细地摸清血管的走向、深浅和血管弹性，触摸血管是否有搏动、震颤，判断血管弹性和通畅度。听诊：用听诊器沿血管走向听诊动静脉内瘘杂音，不仅可确定动静脉内瘘血流是否通畅，而且可发现动静脉内瘘血管的异常情况，如闻及异常的尖啸声，可能提示有动静脉内瘘血管狭窄，及时联系医生，以便进行干预处理。如果触诊和听诊都提示动静脉内瘘血管闭塞，就不要对动静脉内瘘血管进行穿刺。

（6）选择正确的穿刺点，动脉穿刺点要距离动静脉内瘘吻合口 3 cm 以上，针尖离心方向或向心方向穿刺均可以。静脉穿刺点应以距离动脉穿刺点 10 cm 以上为宜，以减少血液再循环，提高透析质量。尽量保护血管，穿刺时首选绳梯法。正确的穿刺方法可以使整条动脉化的静脉血管受力均等，血管粗细均匀。避免形成动脉瘤，而未用的血管则形成狭窄。

（7）手术后的瘘管，原则上是术后 4～6 周成熟后方可使用。《中国血液透析用血管通路专家共识》（第 1 版）建议最好在手术 8～12 周以后开始穿刺使用 AVF，特殊情况下也要至少 1 个月内瘘成熟后开始穿刺。适当延长内瘘的首次穿刺时间，可延迟内瘘功能不良的发生。但新瘘管管壁薄而脆，开始几次穿刺时，很容易形成皮下血肿而影响下次穿刺，最终将影响该血管通路的使用寿命。故在最初几次穿刺时，最好是由有经验的护士操作，仔细摸清血管走行后再穿刺，以保证一针见血。如果动脉穿刺失败，应在动脉穿刺点以下即远心端避开血肿再做穿刺。如在透析过程中出现血肿，重新穿刺有困难时，则可将血流满意的静脉端改为动脉端。

（8）推荐使用生理盐水预冲穿刺针。因为穿刺完成后排除针管内空气时，容易引起血液外溅污染；此外，在穿刺后，需要试推注时，预冲过的穿刺针所含的是生理盐水，进入血管外的周围组织会很快被吸收。如果用未预冲过的干针试推注，进入组织的是血液，其引起的疼痛程度和造成的后果远比生理盐水严重。

（9）严格无菌操作原则，防止医源性感染。

4. 自体动静脉内瘘穿刺连接

目的：为透析患者建立血管通路，保证足够的血流量，行血液净化治疗准备。

自体动静脉内瘘穿刺连接流程详见表 3－6。

表 3－6　自体动静脉内瘘穿刺连接流程

项目	实施要点
评估	（1）询问患者病情、身体状况。 （2）评估：患者病情，动静脉内瘘有无震颤，皮肤是否完整，穿刺口有无渗血、渗液，有无感染及配合程度
告知	告知患者操作的目的、方法、注意事项，及操作过程中的不适及配合方法，取得患者合作
操作准备	（1）护士准备：衣帽整洁、洗手、戴口罩。 （2）用物准备：一次性内瘘护理包、抗凝剂、止血带、速干手消毒液。 （3）环境准备：温湿度适宜，保护患者隐私

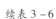

续表 3 - 6

项目	实 施 要 点
操作流程	（1）携物品至患者床旁，核对患者，协助患者取适当体位，暴露穿刺部位。 （2）打开穿刺包，铺无菌治疗巾于患者穿刺手臂下，选择穿刺部位，用棉签消毒穿刺部位两遍，消毒范围直径大于 10 cm，备胶布条。 （3）动脉穿刺：视患者血管情况扎止血带，绷紧皮肤，持针柄，针尖斜面向上，与皮肤成 15°～ 30°刺入见回血，沿血管走向适当进针，抽吸注射器，判断血流顺畅后，胶布固定针柄，纱块覆盖于穿刺口，动脉穿刺点离吻合口大于 3 cm。 （4）静脉穿刺：绷紧皮肤，持针柄，针尖斜面向上，与皮肤成 15°～ 30°刺入见回血，沿静脉走向适当进针，抽吸注射器，判断血流顺畅后，胶布固定针柄，纱块覆盖于穿刺口，动静脉间隔大于 10 cm，再次核对患者身份、肝素类型及首剂量，推入首剂肝素量。 （5）固定：用胶布妥善固定动静脉穿刺针管远端。 （6）整理查对：脱手套洗手，再次查对穿刺针是否固定良好，有无渗血；确认垃圾分类处理正确；洗手；记录；查对
操作后评价	（1）评价操作过程是否正确、是否符合无菌操作原则；体位是否舒适；观察患者内瘘穿刺部位有无渗血及皮下血肿，胶布是否固定妥当。 （2）操作质量：动作轻巧、迅速、准确；患者无不适感，操作过程中与患者及家属沟通顺利
提问	目的及注意事项

注意事项：

（1）严格无菌操作，防止感染的发生。

（2）穿刺前需评估患者内瘘情况，选择合适的穿刺点，穿刺部位轮换，避免定点穿刺。

5. 内瘘压迫护理

透析结束，拔针后用绑带或手指压迫穿刺点 10 分钟左右，止血纱块取下时间视情况而定，一般为 20 ～ 30 分钟后放松。在不出血的情况下，宜早取下。正确的操作方法：以食指及中指压迫穿刺点，手臂可略微抬高，以减少静脉回流阻力，加快止血。加压力度，以不渗血及能扪及震颤和听到血流杂音为宜。建议患者在透析中心留观 30 分钟，确认无渗血、无异常，方可离开医院。

6. 内瘘常见并发症的观察及防治

（1）穿刺引起的静脉压升高。

原因：①穿刺针位置不妥或针头刺破血管，导致皮下血肿。②针头血栓形成。③静脉狭窄。④透析器或者体外循环管路血栓形成。⑤体外循环血液管路夹闭或扭曲。

措施：①移动或调整穿刺针位置，重新选择血管进行穿刺。②对肥胖、糖尿病、红斑狼疮及高凝患者，可采用稀释肝素预冲内瘘针穿刺。③穿刺前仔细评估，可以借助 B 超等影像检查，避开血管狭窄部位，重新穿刺。④更换透析器和体外循环管路，重新评估凝血功能及抗凝方案。⑤打开夹子，放妥管路。

（2）血栓形成。

原因：①过早使用内瘘。②手术技术问题。③血管本身病变，如静脉炎、肥胖女性等。④全身性因素，如高凝状态、低血压或休克等。⑤内瘘受压。⑥定点穿刺，静脉壁内膜受损等。

临床表现：瘘管处无杂音及震颤，静脉流出道塌陷或瘘管通路扪及血栓，可出现栓塞处疼痛。

预防：①避免过早使用内瘘。②加强培训学习，规范化操作。③如血管本身病变，应对因治疗。④对高凝患者，应定期检查血细胞比容，并予适当抗凝治疗；防止低血压的发生。⑤避免内瘘手臂负荷过重或内瘘血管另做他用。⑥对狭窄的血管，应由有经验的护士做多次成功的扩张性穿刺，促进血管扩张，增加血流量。

处理：一旦发生血栓或明显狭窄形成，应尽快与医生联系，尽早做内瘘再通术或修复术，出现皮下血肿或内瘘血管硬化结形成等，可用喜疗妥药膏外敷及理疗处理。

（3）穿刺针移位或滑脱。

原因：①穿刺针进针长度不够。②穿刺针固定不规范。③患者深睡或者躁动，无意识中拔针。④患者大汗或针眼渗血或胶布卷边，致脱针。

措施：①立即停血泵，夹闭管路，更换穿刺针重新穿刺。不能马上建立通路，需体外密闭循环。②穿刺针要确保2/3的针梗在血管内，采用"V"字法或"Ω"法固定，血路管再反向固定于床单上。最好内瘘侧手靠近机器侧，如果反手，血路管长度有限，缺乏活动余地，易导致穿刺针滑脱。③对于透析过程中有睡眠休息习惯的患者，护士一定要加强巡视，内瘘侧手应暴露在外，不要盖被；意识不清及躁动者，必要时用约束带，建议以内瘘留置针或者钝针穿刺，身边有专人看护。④透析过程中勤巡视，勤查看内瘘穿刺处胶布固定及有无渗血；如果调整过针头位置的，请用新胶布重新固定；及时处理针眼处渗血。

（4）假性动脉瘤形成。

原因：过早使用内瘘，定点穿刺，血液反复外渗、血肿形成，患者瘘管近心端血管狭窄或血管硬化不能扩张。

临床表现：瘘管静脉过度扩张，明显隆起于皮肤呈蚯蚓状或形成瘤状，严重影响外观。一旦划破皮肤，可能导致大出血。有些假性动脉瘤内膜明显增生，可伴血栓形成，假性血管近心端常有流出道狭窄。

防治：患者配合医务人员采取合理的穿刺方式，可用弹性绷带适当包扎，防止继续扩张；必要时采取手术治疗。

（5）感染。

原因：个人卫生习惯不良、血透结束后淋浴、穿刺针污染、穿刺处皮肤消毒不严、血肿形成或假性动脉瘤形成、瘘管周围皮肤感染。

临床表现：局部红、肿、热、痛，有时伴有瘘管闭塞，全身发热、寒战、血培养阳性，重者发展为败血症。

防治：养成良好的卫生习惯，保持局部皮肤干燥、清洁，每日用温水及皂液清洗内瘘侧肢体，注意避开穿刺针眼处；瘘管感染或周围皮肤较严重感染，必须静脉使用抗生素。

（四）移植物血管内瘘的护理

临床中常采用临时或长期中心静脉导管作为过渡血管通路，但由此带来的导管相关性感染、血栓、中心静脉狭窄等严重并发症都会增加患者医疗费用及住院率，并且影响之后新建立 AVF 的远期通畅率。移植物动静脉内瘘开通率虽然比自体动静脉内瘘低，但明显高于中心静脉置管，而并发症发生率显著低于中心静脉导管。随着越来越多的高龄、糖尿病、高血压及外周血管疾病的患者进入维持性血液透析的行列，这些患者往往缺乏合适的血管建立自体动静脉内瘘，移植物动静脉内瘘就成了他们的替代选择。移植物血管内瘘与自体动静脉内瘘相比需要的成熟时间相对较短，但一般也至少需要 2 周时间。近年来，国内外陆续涌现出数种新型的人造血管，它们的共同特点是支持术后短期内快速穿刺使用，有的甚至允许术后 24 小时内即可穿刺使用，这类新材料的人造血管移植物内瘘称为"即穿型"人造血管移植物动静脉内瘘（arteriovenous graft fistula, AVG），如果广泛应用于临床，对于不满足建立 AVF 或 AVF 反复失败的患者，选择这类血管通路会减少长期中心静脉导管的使用率及缩短导管留置时间，从而避免或者减少导管相关性感染、血栓、中心静脉狭窄等严重并发症，降低患者住院率和死亡率，提高维持性血液透析患者的生存质量。

1. 人造血管动静脉内瘘的构成

人造血管动静脉内瘘分为直线形和袢形两种。直线形人造血管动静脉内袢一般长 20 cm，袢形长 40 cm 或 50 cm，常用内径为 6 mm。建立人造血管动静脉内瘘时，人造血管的一端开口和动脉吻合，另一端开口和静脉吻合。人造血管通过皮下隧道埋藏于皮下，供血液透析时穿刺，建立引血和回血通道。它通常建立在上肢，也可以建立在下肢或颈项部。肱动脉与头静脉或贵要静脉、正中静脉、肱静脉（前臂袢式）最为常用，成功率高、并发症少、使用方便；其次为桡动脉根部与贵要静脉或正中静脉、头静脉（前臂袢式）；其他术式临床应用较少。对袢形人造血管动静脉内瘘进行穿刺时，如果不清楚哪支是静脉袢，哪支是动脉袢，可以用手指在人造血管"U"形底部折返处，手指用力按压，彻底阻断血流，再用另一手指触摸，有搏动的一支就是动脉端。也可用 B 超观察血流方向及参考移植血管动静脉内瘘手术图纸。

2. 术前准备

（1）临床上施行人造血管的患者往往是自身血管条件差或经多次自体动静脉内瘘吻合术后自身血管无法再利用的患者，故其心理负担重或已对造瘘产生恐惧感，护士及家属应向患者耐心解释和疏导，详细讲解手术的必要性、方法及术中的配合等，以减轻患者的心理负担，鼓励患者调整心态，认真对待疾病。

（2）嘱咐患者保持术侧肢体皮肤清洁，无破损，以防术后感染。

（3）术前避免使用肝素等抗凝药，以防术中或术后出血。

3. 术后护理

（1）术后 5～7 天患者保持术侧肢体干净，避免潮湿，不要随意除去敷料，以防伤口感染。若发现有渗血不止、疼痛难忍时，立即告知医生，及时处理。

（2）术后早期，尽量穿袖口宽松的内衣（如将冬天的内衣、毛衣袖子用拉链缝合，既保暖又不受影响），抬高术肢 48～72 小时，以减轻肿胀；局部红肿明显时，可用

50%硫酸镁湿敷。

（3）伤口的敷料不宜过多过厚，压力不宜过大，以能扪及血流震颤或听到血管杂音为宜，避免其他外来压力，如测血压、挂重物、戴过紧饰物、戴手表、磕碰等，睡觉时避免侧卧于内瘘侧；造瘘侧血管严禁行输液或抽血，以免出血、压迫内瘘造成瘘管闭塞。

（4）注意检查人造血管的功能状态，学会判断瘘管是否通畅的方法，即用非术侧手触摸术侧静脉处，若能扪及血流震颤或听到血管杂音（沙沙声），则提示人造瘘管通畅。如无震颤、不搏动，血管杂音减弱甚至消失或出现辐射性搏动，应立即告知医生，做好进一步的确定及处理。养成每日早、中、晚、睡觉前后检查内瘘的习惯。

（5）患者应注意内瘘侧肢体的保暖，避免空调直吹或接触冷水。

（6）如有呕吐、腹泻、发热、大量出汗、低血压、低血糖等情况，应及时就诊，避免内瘘堵塞。

4. 穿刺护理

（1）确定使用时间：人造血管术后2周内常有明显的血肿，一般4周才能与周围组织愈合。故人造血管的首次使用时机需要医护人员结合患者实际情况来确定。

（2）穿刺前必须对人造血管动静脉内瘘血管进行评估，确定人造血管动静脉内瘘血流方向及功能是否良好。如果动静脉内瘘血栓形成、失功能，贸然穿刺不仅会给患者带来不必要的痛苦，还会给下一步的溶栓处理造成困难。评估内容如下：

望诊：观察动静脉内瘘侧手臂皮肤有无皮疹、红肿、瘀斑，以及手指末端的动脉血供和近心端的静脉回流情况，有无血管瘤形成。不宜在红肿和血管瘤的部位穿刺。

触诊：仔细地摸清血管的走向、深浅和血管弹性，触摸血管是否有搏动、震颤。

听诊：用听诊器沿血管走向听诊动静脉内瘘杂音，不仅可确定动静脉内瘘血流是否通畅，而且可发现动静脉内瘘血管的异常情况，如闻及异常的尖啸声，可能提示有动静脉内瘘血管狭窄，为及时干预治疗提供依据。人造血管弹性较差，触诊时的搏动震颤感通常较弱，因此，听诊非常重要。

（3）判断血流方向：袢形人造血管动静脉内瘘在穿刺前，必须要明确血流方向。可参考手术记录以判断血流方向；或从中间阻断血流，触摸两侧血管，有搏动者为动脉侧，无搏动者为静脉侧。

（4）用肥皂水把动静脉内瘘侧手臂清洗干净，特别是涂抹过药膏的一定要把药膏清洗干净。

（5）对穿刺疼痛有恐惧心理的患者，可以让其在穿刺前1小时左右，在穿刺部位涂抹利多卡因软膏，以减轻穿刺疼痛。

（6）穿刺前必须安置好体位，手臂摆放舒适。选择合适的动静脉内瘘穿刺针。

（7）穿刺前应告知患者，如患者处于睡眠状态，应唤醒患者，以免患者因疼痛突然惊醒，移动穿刺肢体，导致穿刺失败。

（8）选择合适的穿刺点及穿刺方法，制订穿刺计划，延长人造血管使用寿命，确保透析的有效性。

1）动脉穿刺点要旁开动静脉内瘘吻合口3 cm以上，针尖朝离心或向心方向穿刺均可以。

2）静脉穿刺点要旁开动静脉内瘘吻合口 3 cm 以上，针尖朝向心方向穿刺。动静脉穿刺点间距 5 cm 以上。每次穿刺点距离上次穿刺点 0.5～1.0 cm。

3）人造血管动静脉内瘘建立后，如果有合适的自体浅表静脉可用于动静脉内瘘针穿刺，可以在人造血管穿刺一针，做动脉引血，静脉回血通过自体浅静脉穿刺来完成，这样可以减少对人造血管的穿刺，减轻对血管壁的切割损伤。

4）因人造血管弹性较差，因此，在近心端扎止血带时，人造血管常无明显增粗。提倡使用三点固定进针法，即左手的拇指和食指捏在穿刺点近端血管以固定皮肤和血管，保持血管充盈，右手的中指绷紧穿刺点远端的皮肤，也可起到固定作用。

5）穿刺针要预冲生理盐水。用 10 mL 注射器连接动静脉内瘘穿刺针，推注生理盐水使之充满管道和针头。进针角度要稍微大于自体动静脉内瘘穿刺，针尖斜面朝上与皮肤成 45°进针，进入血管时会有比较明显的突破感，然后降低进针角度，平行将针体送入血管。回抽血液确认穿刺针完全在血管内后，以透明无菌敷贴覆盖，再用胶布交叉式固定穿刺针，穿刺针塑料针管呈"U"形固定。

5. 压迫止血的方法

常用压迫止血法，即指压或者其他压迫法，目的是迅速止血，将对患者或者血管通路的任何创伤减至最小。

（1）压迫止血部位：垂直于血管进针点的瓣膜上，而不是皮肤的进针点。

（2）压迫力度：既能保持穿刺点两端有搏动或震颤，又能控制出血为佳。

（3）压迫时间：拔针后用绑带或手指压迫穿刺点 10 分钟左右，止血纱块取下时间视情况而定，一般为 20～30 分钟后放松。在不出血的情况下，宜尽早取下。正确的操作方法：以食指及中指压迫穿刺点，手臂可略微抬高，以减少静脉回流阻力，加快止血。加压力度，以不渗血及能扪及震颤和听到血流杂音为宜。建议患者在透析中心留观 30 分钟，确认无渗血、无异常，方可离开医院。

（4）压迫时需经常监测：血液是否出现在纱块上，压迫点皮下是否肿胀或形成肿块，压迫部位的近端和远端是否有强度几乎一致的波动和震颤。

6. 常见并发症的观察及防治

（1）感染。

原因：个人卫生习惯差、移植血管防细菌入侵的内膜被破坏等。

临床表现：局部感染表现为浅表炎症、蜂窝织炎或脓肿，重者波及移植血管致血栓形成或血管壁破溃大出血。血行感染可引起菌血症、败血症等。

处理：浅表皮肤感染者，在医生指导下，通过湿敷抗生素治疗可控制；移植血管周围间隙脓肿者，应立即告知医生，做好对症处理。

预防：除了医务人员提高无菌技术外，患者个人需养成良好的卫生习惯，保持局部皮肤干燥、清洁，每日用温水及皂液清洗内瘘侧肢体，注意避开穿刺针眼处。一旦发现局部有红、肿、热、痛或者脓性分泌物，立即就诊。

（2）血栓的形成。

原因：早期与手术的搭桥方式、操作技术、患者低血压及患者本身高凝状态有关，晚期血栓形成与血管内膜增生性狭窄、狭窄血管外部受压等有关。

临床表现：内瘘处的震颤、波动及血管杂音消失，可触及较硬的条状物，无弹性。

处理：在医生指导下行抗凝、溶栓治疗。行手术取栓或重新建立人造血管内瘘。

预防：避免低血压的发生及外部过度受压等，定期检查瘘管是否通畅。一旦发现无震颤、不搏动、血管杂音减弱甚至消失或出现辐射性搏动，应立即告知医生，做好进一步的确定与处理。

7. 宣教

（1）养成良好的卫生习惯，每次透析前用肥皂水彻底清洗内瘘手臂，预防感染。

（2）造瘘侧手臂勿受压，避免血液循环不良导致内瘘闭塞。

（3）告知患者造瘘侧肢体尽量避免输液或抽血，日常观察穿刺部位有无肿胀、渗血、疼痛等情况，有上述变化时应及时处理。

（4）教会患者自我判断动静脉内瘘是否通畅的方法，每日定时检查，如有异常应及时就诊。

（5）指导患者注意水分控制，及时调整干体重。如有呕吐、腹泻、发热、大量出汗、低血压、低血糖等情况，及时就诊，避免内瘘堵塞。

（五）中心静脉长期导管的护理

临时性中心静脉留置导管简便、易于掌握，但保留时间短、并发症多，而一些需长期透析的患者因曾经多次实施自体动静脉内瘘术或人造血管动静脉内瘘术，无法再用动静脉内瘘作为血管通路，因此，涤纶套双腔留置导管（长期导管）应运而生。

1. 术前护理

行中心静脉长期导管置管的患者，往往是已多次接受动静脉内瘘术，加之永久性涤纶套双腔导管的费用比较贵，导致患者心理负担较重。因此，要做好患者的心理疏导，以便得到患者的配合，确保手术顺利。插管必须在手术室、放射介入室或透析室的操作室中进行。

2. 术后护理、并发症及卫生宣教

永久性涤纶套双腔导管的术后护理、并发症、卫生宣教及自我护理与中心静脉临时导管相关内容相同。

三、动静脉内瘘穿刺法与技术

在临床上自体动静脉内瘘最常见的并发症是血管狭窄和血管瘤的形成，它们常互为因果、互相影响，最终导致血栓形成、动静脉内瘘丧失功能。熟练、正确的穿刺方法是减少这些并发症、维持动静脉内瘘高开通率的基本保证。

（一）动静脉内瘘穿刺法介绍

动静脉内瘘穿刺方法有扣眼法、绳梯法、区域法三种。三种方法的共同之处是：动脉穿刺针要距离动静脉内瘘吻合口 3 cm 以上。三种穿刺方法的不同之处是：扣眼穿刺时，进针始终固定在一个穿刺点；绳梯法穿刺则要求每次穿刺时，进针点要做绳梯状轮流更换；区域法穿刺是将穿刺固定于一个区域，在这个穿刺区域内随意穿刺进针。

1. 扣眼法穿刺

扣眼法穿刺要求每次固定在相同的穿刺点、相同的穿刺角度和相同的穿刺深度进行穿刺，使之形成皮下隧道，称之为"扣眼"。扣眼形成后，穿刺都在扣眼内进行。根据患者内瘘情况确定适宜采用扣眼法穿刺后，选择合适的穿刺部位和方向，避开动脉瘤、手臂弯曲处的血管，动静脉穿刺点相距 10 cm 以上，由固定护士用锐针每次以同一进针点、同一角度、同一深度进行穿刺。每次穿刺前去除覆盖在穿刺点上的痂，针尖朝上，针体与皮肤成 20°~25° 进针，进入血管后放低角度，平行轻轻地推入血管。一般 8~10 次穿刺即可形成隧道，糖尿病患者所需时间较长，一般 12 次。隧道形成后改用钝针穿刺，使用对皮肤没有切割的工具，并对扣眼点以最小的损伤程度去痂，消毒穿刺部位后用碘附棉球充分润湿结痂部位，用无菌镊沿痂片边缘夹住痂片轻轻向上揭开痂片，即可去除整片结痂。去痂后以旋转、探索式的进针方法，即穿刺时钝针要顺着隧道温和旋转地滑入血管。透析结束，拔针压迫止血时，在隧道形成期弹力绷带加压包扎时间为 20~30 分钟，当改为钝针穿刺后弹力绷带加压包扎时间为 10~15 分钟。如遇特殊情况，需酌情延长或缩短加压包扎时间。

2. 绳梯法穿刺

绳梯法穿刺要求穿刺点呈绳梯状更换，每次穿刺不要在上次穿刺点进针，而要旁开上次的穿刺点 0.5~1.0 cm。从动静脉内瘘血管的一侧有计划地往上或往下按序更换穿刺点。当穿刺点做绳梯状更换到达动静脉内瘘血管的末端，再返回到开始穿刺的起始端，开始新一轮的绳梯穿刺，周而复始，循环进行。采用绳梯法穿刺的患者，动静脉内瘘血管要有一定的长度，不然，绳梯法穿刺容易蜕变为区域法穿刺。

3. 区域法穿刺

由于受穿刺长度所限，反复在局域穿刺，易导致假性动脉瘤形成及周围血管狭窄。

（二）动静脉内瘘套管针穿刺技术

有文献报道，内瘘阻塞发生率在最初 3 年内达 22.4%。动静脉内瘘最常见的并发症包括内瘘血管硬结、瘢痕、狭窄、血栓形成，导致内瘘功能不良或功能丧失。内瘘穿刺针的选择对透析患者内瘘血管的保护十分重要。通过合理使用内瘘留置针，可以减少和预防内瘘并发症的发生、降低 AVF 失功率、延长内瘘的寿命。

目前，我国绝大多数的血透室常规使用金属内瘘针穿刺。金属穿刺针存在以下不足：①与组织间摩擦力小，进入血管内的部分较短，滑出率高；②对内瘘血管内膜刺激明显，容易导致内膜增生，引起狭窄；③穿刺并发症发生率高，如穿刺点及周围组织血肿、皮下淤血、动脉瘤、瘤样扩张、假性动脉瘤形成等。

动静脉内瘘套管针，由生物相容性好的材料制成，穿刺后钢制针芯可以抽出，留在患者血管内的是柔软的高分子材质的管型物，不会对血管造成损伤，避免出现传统穿刺针的针孔贴壁引起的血流量不足的情况，透析过程中患者身体的移动不会造成血流量不足的现象，不用担心针头刺破血管，尤其适用于躁动不安的患者。透析用留置针有更高的生物相容性，可避免传统钢针导致的过敏，减少患者的不适感，留置针穿刺，创面极小，减少了对血管内膜的损伤，延长了动静脉内瘘的使用寿命。套管针的使用能显著降低针眼处渗血发生率和穿刺侧肢体活动导致的血肿发生率。套管针有较好的生物相容性，对血管刺激小且柔韧性好，不易刺穿血管壁。套管针的应用可以使患者不必对穿刺肢体严格制动，他们可适当活动保持其舒适性，避免长时间制动而引起的僵硬不适，也可以减少护理人员针刺伤的发生。

1. 透析用套管针的组成

透析用套管针的组成如图3–4。

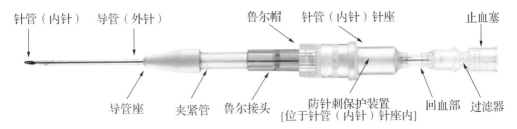

图3–4　透析用套管针的组成

2. 透析用套管针的操作步骤

透析用套管针的操作步骤见图3–5。

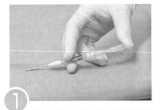

① 用食指和中指持针，拇指固定针带尾部进行穿刺

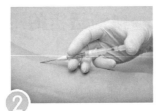

② 穿刺针进入血管内瘘后在针尾端接口处检查回流情况，针头向前推进数字1 cm左右以保证套管针进入血管

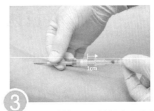

③ 固定套管针，回抽针头（不要超过数字1 cm）

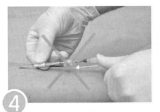

④ [警告]不要进行钢针的重复穿刺

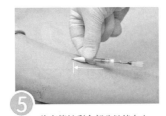

⑤ 将套管针剩余部分继续向血管内推进直到套管针接口处

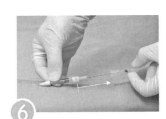

⑥ 当套管针进入血管合适的位置后将钢针从套管针内完全抽出

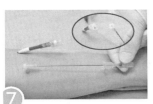

⑦ 钢针针头被安全装置保护后按医疗废弃物处理原则进行处理

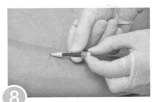

⑧ 轻轻拧松鲁尔帽，不要拧下，排除空气

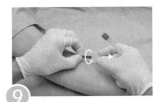

⑨ 准备好血路管，同时用手捏紧软管位置（反折软管或者使用止血钳），旋下鲁尔帽

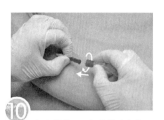 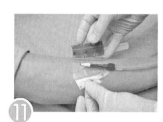 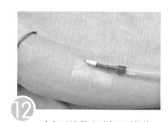

| ⑩ 捏紧软管（反折软管或者使用止血钳）的同时，进行血路管连接，确保连接进鲁尔接头 | ⑪ 在合适的位置进行固定，以防止脱针，针的固定方式使用交叉型胶带固定或安全性固定敷贴，建议对血路管也进行固定 | ⑫ 有保证的敷贴还有以下优势：对穿刺点进行最佳观察、防止感染 |

图 3 - 5　透析用套管针的操作步骤

（郭德久）

第四节　血液透析的用药指导

透析疗法是慢性肾功能衰竭的一种替代疗法，它不能完全代替肾脏的功能。维持性血液透析患者在漫长的透析之路中，需要一个综合、全面的治疗，包括一定的药物治疗，只有这样才能提高患者的生存率，提升患者的生活质量，降低和减少透析并发症。本节介绍维持性血液透析患者药物应用的指导和护理。

一、降血压药

（一）用药指导

1. 钙拮抗剂（calcium-channel blocker，CCB）

根据分子结构的不同，CCB 分为二氢吡啶类和非二氢吡啶类两类；根据药物作用时间，又可分为长效和短效制剂两类。目前，临床上以长效二氢吡啶类最为常用，以氨氯地平为代表，降压起效快，效果强，个体差异小，除心力衰竭外较少有治疗禁忌证；缺点是可能会引起心率增快、面色潮红、头痛和下肢水肿等。

2. 血管紧张素转换酶抑制药（ACEI）

短效的 ACEI 有卡托普利，长效的有福辛普利、贝那普利、依那普利等。起效较快，逐渐增强，3～4 周达最大作用，对糖尿病患者及心血管等靶器官损害者尤为合适；不良反应是刺激性干咳和血管性水肿，用于肾功能衰竭患者时应注意发生高血钾的可能。

3. 血管紧张素 Ⅱ 受体阻滞剂（ARB）

ARB 起效缓慢、持久、平稳，6～8 周才达最大作用，持续时间达 24 小时以上，副作用很少，常作为 ACEI 发生不良反应后的替换药，具有自身独特的优点。

4. β 受体阻滞剂

β 受体阻滞剂起效较迅速，较适用于心率较快或合并心绞痛的患者，主要副作用为心动过缓和传导阻滞，突然停药可能导致撤药综合征，还有可能掩盖糖尿病患者的低血糖症状。急性心力衰竭和支气管哮喘患者禁用。

90% 以上的尿毒症患者均有不同程度的高血压，且绝大多数都需联合用药，较常用的联合方案是 CCB + ACEI/ARB + β 受体阻滞剂，并酌情增减剂量，不要随意停止治疗或改变治疗方案。控制血压对降低尿毒症患者心脑血管疾病死亡率具有重要作用。常用降压药物见表 3 - 7。

表 3 - 7　尿毒症患者常用降压药物

药物分类	名称	剂量/mg	用法
CCB	硝苯地平（心痛定）	5.0 ～ 10.0	每日 3 次
	非洛地平（波依定）	5.0 ～ 10.0	每日 1 次
	氨氯地平（络活喜）	5.0 ～ 10.0	每日 1 次
ACEI	卡托普利（开博通）	12.5 ～ 50.0	每日 2 ～ 3 次
	贝那普利（洛丁新）	10.0 ～ 20.0	每日 1 次
	赖诺普利（捷赐瑞）	10.0 ～ 20.0	每日 1 次
	福辛普利（蒙诺）	10.0 ～ 20.0	每日 1 次
	培哚普利（雅施达）	4.0 ～ 8.0	每日 1 次
ARB	氯沙坦（科素亚）	50.0 ～ 100.0	每日 1 次
β 受体阻滞剂	美托洛尔（倍他乐克）	25.0 ～ 50.0	每日 2 次

（二）用药护理

（1）高血压发病率较高，是脑卒中、冠心病的主要危险因素。因此，防治高血压是预防心血管疾病的关键。常规降压药物治疗能有效降压，但如果不坚持用药或用药不规范，血压控制效果欠佳。

（2）降压治疗宜缓慢、平稳、持续，以避免诱发心绞痛、心肌梗死、脑血管意外等。根据医嘱选择和调整合适的降压药物，可先用一种药物，开始时小剂量，逐渐加大剂量；尽量选用保护靶器官的长效降压药物。

（3）用药前，应向患者讲解药物治疗的重要性以及需使用的药物名称、用法、使用时间、可能出现的副作用，解除患者的顾虑和恐惧。

（4）用药时，老年患者因记忆力较差，应指导其按时、规范用药，及时测量血压，判断药物效果及不良反应。当患者出现头晕、头痛、面色潮红、心悸、出汗、恶心、呕吐、血压较大波动等不良反应时，应及时就医。

（5）尽量选择在血压高峰前服用降压药物，注意监测血压，掌握服药规律。

（6）向患者宣教，提醒用药后应预防直立性低血压，避免跌倒和受伤。

（7）教会患者自测血压，注意在同一时间、使用同一血压计测量血压。

（8）透析时易发生低血压的患者，透析前降压药需减量或停用 1 次。

（9）透析时服用降压药者，透析结束后，嘱患者缓慢起床活动，以避免发生直立性低血压。有眩晕、恶心、四肢无力感时，应立即平卧，增加脑部血供。

二、抗贫血药

（一）用药指导

1. 促红细胞生成素

起始每周用量为 80～100 IU/kg，分 2～3 次皮下注射，不良反应是高血压。

（1）重组人促红素注射液（益比奥）：每支 1 万 IU。皮下注射，每次 1 万 IU，每周 1 次。少数患者可能有血压升高。

（2）重组人红细胞生成素 - β 注射液（罗可曼）：每支 2 000 IU。皮下注射，每次 4 000 IU，每周 2 次。

（3）重组人促红素注射液（利血宝）：每支 3 000 IU。皮下注射，每次 3 000 IU，每周 2 次。

同等剂量的促红细胞生成素，静脉注射后的半衰期仅 4～5 小时，皮下注射后的半衰期长达 22 小时。皮下注射后 4 日，药物浓度仍保持在高浓度，因此，皮下注射效果优于静脉注射。

2. 铁剂

（1）维铁缓释片（福乃得）：口服，饭后 30 分钟口服，每次 1 片，每日 1 次，整片吞服，不得咬碎。服药期间不要喝浓茶，勿食用鞣酸过多的食物；与维生素 C 同服可增加该药吸收。

（2）琥珀酸亚铁片（速力菲）：每片 0.1 g。口服，每次 1～2 片，每日 3 次，饭后立即服用，可减轻胃肠道局部刺激。

（3）右旋糖酐铁注射液（科莫非）：每支 100 mg。静脉注射或静脉点滴，每次 100 mg，每周 2 次。可发生过敏反应。给予首次剂量时，先缓慢静脉注射或静脉点滴 25 mg，至少 15 分钟，如无不良反应发生，可将剩余剂量在 30 分钟内注射完。

3. 其他

（1）脱氧核苷酸钠片：每片 20 mg。口服，每次 2 片，每日 3 次。有促进细胞生长、增强细胞活力、改变机体代谢的作用。用药期间应经常检查白细胞计数。

（2）鲨肝醇片：每片 20 mg。口服，每次 2 片，每日 3 次。用于各种原因引起的粒细胞减少。

（3）叶酸片：每片 5 mg。口服，每次 2 片，每日 3 次。为肾性贫血辅助用药。大量服用后，尿液呈黄色。

（二）用药护理

（1）促进红细胞生成素，皮下注射效果优于静脉注射。

（2）剂量分散效果更好，如"5 000 IU，biw"优于"10 000 IU，qw"。

（3）透析后注射促红细胞生成素，注意按压注射部位，防止出血。

（4）剂量准确，使用1 mL注射器抽取药液。

（5）仔细倾听患者主诉，特别是有无头痛等不适。

（6）用药期间监测血压，定期查血红蛋白和肝功能。

（7）促红细胞生成素于2～8 ℃冰箱内冷藏、避光。

三、钙磷代谢相关药物

（一）用药指导

（1）骨化三醇胶丸（罗盖全）：每粒0.25 μg。口服，每日1粒。应根据患者血钙水平制定每日最佳剂量。

（2）阿法骨化醇胶丸（阿法D3）：每粒0.25 μg。口服，每日2粒。长期大剂量服用可能出现恶心、头昏、皮疹、便秘等不良反应，停药后恢复正常。

（3）葡萄糖酸钙片：每片0.5 g。口服，每次2片，每日3次。大量饮用含酒精和咖啡因的饮料、大量吸烟，均会抑制口服钙剂的吸收；大量进食含纤维素的食物，会抑制钙的吸收；活性维生素D可增加钙经肠道的吸收。

（4）碳酸钙片：每片0.5 g。口服，每次2片，每日3次。

（二）用药护理

（1）磷结合剂宜在吃饭时服用，与饭菜一起咬碎吞下，在肠道内充分形成磷酸盐，减少钙的吸收，降磷效果好。

（2）骨化三醇胶丸应在睡前空腹服，以减少肠道磷的吸收。

（3）补充血钙时，给药时间应在两餐之间。

（4）用药期间定期检测血磷、血钙、甲状旁腺素。

四、维生素

（1）维生素C：每片0.1 g。口服，每次2片，每日3次。不宜长期服用。

（2）维生素E：每片10 mg。口服，每次2片，每日3次。不宜长期服用。大量维生素E可致血清胆固醇及血清三酰甘油浓度升高。

五、其他

（1）左卡尼汀注射液：每支1 g。用于防治慢性肾功能衰竭患者因血液透析所致的左卡尼汀缺乏；改善心肌的氧化代谢和能量代谢，加强心肌收缩力，改善心脏功能，减少心律失常的发生；改善低血压；提高骨骼肌内肉碱的含量，使肌肉脂肪酸氧化得到改善，从而使透析中肌肉痉挛的发生率明显减少。

左卡尼汀1 g + 20 mL生理盐水，缓慢静脉注射2～3分钟。不良反应主要为一过性的恶心和呕吐，停药可缓解。

（2）鲑降钙素注射液：每支50 IU。每日或隔日1次，皮下注射、肌内注射或静脉注射。用于治疗老年骨质疏松症、绝经后骨质疏松症、骨转移癌致高钙血症。用药期间监测血钙，观察有无纳差、恶心、双手与颜面潮红等不良反应。

（鲁鹏）

第五节　血液透析的健康教育

一、血液透析患者健康教育的内容

血液透析患者健康教育应系统、动态、连续而又有针对性。护士应根据患者不同的透析阶段（首次透析、诱导透析阶段、维持透析阶段）由浅入深地实施健康教育，以保证良好的教育效果。

（一）首次透析患者的健康教育内容

首次透析的患者由于对血液透析治疗的不了解，加上对治疗费用的担心，大多会产生恐惧、焦虑，甚至可能会拒绝血液透析治疗。这部分患者的健康教育重点是心理支持。

1. 透析前访视

对于首次接受透析治疗的患者，在得到预约透析的医嘱后，由血液透析骨干护士对患者进行透析前访视，向患者讲解血液透析的基本原理、血液透析治疗的过程、设备的安全性监控功能等，必要时可让患者到血液透析中心参观，与治疗中的患者交流，以消除患者对血液透析治疗的陌生感与恐惧心理，顺利进入治疗。由于无法预约需急诊透析的患者，可由治疗单元的主管护士根据患者病情简单向患者介绍透析原理。病情危重、昏迷的患者可向家属进行相关内容的宣传教育。

2. 治疗前健康教育

患者进入血液透析室时应有专人热情接待，如由导医护士或辅助护士对血液透析中心的环境、设备情况、透析须知及主管医师、护士、护士长进行介绍，使患者尽快消除陌生感，适应血液透析室环境。如果患者需要进行动静脉直接穿刺、首次内瘘穿刺或临时性深静脉置管，还应进行相关知识的讲解。

（1）环境及规章制度的介绍。患者进入血液透析室，护士应主动介绍：①清洁区、半污染区、污染区的划分；饮用水和卫生间的位置；拖鞋或鞋套的放置点、安全通道的位置等。②保持室内整洁安静、限制陪伴或探视的意义。③教育患者应换鞋后进入透析室，陪护在接待室等候。

（2）设备情况的了解。向患者简单介绍中心拥有的设备情况，如血液透析机、水处理机、复用机等，以及设备的安全监控性能，消除患者恐惧心理。

（3）透析流程的学习。

1）透析前评估：正确测量体重的方法与重要性，测量生命体征并由透析医师进行体检。

2）制订当次透析计划，进行透析治疗。

3）治疗结束，测量体重和生命体征，由医师进行体检并评估是否达到预期透析目标。

4）确认下一次透析时间。

（4）血管通路相关教育。

1）动静脉直接穿刺。若需进行动静脉直接穿刺，应告知患者因操作可能造成的血管损伤以及出血、血肿、假性动脉瘤等并发症。操作前应签署知情同意书并告知患者及时建立其他血管通路的意义。

2）动静脉内瘘穿刺。为保证有效的体外循环血流量，血液透析治疗时多采用 16G 穿刺针对动静脉内瘘血管进行穿刺。由于疼痛，首次进行动静脉内瘘穿刺的患者可能会对透析治疗产生恐惧、不配合的心理。护士应重点关注减轻疼痛的方法的使用，有条件的患者可以在穿刺前 30～60 分钟在穿刺局部涂擦复方利多卡因乳膏，安排穿刺熟练的骨干护士操作，尽量一次穿刺成功。

3）临时性深静脉置管。若需建立临时性深静脉置管的患者，应做好围术期健康教育。由配合手术的护士向患者简单讲解导管置入的方法和配合要点，协助患者取好体位，并尽可能陪伴在患者身边，以缓解患者的紧张、恐惧心理。

3. 治疗中的健康教育内容

（1）血液透析基本知识。由主管护士向患者讲解血液透析的目的、血液透析机和透析器的结构与功能，消除患者的恐惧心理。告知患者定期透析的重要性，让患者严格遵照医嘱执行透析治疗。

（2）体位。血液透析时不正确的体位可能会导致血流量不足、患者肌肉疲劳。护士应指导患者采取正确、舒适的体位，保证治疗的顺利进行。

（3）注意事项。交代治疗过程中的注意事项，如避免拖拉血管通路管、避免进食过多、如有不适要及时告知医护人员。护士应加强巡视、主动关心患者，让患者感到安全。

4. 治疗结束的健康教育内容

（1）血管通路自我护理要求。

1）动静脉直接穿刺。为避免穿刺部位出血，穿刺点局部压迫 2 小时以后逐步放松，放松时先静脉后动脉，注意观察有无出血、肿胀。创可贴 24 小时后揭下，在此期间穿刺处应保持清洁干燥，以免感染。

2）临时性深静脉置管。①注意个人卫生，保持局部清洁干燥，禁止淋浴，插管处如有出血、红、肿、热、痛、敷料脱落、污染等情况，应及时处理。②患者应着宽松衣物，卧位时不要压迫导管。③置管后应保证每周至少 2 次的换药、封管，以免导管堵塞和局部感染。④留置部位在颈部的患者不可用力扭转头部，尽量穿对襟上衣，以免牵扯导管，导致脱出。一旦发生导管滑落，应立即压迫止血，并通知医师处理。⑤行股静脉置管的患者，嘱其减少置管下肢的活动，下肢弯曲不超过 90°，并注意保持会阴部清洁。

⑥原则上留置导管仅用于透析治疗，一般情况下应避免作他用，如抽血、输液等。

3）动静脉内瘘。穿刺部位需要局部压迫 30 分钟（因个体差异，压迫时间可能不同）后逐步放松弹力绷带，放松时先静脉后动脉，注意观察有无出血、肿胀，如果出现出血、肿胀，应立即按压穿刺点，并通知护士进行处理。创可贴 24 小时后揭下，在此期间穿刺处应保持清洁干燥，以防感染。

（2）其他自我护理知识。对于首次透析的患者，如果存在高钾血症，还需进行饮食护理，指导患者避免进食含钾高的食物，如蘑菇、海带、豆类、莲子、卷心菜、榨菜、香蕉、橘子等。教育患者识别高钾血症的表现，一旦出现心率减慢、四肢及口周感觉麻木等症状，应及时告知医务人员。

（二）诱导透析期患者的健康教育内容

血液透析患者由进入治疗过渡到规律性透析的过程，称为诱导透析期。诱导透析需要循序渐进，一般为 2 周左右。本阶段患者由于对疾病认识上的限制以及对透析过程中的不良反应可能不耐受，容易产生紧张、焦虑、恐惧的心理；还有部分患者及家属对治疗期望过高，当治疗未能达到预期目标，还会产生消极、急躁的心理。本阶段的健康教育重点是心理疏导、血液透析即刻并发症的主动预防、部分饮食指导，并进一步巩固上一阶段健康教育的内容。

1. 心理疏导

护士应通过健康教育增加患者及家属对血液透析适应过程的了解，并在治疗过程中加强巡视，及时妥善处理机器报警和可能导致并发症的原因，耐心解答患者提出的问题，以缓解患者的不良情绪，增强其信心，顺利度过诱导透析期。

2. 血液透析即刻并发症的防护

血液透析即刻并发症主要包括低血压、失衡综合征、首次使用综合征、肌肉痛性痉挛、心律失常、头痛、出血、凝血、恶心与呕吐等。由于在诱导治疗期间即刻并发症的发生较普遍，透析患者对自己在治疗期间的变化也比较敏感，护士应加强巡视，提高观察能力，并针对患者可能发生的并发症的原因与表现，将有效的预防措施与治疗方法告知患者，并鼓励患者主动向医务人员反映自我感觉，以便及时发现、治疗并发症。

3. 饮食指导

诱导透析期的患者食欲差的情况尚未得到完全改善，本阶段的饮食指导应根据患者情况进行重点内容的教育：有高血压、水肿或血钠较高者，指导其限制钠盐摄入、维持水平衡；少尿或无尿的患者以及血清钾升高的患者指导其控制钾的摄入，以避免高钾血症发生。

（三）维持性透析期患者的健康教育内容

维持性血液透析患者治疗周期漫长，为了保证透析效果，不仅需要定期检测透析充分性的相关指标，还对患者在饮食、活动方面都有严格的要求。随着患者病情的反复、治疗费用增加，患者常会有抑郁、焦虑等情绪的波动，甚至出现放弃治疗的想法。护士应为其建立严格的健康教育计划，使患者逐渐了解维持性血液透析治疗期间的行为规范，重建健康生活的信心。本期患者健康教育重点是干体重的概念与干体重的维持、饮食指导、用药指导、血管通路的远期维护、血液透析远期并发症的防护、定期主动与被动监测的意义、休息与锻炼的方法等。

1. 干体重

干体重是医护人员确定超滤量、选择透析器和确定透析时间的重要依据，也是提高患者生活质量的保证，应让患者掌握干体重的定义和干体重的判断标准。

（1）干体重的定义。血液透析的目的之一是消除体内多余的水分，临床上以干体重为标准，也称"目标体重"。其定义即是水在正常平衡条件下的体重，表明患者既没有水潴留，也没有脱水时的体重，也就是血液透析结束时希望达到的体重。

（2）体重的判断标准。

1）面容：没有眼部及面部水肿。

2）症状：无呼吸困难，无颈静脉怒张，无肝肿大，双肺无湿性啰音，无哮鸣音。

3）血液透析后血压基本正常。

4）胸部 X 线片示心影不大，肺野清晰，无胸腔积液。

5）超声心动图示心脏大小正常。

（3）维持干体重的行为规范。

1）透析间期每日定时自测体重，确认自身的干体重情况，根据体重的变化情况调整水分的摄入。测量应注意固定在清晨起床并排尽大小便后，排除饮食、衣服的影响。

2）使患者了解进液量与体重的关系，纠正患者的不良饮食习惯，如避免摄入含水量多的稀饭、面条等。同时注意体重在两次透析间期的增加不超过干体重的 5%。

3）使患者了解水平衡与远期心血管并发症的关系，尽可能避免水负荷过多引起的心力衰竭、高血压和肺水肿以及透析过程中不能耐受大量超滤而出现低血压、呕吐、肌肉痉挛等症状。

4）注意营养状态改善后的干体重的变化，透析患者的干体重也和正常人的胖、瘦一样，长期摄入的热量大于消耗的热量，干体重就会增加；反之则降低。因此，应指导透析患者摄取足够的热量，并根据干体重的变化调整透析脱水量以及透析间期保持水平衡的措施。

2. 饮食管理

营养状况是影响维持性血液透析患者预后的重要因素，直接影响患者的生活质量和生存率，医务人员应让患者了解饮食控制的重要性。

（1）饮食原则：高热量、优质蛋白、高钙低磷、低盐低钾，控制水分摄入，补充适量水溶性维生素。

（2）摄取足够的蛋白质和热量。根据患者每周透析次数来决定蛋白质的摄入量。每周透析 2 次的患者，蛋白质的摄入量为 $1.0 \sim 1.2$ g/(kg·d)，每周透析 3 次的患者，蛋白质的摄入量为 $1.2 \sim 1.5$ g/(kg·d)。蛋白质的种类以富含人体必需氨基酸的动物蛋白为主，如牛奶、鸡蛋、瘦肉、鱼等。热量摄入充足可以防止组织蛋白质的分解，提高蛋白质的利用率。每日热量的供给为 $125.6 \sim 146.5$ kJ/kg（$30 \sim 35$ kcal/kg）。如患者极度消瘦或过度肥胖时总热量应适当增减。每天饮食中糖类占 $60\% \sim 65\%$，脂肪占 $35\% \sim 40\%$。

（3）限制钠盐的摄入。血液透析患者应减少盐的摄入，钠盐的摄入应控制在

3～5 g/d。有严重高血压、水肿或血钠较高者，每日钠入量应限制在 2 g 以内。

（4）限制钾、磷的摄入。钾的摄入应根据尿量、血清钾而定。一般每日摄入量为 2.0～2.5 g，慎用含钾高的食物，如蘑菇、海带、豆类、莲子、卷心菜、榨菜、香蕉、橘子等。磷的摄入最好限制在 600～1 200 mg，应避免食用含磷高的食物，如蛋黄、全麦面包、内脏类、干豆类、硬核果类、奶粉、乳酪、巧克力等。可以通过改变烹饪方法来减少食物中钾和磷含量，如绿叶蔬菜先浸泡 30 分钟，过沸水后再炒；土豆等根茎类蔬菜，可去皮切薄片，浸水后再煮；鱼肉等先用水煮再进一步烹调，避免食用汤汁。

（5）维持水平衡。液体摄入量包括饮水量和固体食物及药物等所含的所有水分。维持性血液透析患者体重的改变是液体平衡最好的指标。两次透析间期体重增长以不超过干体重的 5% 为宜。进水量为前一日尿量加 500 mL 不显性失水量。教会患者控制饮水的小技巧：尽量避免进食含水量多的食物，如稀饭、汤汁、牛奶等；将一日可喝的水，用带有刻度的容器装好，并分配饮用。指导患者实施减少口渴的方法，如以小冰块含化代替饮水；食用酸梅、薄荷糖刺激唾液的分泌等。

（6）适当补充维生素。每次血液透析时水溶性维生素严重丢失，应注意补充，以 B 族维生素为主。

（7）为透析患者建立个人饮食计划。护士可根据饮食原则并结合患者的自身特点，如年龄、病情、透析情况、活动量、饮食习惯等，为患者建立切实可行的个人饮食计划，提高患者饮食控制的依从性，并让家属参与其中，督促实施。

3. 用药指导

进行血液净化治疗的患者常需要长期服用多种药物，护士应告知患者每一种药物的作用、副作用与注意事项，并指导患者合理、按时、科学地应用各种药物。

（1）降压药。90% 以上的尿毒症患者有不同程度的高血压，控制血压对降低尿毒症患者心脑血管疾病病死率具有重要作用。主要的降压药有 CCB、ACEI、ARB、β 受体阻滞剂等。指导患者不可随意减少或停止用药，必须在医师指导下根据病情调整用药方案。为防止透析过程中发生低血压，上午透析的高血压患者，早晨停服一次降压药；下午透析的患者，中午停服一次降压药，个别患者在停药后发生血压上升，则不必停药。

（2）纠正贫血的用药。

1）促红细胞生成素（EPO）。肾功能衰竭患者 EPO 水平较低，往往会出现贫血，EPO 的应用是肾脏替代治疗的一部分。EPO 给药方法有静脉注射法和皮下注射法。静脉给药的半衰期为 4～12 小时，皮下注射给药时半衰期平均为 13～28 小时，推荐皮下注射。在 EPO 的使用中约有 20% 的患者表现出反应比较差，可能与以下因素相关：①造血原材料的缺乏，如铁、维生素 B_6、维生素 B_{12}、叶酸等缺乏，其中，以铁的缺乏更多见。②慢性失血。如消化道出血、痔疮、透析器残留血等。③营养障碍。透析疗法多伴有蛋白质异化，维生素 B_6、维生素 B_{12}、卡尼汀（肉毒碱）、甲硫氨酸丧失，因饮食摄取发生以上营养素缺乏。④尿毒症毒素。透析不充分，尿素、肌酐等小分子物质及一些中分子物质抑制骨髓造血功能、缩短红细胞寿命。⑤并发症：如感染、外伤、肿瘤、重度甲状腺功能亢进等。指导透析患者使用 EPO 的同时，要保证充分的血液透析、充足的营养、补充铁剂、维生素，控制并发症的发生才能有效地纠正贫血。高血压是最常见的并发症，应注意监测血压变化。

2）铁剂。铁是造血所需的主要原料之一，除非有证据显示患者储存铁过多，否则所有的血液透析患者都应该接受铁剂治疗。常用的口服铁剂包括硫酸亚铁、富马酸亚铁、葡萄糖酸亚铁等。餐前1小时用药最理想，但空腹服药的胃肠症状较明显。常用的静脉铁制剂有蔗糖铁和葡萄糖酸铁、右旋糖酐铁。蔗糖铁和葡萄糖酸铁第一次应用时无须试验剂量，右旋糖酐铁由于有过敏反应的风险，首次使用时要给予试验剂量，并告知患者在用药期间如感觉不适及时告知医务人员。

3）叶酸、维生素C和维生素B_{12}。这些不仅有利于铁的吸收，还补充了其他造血所需的原料。透析患者部分维生素每日需要量见表3-8。

表3-8 透析患者部分维生素每日需要量

维生素	参考值/mg·d^{-1}
维生素C	100
维生素B_1	4
维生素B_6	100
叶酸	400 μg膳食叶酸当量（DFE）

（3）钙磷代谢相关药物。

大多数的维持性透析患者均合并低血钙、高血磷，常需服用钙制剂和活性维生素D治疗。

1）钙制剂。不同的服药方式有不同的作用。空腹服药，由于胃内的酸度较高，钙制剂崩解更为完全、迅速，有利于吸收补钙。餐中服药，分解后的钙离子与食物中的磷结合，形成不能吸收的物质而随粪便排出体外，因此这种服药方法用于降低血磷。护士应根据患者用药目的给予正确的用药指导。

2）活性维生素D。肾脏是合成活性维生素D的主要器官，维持性透析患者应根据病情使用活性维生素D。使用方法有常规口服、口服冲剂和静脉注射疗法。不论使用何种制剂与方法，都应把血清PTH控制在恰当范围。

指导患者勿大量饮用含乙醇或咖啡因的饮料，以免抑制口服钙剂的吸收。用药期间还需定期监测血钙浓度及血清PTH水平。

（4）左卡尼汀（L-3-羟基-4-三甲氨基丁酸）。左卡尼汀是广泛存在于动物组织中的一种氨基酸，主要功能是参与游离脂肪酸的氧化，同时还影响胆固醇的代谢及脂蛋白的组成。近年来，国外文献报道，左卡尼汀缺乏可导致正常红细胞脆性增加，红细胞寿命缩短。左卡尼汀在体内能够自我合成，但在一些特殊情况下，如尿毒症透析患者，体内合成不能满足自身的需要，再加上透析中丢失，可引发透析相关性左卡尼汀缺乏。常规补充左卡尼汀可改善维持性血液透析患者贫血情况，减少维持性血液透析患者肌肉痉挛的发生率。

4. 血管通路的维护

维持透析期患者多使用动静脉内瘘作为血管通路，应在手术前、后给予健康教育。

（1）术前教育。

1）做好术前教育，告知手术目的与重要性，取得患者配合。

2）选择非惯用侧手臂备用做内瘘，保护该侧血管避免动、静脉穿刺。

3）保护该侧手臂皮肤避免破损，并保持皮肤清洁，防止术后感染。

（2）术后教育。

1）术侧手臂应适当抬高，促进静脉回流，减轻肿胀。

2）每天检查内瘘口是否通畅。

3）包扎伤口的敷料不可过紧，衣袖要宽松，避免吻合口及该侧手臂受压。

4）禁止在内瘘侧肢体做输液、输血和测量血压等。

5）造瘘肢体避免暴露于过冷或过热环境。

6）进行促进内瘘成熟的锻炼。

7）内瘘的成熟一般需要 4～6 周，等待 8 周或更多时间效果更好。在此之前应采用暂时性血管通路或腹膜透析过渡。

（3）患者及家属自我监测及护理内容。

1）患者及家属应学会自我监测内瘘通畅的方法，如果发现内瘘疼痛、出血，感染及震颤消失应立即到医院诊治。

2）患者衣袖应宽松、瘘侧手臂勿负重，瘘侧肢体禁测血压、抽血、输液、戴手表、注意睡眠姿势，避免瘘侧肢体长时间受压等。

3）透析前清洁瘘侧皮肤，透析后 24 小时内保持穿刺处的清洁干燥，以免感染。

4）透析结束后，于 15～30 分钟后减轻压迫，避免因压迫时间过久造成的内瘘管闭塞。具体压迫时间因人而异，原则上以止住血后，在最短的时间内解除压迫为目的。

5）出现出血、血肿等异常情况的正确处理：透析后注意观察穿刺部位情况，如果出血，立即予以压迫，压迫范围应能同时压迫皮肤穿刺点及血管穿刺点。若发生血肿，24 小时内可以冷敷，24 小时后如果出血停止，可以热敷或以喜疗妥外敷。

6）冬季可在患者瘘侧的毛衣和棉衣袖下方加拉链，便于透析时穿刺及保暖。

5. 血液透析远期并发症的防护

血液透析远期并发症主要包括营养不良、心血管并发症、透析相关性淀粉样变、继发性甲状旁腺功能亢进、慢性炎症反应等，并发症的发生会降低患者的活动和自理能力，影响患者生活质量，甚至可能导致患者死亡。护士应将各种并发症的发病原因与表现、治疗、预防措施告知患者，让患者参与到治疗中，共同预防血液透析远期并发症的发生。

6. 运动锻炼

对于长期透析患者而言，合理的运动锻炼不但可以增强肌力、改善心肺功能、提高活动耐受力，还能维持和恢复运动器官的功能、提高患者生活质量，最终达到回归社会的目的。

护士应根据患者的情况，如病情、年龄、以往的运动能力等，循序渐进、科学合理地安排患者进行一些力所能及的运动。适合血液透析患者的运动有散步、打太极拳、慢跑、慢骑自行车、简单的器械运动等。运动应以有氧运动为主，同时注意患者运动时的自我感觉，若有不适，立即终止。

（鲁鹏）

第六节　血液透析的营养管理

随着血液透析疗法的广泛开展及医疗保障的日趋完善，提高患者的生活质量和与之相关的营养问题越来越引起广泛的关注。饮食管理对维持性血液透析患者至关重要，关系到患者在接受透析治疗后，如何预防并发症和提高生活质量，能否回归社会和恢复工作体能，关系到患者今后生存及预后的方向。饮食管理工作在目前仍然缺乏营养师参与管理和指导，许多工作有待完善。为了患者今后更好地生存，饮食管理已经成为护理工作中不容忽视的任务。

一、血液透析患者的营养特点

尿毒症患者因排尿功能减退、饮水过多易造成机体内水钠潴留、电解质及酸碱平衡失调、水肿、高血钾和高血压，继而出现脑水肿、肺水肿及心力衰竭等并发症，导致生命危险；患者肾小管浓缩功能减退易出现多尿，或由于患者厌食、恶心、呕吐及腹泻或使用利尿剂不当而导致水分和电解质丢失过多，出现脱水、低钾、低钠。

透析患者往往存在营养不良及蛋白质、脂肪代谢紊乱。由于小分子毒素对脂蛋白酶的抑制作用，高胰岛素血症促进肝脏对甘油三酯的合成增加和分解减少，以及体内一些促分解代谢激素的分泌增加，使患者出现低蛋白血症、高脂血症；同时，因血液透析过程中出现的某些细胞因子和补体激活，引起机体分解代谢增加及营养物质丢失（每5小时透析中，氨基酸平均丢失8g），均会引起患者的营养不良。

患者因肾脏分泌促红细胞生成素减少，引起贫血。血液透析中不可避免的血液少量丢失或患者有慢性出血，如痔疮出血、上消化道出血、血尿等，均可加重贫血。

尿毒症血液透析患者由于尿磷排出减少，引起血磷升高；肾单位受损，导致肾小管合成1-羟化酶下降，1,25-二羟维生素 D_3 下降，引起钙的吸收障碍；肾小管对钙的重吸收下降、长期饮食的限制使患者钙的摄入减少，以及磷以磷酸钙的形式从肠道排出量增加，均可使患者出现低钙血症。

二、血液透析患者营养不良的发病率及类型

透析患者营养不良的诊断并不简单，仅用单一的检验或评估方法不能一次筛查出营

养不良的患者，必须定期用各种营养指标来综合评定。由于所使用的临床指标和生物学参数不同，维持性血液透析患者的营养不良发生率差异很大。多数横断面调查表明，国外维持性血液透析患者营养不良的发生率为 $10\% \sim 51\%$，65 岁以上老年透析患者营养不良的发生率高达 51%；国内发病率更高，为 $57\% \sim 86\%$。

营养不良对慢性血液透析患者造成危害，如尿素清除指数（Kt/V）<1.0、蛋白质分解率（PCR）$<1.0\ g/(kg \cdot d)$、时间平均尿素氮浓度（TACure）$<17.8\ mmol/L$（50 mg/dL），甚至出现低磷、低钾、低蛋白血症（$<35\ g/L$）、低体重（$BMI < 18$）、贫血（$Hct < 25\%$）等营养不良表现。患者食欲差，免疫功能低下，易发生感染等并发症，甚至导致病死率增高。对于长期血液透析的患者，如果治疗与营养管理不善，患者还会出现心血管并发症、透析性骨病及神经病变等。

Stenvinkel 等提出在透析患者中存在两种类型的营养不良。I 型营养不良：主要因尿毒症或透析不充分、食欲降低导致蛋白质和热量的摄入不足而引起；同时透析不充分、代谢性酸中毒导致机体分解代谢增强，进一步加重营养不良。该型血清白蛋白水平正常或降低，往往通过加强透析和补充营养可得到改善。II 型营养不良：其发生和发展主要与炎症有关。一方面营养不良可引起机体防御功能下降，从而增强患者对感染的易感性；另一方面，炎症通过细胞因子，如 IL-6，TNF-γ 等引起肌肉蛋白质的分解代谢增强，肌肉和脂肪体积下降，从而出现消瘦，同时血清白蛋白的合成减少，出现低蛋白血症，加强透析及营养治疗往往效果不佳，需要加用抗细胞因子抗体及受体拮抗剂等治疗。

三、血液透析患者营养不良的原因

（一）血液透析患者自身因素对营养状况的影响

1. 营养物质缺乏

（1）营养物质摄入不足的原因很多，主要由于代谢产物在体内潴留，尿毒素对消化系统造成损害，产生一系列症状，如恶心、呕吐、食欲减退等，使患者蛋白质、热量长期摄入不足。

（2）在非透析治疗过程中，限制蛋白质的摄入量使得营养不良加重；同时代谢产物在体内潴留、酸中毒及内分泌紊乱，阻碍了体内蛋白质的合成，造成糖、脂肪、蛋白质代谢紊乱。

（3）透析患者服用某些药物，如口服铁剂、含铝或含钙的磷结合剂、抗生素，对胃肠道产生刺激，影响食欲。

（4）精神因素，如经济问题、工作问题或家庭问题、对疾病的恐惧等均可造成食欲减退，妨碍营养物质的摄取。

2. 营养物质消耗

由于营养不良易发感染等并发症，造成高分解代谢，增加了体内营养物质的消耗。病情好转患者活动量增加但饮食管理差，营养摄入不足，发生负氮平衡。

（二）血液透析治疗相关因素对患者营养状况的影响

1. 透析治疗中营养物质的丢失

不同类型透析器的膜材料、面积、性能不同，清除物质的量也有所不同。高通量透析膜如聚砜膜、聚甲基内烯酸甲酯膜等孔径大，能够清除中分子物质，营养物质的丢失量比低通量透析膜要丢失得更多。如果血液透析治疗 5 小时，使用普通透析器一般丢失氨基酸 5～8 g 及肽类 4～5 g，透析器与回路内的残余血量约丢失 10 mL（约 4 g 蛋白质），同时会丢失水溶性维生素及微量元素等。

2. 透析不充分，影响营养物质摄取

透析疗法的目的是替代肾脏部分功能和清除体内代谢毒素，经过充分透析后纠正了患者代谢性酸中毒及电解质紊乱，消化道症状会随之减轻或消失，食欲会得到改善，患者进食量会增加，营养状况会好转。透析是否充分不仅要看患者症状的改善，还要以透析指标作为参照。

病情稳定的慢性维持性血液透析患者的 Kt/V 应达到 1.2～1.3，PCR 达 1.1 g/(kg·d) 以上，透析前 BUN 达到 21.4 mmol/L（60 mg/dL）以上，才能保证患者较好的营养状态，减少并发症发生和降低病死率。

如果每周治疗时间小于 10 小时，透析不充分，有害物质在体内潴留，则患者症状不能得到纠正，营养状况也不能得到改善。

3. 透析不良反应增加营养物质消耗

患者在透析中对醋酸盐透析液的不耐受、透析失衡、血压过低均会导致恶心、呕吐并影响患者食欲，减少营养物质的摄取，造成脂肪氧化和蛋白质的消耗。

4. 透析器性能及设备相关因素对营养状况的影响

由于透析器不能完全替代肾脏，不具备肾脏的生理功能，因此，对需清除的代谢产物无选择性，仅依赖半透膜上的孔径大小来筛选清除不同分子量的物质，因而被清除的代谢产物主要为小分子和部分中分子物质。营养物质分子量符合半透膜上孔径大小的部分，也会通过半透膜被同时清除。

在透析治疗中透析用水质量发生变化、水处理设备问题，或透析设备消毒后消毒液冲洗不彻底，使患者体内产生毒性反应等诸多问题均会增加营养物质的消耗。

四、血液透析患者营养状况的评估

肾衰竭本身是慢性消耗性疾病，营养状况的评价主要从热量的摄入状况、体内脂肪减少情况、蛋白质含量的变化等方面进行。主要评价对患者进行营养指导产生的客观效果，纠正患者本身存在的营养不良问题和产生营养不良的行为习惯，防止透析并发症的发生。

（一）主观评价指标

评价维持性血液透析患者营养状况的主观指标以主观全面评定法（SGA）最常用。SGA 方法于 1987 年由 Detsky 率先提出，主要根据患者病史及体检等 5 个方面的情况对营养状况进行综合判断，具体包括：体重下降程度、饮食变化、消化道症状、生理功能状态、皮下脂肪和肌肉消耗程度。每个方面又分为 3 个等级：A ＝营养良好；B ＝轻～中度营养不良；C ＝严重营养不良。综合这 5 个方面的指标，结果判断为：1 ＝营养良好；2 ＝轻～中度营养不良；3 ＝重度营养不良。

SGA 方法的主要特点是简单、可靠、可重复性强，不需要复杂的实验室方法，医生和护士评价吻合率达90%以上。传统的SGA法最初应用于外科患者的营养评价，后来发现它也适用于维持性血液透析患者，能够较灵敏地反映维持性血液透析患者的营养状态，是一种早期营养不良的评价方法。但其评估方法具有半定量的特性，各部分定义含糊、没有具体的评分标准，最终的评估结果主要依据评估者的主观印象得出，不同观察者间的评估差异难以控制，降低了它的评价可信度。

1999年，Kalantar Zadeh等对SGA评价法进行改良，在传统SGA评价法的基础上，根据维持性血液透析患者的疾病特点对各个评估部分进行具体量化，使之成为一种适用于维持性血液透析患者的营养评估方法。与传统SGA评价法相比较，改良SGA评价法的可操作性与可重复性更强，更为敏感、可靠，主要包括7个方面：体重下降程度、饮食变化、消化道症状、生理功能状态、并发症、皮下脂肪和肌肉消耗程度，每部分分值均为1分（正常）～5分（严重），总分介于7分（营养正常）～35分（严重营养不良）。改良SGA评价法是维持性血液透析患者营养不良早期筛选的一种较好方法，定期SGA评估结合血清白蛋白等其他营养指标的定期检测可较全面、动态地反映透析患者的营养状况。

（二）人体测量与体重测量评价法

1. 人体测量

人体测量是评价人们营养状况的简便通用方法，血液透析患者更多采用测量臂中围及肱三头肌皮褶厚度的方法。可用公式推算出上臂中的肌肉与脂肪的面积，简便评估患者营养状况。测量及计算公式如下：

（1）上臂围（MAC）：用钢尺测量肩峰与鹰嘴连线，取中点处用皮尺测臂围。

（2）测量肱三头肌皮褶厚度（TSF）：使用皮褶厚度计和皮尺，测上臂中点上方1 cm处；厚度计压力稳定在$10 \ g/mm^2$，接触面积为$30 \sim 100 \ mm^2$。

正常值：男性8.3 mm，女性15.3 mm。

评价标准：与正常值相比，>90%为营养正常；80%～90%为轻度体脂消耗；60%～80%为中度体脂消耗；<60%为重度体脂消耗。

（3）上臂肌围（MAMC）：

计算公式：上臂肌围（cm）＝上臂围(cm)－0.314×肱三头肌皮褶厚度（mm）。

正常值：男性25.3 cm，女性23.2 cm。

评价标准：与正常值相比，>90%为正常；80%～90%为轻度肌蛋白消耗；60%～80%为中度肌蛋白消耗；<60%为重度肌蛋白消耗。

更为准确的比较方法是，患者自身测量结果与以前结果比较，并且在测量时需排除水潴留状态。

（4）上臂脂肪面积：

计算公式：上臂脂肪面积＝（上臂围×肱三头肌皮褶厚度）÷2－$\left[\pi \times\right.$（肱三头肌皮褶厚度）$^2\left.\right]$÷4。

2. 体重测量

体重测量是临床工作中较为简便易行并可重复操作、没有损伤的测量方法，可根据体重测量了解患者近期营养状况。由于透析患者普遍存在营养不良及处于水钠潴留状态，因此，临床上一般以干体重作为观察根据，标准体重仅作为比较时的参考。

（1）标准体重：

计算公式：标准体重（kg）＝身高（cm）－105。

评价标准：标准体重的 ±10% 为正常体重；低于标准体重 10% ～ 20% 为瘦弱；低于标准体重 20% 为严重瘦弱；超过标准体重 10% ～ 20% 为超重；超过标准体重 20% 为肥胖。

（2）体质指数（BMI）：根据人体实际体重与身高的计算来评价人体营养状况的指标，称为体质指数。慢性肾衰竭患者临床营养不良的评价，一般使用体质指数。

计算公式：体质指数（BMI）＝体重（kg）÷［身高（m）］^{2}。

我国评价标准：BMI 在 18.5 ～ 23.9 为正常值；BMI ＜ 18.5 为体重过低；BMI 在 24 ～ 27.9 为超重；BMI≥28 为肥胖。

（3）平时体重百分率：平时体重百分率反映现实的营养状况水平，提示前一段时间营养摄入是否足够，为下一段时间是否需要纠正营养状况做参考。

计算公式：平时体重百分率（%）＝现测实际体重（kg）÷平时体重（kg）×100%。

评价标准：平时体重百分率 85% ～ 95% 为存在轻度热能营养不良；75% ～ 85% 为存在中度热能营养不良；75% 以下为存在重度热能营养不良。

（4）体重变化率（损失率）：这是一个变化指标，根据不同时期的两次实际体重进行计算，评价在某一时段内热量的摄入是否充足。多用于评价前一段时间营养指导的效果和为以后一段时间的营养指导提供依据。

计算公式：体重损失率(%)＝［平时体重(kg)－实测体重(kg)］÷平时体重(kg)×100%

评价标准：体重损失率在 1 周内超过 2%、在 1 月内超过 5%、在 3 月内超过 7.5%、在 6 月内超过 10%，均说明患者存在热量不足的营养不良。

（三）血液透析患者营养不良评价客观指标

（1）Kt/V ＜ 1.0。

（2）PCR ＜ 1.0 g/(kg・d)。

（3）TACurea ＜ 17.85 mmol/L（50 mg/dL）。

（4）胰岛素样生长因子（IGF-1）＜ 300 μg/L。

（5）BUN、Ccr、K 异常低值。

（6）血清白蛋白（Alb）＜ 40 g/L。

（7）血清胆固醇 ＜ 3.9 mmol/L。

（8）血清转铁蛋白（TF）＜ 0.2 g/L。

（9）血清前白蛋白（PA）＜ 0.3 g/L。

（10）免疫方面检验。

（11）体重：低于标准体重的 80%。

（12）上臂围、肱三头肌皮褶厚度减少。

（13）干体重持续降低。

（四）综合性营养评估（GNA）

由于用于评价维持性血液透析患者营养状况的各指标敏感性和特异性不一，且部分营养指标的意义相近，因此，为节约有限的医疗资源，减少不必要的人力和物力，并在确保合理、准确评价的基础上，对营养指标进行筛选显得尤为必要。有研究对评价血液透析患者营养状况的指标进行聚类分析和相关分析后，筛选出 RBW、MAMC、TSF、Alb、TF 和纤维连接蛋白等指标，这些指标在评价血液透析患者营养状况中具有较好的代表性，并且相互间存在着较好的相关关系，这样可以避免临床上对过多指标的测定。2000 年，美国 KDOQI 明确提出，应同时应用 SGA、Alb、饮食蛋白质摄入（DPI）和瘦体质等反映营养状况不同侧面的指标，而不是任何一种单一的评价方法。在 SGA 评分基础上加入实验室指标制订 GNA 评分法，将 SGA 各部分与各项实验室指标均进行评分，使之具体量化，形成一种定量的营养评估方法。相关性分析表明，GNA 评分与 Alb、PA、DPI、TSF、MAMC、SGA 均具有显著相关性，总分介于 0 ～ 23 分。总分越高，营养越差，初步设定总分 <7.5 分者营养为良好，7.5 ～ 15.0 分者为轻至中度营养不良，>15.0 分者为重度营养不良。由于 GNA 将各项主、客观方法结合起来评分，而且它对各部分的定义明确，评分标准非常详细，因此是一种更全面、合理的营养评估方法，较 SGA 更加客观、可靠。

五、血液透析患者饮食管理

饮食原则：高热量、优质的高蛋白质、高钙、低磷、低盐、低钾、低脂，注意控制水分的摄入和补充适量的水溶性维生素。

（一）总热量

总热量是人体摄入的三大营养物质（包括糖、脂肪、蛋白质）氧化分解后所产生的总热能。摄取足够热量可以防止机体因消耗自身的脂肪和蛋白质而引起的负氮平衡，没有足够热量的供给，机体将分解蛋白质作为热量来源，蛋白质的消耗又会使血中尿素氮等代谢产物增高，从而增加肾脏负担，加重肾衰竭患者代谢毒素在体内的滞留。代谢产物在体内积蓄多了，会对各个脏器造成负担，最终导致营养不良。血液透析患者摄取足够的热量，是为了避免机体消耗蛋白质，防止引起负氮平衡。

国内学者认为，血液透析患者基本总热量需求是 146.44 kJ/（kg·d）［35 kcal/（kg·d）］，轻度体力活动下为 146.44 ～ 167.36 kJ/（kg·d）［35 ～ 40 kcal/（kg·d）］，分解代谢亢进的感染患者热量应达到 188.28 kJ/（kg·d）［45 kcal/（kg·d）］。糖类占总热量的 55% ～ 60%，蛋白质占总热量的 15% ～ 20%，脂肪占总热量的 25% ～ 30%。

（二）蛋白质

1. 蛋白质摄入原则

透析患者蛋白质摄入量的管理非常重要。蛋白质是组成人体组织细胞最基本的物质，蛋白质由氨基酸组成，其中 8 种必需氨基酸是人体所不能合成的，必须由外界摄取，因此，蛋白质的过分限制会出现必需氨基酸缺乏，使患者处于低营养状态，并使血浆蛋白低下，加重患者外周水肿。蛋白质摄入过多则会使血磷浓度增高，加重患者的氮质血症。由于血液透析治疗存在氨基酸等营养物质的丢失，营养不良患者血浆蛋白浓度低下时还会降低在透析治疗中对除水的耐受性。

国内学者认为，适当的蛋白质摄入量是 1.2～1.5 g/（kg·d），并且应当占总热量的 15%～20%，还应根据血磷浓度适当进行调整。

在蛋白质的摄取中，应当注意蛋白生物价的问题，食品中蛋白质种类不同，其蛋白生物价也不相同。血液透析患者在使用普通透析器进行治疗时，由于治疗本身对患者体内中分子物质的清除率低，使中分子代谢毒素在体内积蓄引发一系列临床症状。为了从源头上控制含非必需氨基酸的植物性蛋白质的摄入，应选择摄取食物中富含必需氨基酸的优质动物性蛋白质，如肉、蛋、鱼、禽、奶类，减少植物性蛋白质在体内代谢后生成的中分子物质。植物性蛋白质来源于豆类、谷物，应尽量减少豆类食品的摄入。

2. 蛋白质摄入量的计算方法

$$总蛋白质 = 1.0～1.2 g/（kg·d）× 标准体重$$

按计算得出的总蛋白质量进行饮食选择和三餐分配。

3. 对患者蛋白质摄入量的评价

评价患者蛋白质的摄入量是否合适，需从摄入食物中统计蛋白质含量，并计算蛋白质中的含氮量（蛋白质的含氮量是 16%），从尿素氮的出现率计算氮排出量，用摄入氮量减排出氮量看是否达到氮平衡。

最简便的方法是教会患者记录包括透析日在内的 3 日饮食流水账，根据实际记录内容对照饮食表，统计蛋白质含量后计算平均每日摄入的蛋白质量。

（三）糖类

1. 糖类摄入原则

糖类是由淀粉分解而来的，存在于米、面、谷物、薯、土豆等食物中。糖类在体内分解代谢的最终产物是二氧化碳和水，因此亦称为"碳水化合物"。糖类是人体所需能量的主要来源，过多摄入会增加体内脂肪储量并引起动脉硬化，过少摄入会造成蛋白质的消耗并引起负氮平衡或加重氮质血症，因此要指导患者适当摄取。糖类摄入量应占总热量的 55%～60%。

2. 糖类摄入量的计算方法

最简便的计算方法是根据患者身高得出标准体重，从标准体重计算出总热量，从总热量获取糖类需要量，再将糖类需要量按淀粉类食品量表分配到一日三餐中。

以 60 kg 体重的人为例，1 日需要总热量 8 786.40 kJ（2 100 kcal），其中糖类的摄入量不应超过 288.68 g。

3. 对患者糖类摄入量的评价

对患者记录的 3 日饮食流水账进行统计分类，对淀粉类食物进行计算，根据实际记录内容对照饮食表，计算出淀粉含量后得出平均每日摄入的糖量及产生的热量。

（四）脂肪

1. 脂肪摄入原则

脂肪在热量中占有重要的地位，1 g 脂肪彻底氧化分解产生 37.66 kJ（9 kcal）热量，它在氧化供能中产生的热量远高于糖类与蛋白质。脂肪产生的热量应占总热量的20%～30%。

近年来，长期透析患者存在的脂蛋白代谢异常引起多方关注，脂蛋白代谢异常促进了动脉硬化与心血管并发症的发生。欧洲移植学会在1987年做过调查，维持性血液透析患者的心肌梗死死亡危险度在35～50岁时是同龄健康人的20倍，55岁以上为9倍，显示了透析患者动脉硬化发展的高危性。我国透析患者心血管并发症发生率高，已经居死亡原因的第一位。因此，应积极控制脂肪的摄入量，特别是长链脂肪酸的摄入。

2. 脂肪摄取中应注意的问题

长链脂肪酸（饱和脂肪酸）来源于牛油、猪油及巧克力、冰激凌、奶油等食品中；中、短链脂肪酸（多为不饱和脂肪酸）来自鸭油、鸡油、鱼油、植物油等。透析患者摄取脂肪中含饱和脂肪酸、不饱和脂肪酸、多价不饱和脂肪酸食物的比例应为1∶1.5∶1。应尽量摄取含中、短链脂肪酸的脂类食物，减少动物性脂肪的摄取。

3. 脂肪摄入量的计算

从总热量中计算脂肪需要量，再将脂肪需要量按脂肪类食品量表分配到一日三餐中。如果患者血脂高，应适当减少脂肪摄入量。

以60 kg体重的人为例，每日需要总热量8 786.40 kJ（2 100 kcal），其中脂肪的摄入量不应超过58.32 g。

（五）水分摄入量与体重控制

1. 饮水量控制原则

疏水性透析膜的开发使患者的除水比以前更容易些，因此对透析患者水分摄入的控制有所放松。但过多的饮水量会造成患者体内水分潴留并引起心功能不全。控制水分摄入量是透析患者生活中的重要问题。

关于透析间期的体重增加，间隔1日透析应控制在患者干体重的3%以内；间隔2日透析应控制在患者干体重的5%以内。无尿患者的饮水量（包括汤、粥、饮料）为15 mL/（kg·d），有尿患者饮水量在上述标准基础上附加尿排出量。

2. 饮水量的计算方法

血液透析患者最简便的水分摄入计算方法是量出为入，有尿患者与无尿患者对水的摄入量控制限度不同，见表3-9。

表3-9　血液透析患者饮水量计算方法

无尿患者	有尿患者
出量：①粪便含水50～200 mL。②无感蒸发水量850～1 200 mL。③尿量无	出量：①粪便含水50～200 mL。②无感蒸发水量850～1 200 mL。③尿量200～1 500 mL或更多。④体内剩余水与尿量多少有关，无或者少量
入量：①内生水200～300 mL。②固体食物含水量800～1 000 mL。③饮水量500～600 mL。④不应超过15 mL/（kg·d）	入量：①内生水200～300 mL。②固体食物含水量800～1 000 mL。③饮水量为尿量+500～600 mL。④有1 500 mL尿量，可不控制水的摄入

（六）食盐摄入量的管理

限制透析患者水分摄入量的同时，应该限制食盐（NaCl）的摄入量。钠离子是细胞外的主要阳离子，吸引水分进入血管与组织间液中，不仅加重外周组织水肿，而且增加血容量使血压增高，导致心力衰竭。一些透析患者体重增长并不高却发生了心力衰竭，常与患者体内本身水液潴留及食盐过多有关。盐与水相互作用，食用 8 g 盐会吸引 1 L 水分在血液里，血容量增多给心血管系统增加了负荷，使血压增高。过高的血压，使心排血困难，引发心肌肥厚，心脏逐渐增大。同时患者盐分摄入过多，必然引起口渴，造成水分的大量饮入，使体重增加过多，造成治疗中除水量增加，给治疗带来困难。因此，限盐是控水的关键。

关于食盐摄入量，国内学者认为每日 1 g + 2 g/尿（L）。应该为患者提供食物含盐量表，劝其选用低盐饮食，如改用无盐酱油或改变烹调方法，增添其他调味料以减少食盐的使用，控制钠的摄入。

（七）钾摄入量的管理

1. 钾摄入原则

无尿的透析患者摄入过多含钾高的食物会发生心律失常，有生命危险。钾离子为细胞内的主要阳离子，参与心肌的兴奋性。正常的血钾浓度为 3.5 ～ 5.5 mmol/L，当患者不控制含钾高的食物摄入时，过多摄入的钾会在体内滞留，当血钾浓度 > 6.0 mmol/L 时，心电图可见 T 波高尖的改变，患者会出现心律失常，甚至会发生心搏停止。

国内学者认为，血液透析患者每日钾摄入量宜为 1.5 g，不应超过 2.0 g。如果每日尿量大于 1 500 mL，可以不必严格控制。

2. 控制钾过多摄入的方法

为患者提供食物含钾量表，提醒患者禁食或少食含钾高的食物。食物中，干果、干蔬菜、动物内脏、水产类含钾量较高，如 100 g 食物中的含钾量：黄豆 1 503 mg，口蘑 3 106 mg，桂圆 1 438 mg；有些食物含钾量不高但是进食多了也有危险，如草莓 131 mg，枣 375 mg，香蕉 256 mg。指导患者每日根据钾需要量查饮食量表，寻找自己喜欢的食物（或多种食物相加或相减后），再将含钾量符合每日钾需要量的食品分配到一日三餐中。

指导患者减少食物含钾量的方法，如在烹调制作时，可将生蔬菜切开洗涤、浸泡或沸水淖后再烹制，使钾丢失一部分再食用更为安全。必要情况下，患者可备降钾药物，在食用蔬菜、水果多时服用。

由于高血钾有很大的危险性，应指导患者了解高血钾的临床表现和发生高血钾的应对措施。如患者在食用较多蔬菜、水果后，发生口唇或指尖麻木、四肢无力等症状时，应及时到医院就诊，以确定血钾含量，避免发生危险。对高血钾最为有效的紧急处置办法就是依赖血液透析的清除治疗。

（八）钙、磷摄入量的管理

钙与磷是体内最多的无机盐，主要存在于骨骼和牙齿中。患者肾功能衰竭后，磷排除障碍使之滞留于血液中，引起一系列临床症状，因此，血液透析患者普遍存在钙磷代谢紊乱的问题。血磷浓度的增高不仅引起皮肤瘙痒，还刺激甲状旁腺功能亢进使激素分泌增多，造成骨钙游离出骨进入血液。血钙浓度的增高不仅导致了动脉硬化，而且钙沉积在其他不该停留的部位，如皮下、关节囊腔或组织里，会引起局部疼痛。由此，骨质因钙的流失变得疏松，易发生骨折，心血管系统因钙的沉着而受到损害。接受长期透析治疗的患者，应当注意钙与磷的摄入量，预防透析性骨病及继发性甲状旁腺功能亢进等并发症。

1. 钙、磷的摄入原则

国内学者认为，血液透析患者钙的需要量为每日 $1.0 \sim 1.5$ g，磷的需要量为每日 $0.6 \sim 1.2$ g。根据患者个体情况，鼓励患者进食含钙高的食品。应当注意的是，含钙量高的食品中含磷量也高，活性维生素 D_3 在肠道被吸收的同时，磷的吸收量也会增加。还应当注意，磷摄入量的限制又必然导致蛋白质摄入量的减少，方法不当会导致患者营养缺乏，透析患者每日蛋白质需要量为 $1.0 \sim 1.2$ g/kg，其中含磷 $920 \sim 1\,120$ mg，使患者磷摄入远远高于标准。因此，应注意食品中钙磷比例，如鸡蛋、牛奶中的钙磷比例比较低。

2. 钙、磷的摄入方法

既要保证营养又要减少磷的摄入量，除了饮食上的控制以外，督促患者在医生的指导下服用磷结合剂非常重要。我国目前使用含钙的磷结合剂较多，在饮食上已有了专门为透析患者准备的低磷奶粉。

在钙、磷的控制问题上，更为重要的是指导患者遵从治疗计划，并遵医嘱适时服用活性维生素 D_3 制剂和降磷制剂。医生会根据患者体内甲状旁腺素水平的高低调节降钙及降磷药物，维持钙磷平衡，为患者提供更适合个体状况的建议。

（九）水溶性维生素的需要量

长期维持性血液透析的患者因透析治疗丢失了水溶性维生素，特别是在血液滤过及高效透析时丢失的水溶性维生素更多。如不及时补充维生素，可出现水溶性维生素缺乏，降低患者机体抵抗力。同时，透析患者由于食欲差和饮食限制造成维生素摄入不足，加之尿毒症产生的代谢产物的毒素作用，阻碍了维生素的吸收，因此，透析患者普遍存在水溶性维生素缺乏的问题。血液透析患者每日水溶性维生素需要量见表 3-10。

表 3-10 血液透析患者水溶性维生素每日需要量

项目	需要量/mg
维生素 C	$60 \sim 100$
叶酸	>1.0
维生素 B_1	1.5
维生素 B_2	1.7
维生素 B_6	10
维生素 B_{12}	0.006

六、血液透析患者营养不良的护理干预

（一）改善食欲

导致透析患者饮食不足的原因有很多，并以不同方式、不同程度影响着维持性血液透析患者的营养状况。透析患者的营养状态直接关系到预后的好坏，因此，针对导致饮食不足的原因纠正厌食症状、改善营养状况非常关键。

应根据患者厌食的原因采取相应的措施。在排除器质性病变和透析不充分的情况下，鼓励少量多餐，并改进烹饪方式，如食物中添加醋、葱等以刺激食欲；对于胃肠运动减弱者，嘱其细嚼慢咽，少吃油腻，鼓励适当运动，必要时可使用胃肠动力药物；由于药物（铁剂、磷结合剂）副作用而严重影响食欲者，建议暂停用药或减量使用；如有合并感染，则积极治疗原发灶，控制感染；对于龋齿或不合适的假牙，动员患者修补或重新做假牙。

抑郁是影响食欲的重要因素，应帮助患者认识疾病的性质、血液透析治疗的目的和原理及饮食注意事项等，使患者对自己的病情做到心中有数，并理解透析饮食的重要性。鼓励长期透析的患者参加社会活动，保持良好的心理状态，以增进食欲。在做好患者心理疏导的同时，经常与家属沟通，为患者营造一个愉快的进食环境。

此外，充分透析改善胃肠道症状、纠正酸中毒及减轻胰岛素抵抗、减少蛋白质分解代谢，是保证摄入足够营养的基础。有研究表明，口服补充支链氨基酸可以改善老年维持性血液透析患者的食欲，增加饮食摄入，从而改善患者的营养状况。

（二）提高饮食治疗的依从性

饮食治疗是维持性血液透析患者综合治疗的重要方法之一，与治疗效果有密切关系。按医嘱合理进食，不仅可增强机体抵抗力，预防感染，减少复发，还可改善生命质量，防止并发症。从患者对治疗饮食的了解程度、饮食限制的具体内容等方面进行调查发现，肾脏病患者饮食不遵医行为的发生率为33.0%～58.3%，患者的年龄、文化程度、家庭经济水平、疾病种类、对治疗饮食的了解程度是影响患者遵医嘱行为的主要因素，健康信念模式中感知障碍与其相关。患者的依从性对临床治疗效果以及患者的健康恢复影响很大，因此，可以采取多种提高患者依从性的策略，如建立全面的健康教育体系，因人制宜，采用多种形式，强调全程教育；改善医疗服务的各个环节；建立良好的护患关系，解答特殊问题；改善家属对患者的照顾态度，加强支持系统；建立联络网（留下详细地址或电话号码），坚持持续督促等。这样不仅可提高治疗效果，防治并发症，而且有利于节约卫生资源。

（三）认知行为疗法

运用支持性心理疗法和治疗性沟通的心理干预措施，鼓励和指导患者采取积极的行为，如"注意转移法"就是行之有效的治疗方法之一。可减轻情绪障碍，帮助患者顺利度过治疗阶段，提高患者的生活质量。Sagawa等对10例慢性血透患者进行为期14周的认知行为疗法的研究发现，患者对液体摄入进行自我约束、自我强化和自我监督后，50%的患者达到了预定的液体摄入目标，该研究认为认知行为疗法能够有效帮助患者改

变他们的液体摄入行为。

（四）营养管理

营养管理包括营养推荐、口服营养补充、肠道内补充营养和透析间期胃肠外营养（intradialytic parenteral nutrition，IDPN）。维持性血液透析患者的饮食控制得当与否直接影响患者的病程、生活质量及生存率，而且饮食管理必须有患者的参与和合作，因此，经常对每位透析患者进行营养状况评估与营养管理是非常重要的。

1. 加强饮食管理

（1）对营养状况进行评估的基础上，根据患者的年龄、病史、透析情况、消化功能、饮食习惯和个体营养状况制订食谱，并由营养师督促实施。

（2）对患者的膳食摄入、营养状况及摄入不足原因进行调查后，开展以饮食营养为重点的综合性营养管理，根据患者厌食的原因制订相应的措施。采用讲座、组织"肾友会"等形式对患者进行健康教育，讲解营养要求，根据患者的体重、每周透析次数确定个体化的膳食标准，列出各类疾病不宜吃、少吃及建议多吃的食物。对患者及家属分批集中训练，使其了解常用食物的成分、膳食摄入的计算方法，教会食品交换法，让患者根据个人的膳食要求和口味，自行设计食谱。配备专门护士，负责饮食登记和计算，评价患者饮食配合程度，及时寻找摄入不足的原因，并针对问题制订相应的措施。

（3）口服补充营养素也可以改善患者的营养状况，血清白蛋白（ALB）浓度、血清前白蛋白（PA）浓度、SGA 平均分、BMI 和干体重等均会有所改善。

（4）在保证充分透析和对症药物治疗的前提下，实施饮食自我护理。帮助患者认识饮食自护的重要性，控制每日的进食量和进水量，并具体分配至每餐的进量；结合病情和患者的饮食喜好建议应多吃、少吃和不宜吃的食物；建议食物的烹饪制作方法；指导患者记透析日记等。

2. 肠道内和胃肠外营养

一项对维持性血液透析患者的回顾性调查分析肠道管饲饮食对维持性血液透析营养不良患者的疗效及并发症，发现治疗后血清白蛋白较治疗前有明显提高（$P = 0.04$），但普遍发生低磷酸血症，故使用肠道管饲饮食需密切监测血清磷酸盐的水平。对 7 位常规血液透析患者分别使用和不使用胃肠外营养治疗并检测蛋白质－能量平衡状况，结果表明，使用 IDPN 者机体蛋白质合成、前臂肌肉蛋白质合成都有很明显的增加，而机体蛋白质分解作用则显著降低。对 24 名营养不良的维持性血液透析患者给予 IDPN，发现 IDPN 能显著增加维持性血液透析营养不良患者的体重和血清白蛋白，但其副作用有超重和高血糖症，所以，仍需要长期的临床试验来评价 IDPN 在营养不良透析患者中的作用。

3. 药物治疗

促红细胞生成素在纠正贫血的同时改善血液透析患者的营养状况，推测机制是促红细胞生成素能够使消化的蛋白质更好地被利用，从而显示合成代谢的效果。肉碱是促进长链脂肪酸氧化的营养素，具有抗氧化的作用。给维持性血液透析患者补充肉碱，患者的血红蛋白、血浆总蛋白、血清白蛋白、血清转铁蛋白浓度均有不同程度的增加，可能与肉碱可改善食欲、使营养摄入增加、脂肪利用增多有关。肉碱还能显著提高合用的促红细胞生成素的疗效。

4. 其他

改进维持性血液透析患者的透析用水和循环管路的构造，采用超纯水透析和透析用水循环管路无死腔构造，能改善患者体内的炎症和氧化应激状态，血红蛋白、血清白蛋白、血清前白蛋白等营养指标也有明显提高，因此，提高透析用水微生物学质量可以明显改善维持性血液透析患者的营养状态。

目前，对透析患者营养不良的管理中，最有效的方法仍不明确，几乎没有完整的随机对照实验能确切地证明任何一种治疗方法的效果，迫切需要开展大规模的随机对照试验以探索治疗透析患者营养不良的有效方法。国内外许多学者报道过维持性血液透析患者的营养状况评价与分析，但多数研究或是从生理角度来评价维持性血液透析患者的营养状态、分析营养不良的影响因素、实施营养管理，或仅对维持性血液透析患者心理状况、社会支持等进行评价和干预。而疾病的发生与发展是一个病理生理过程，也是一个复杂的心理过程，因此，应选择合适的营养评价指标（包括主观和客观指标）尽早评估维持性血液透析患者的营养状况，筛查出营养不良患者并全面找出导致营养不良的因素，使用这些评估资料对营养不良患者实施综合性的、系统性的干预。

（鲁鹏）

第七节　血液透析的饮食指导

一、血液透析诱导期的饮食

（一）蛋白质

此期患者的饮食从严格的蛋白限制，逐渐移行为自由饮食。蛋白质摄取量从 $0.5 \sim 1.0 \, g/(kg \cdot d)$ 逐渐增加到 $1.2 \sim 1.5 \, g/(kg \cdot d)$。导入透析后之所以能够增加蛋白质摄入量是因为：①蛋白质代谢产物可以通过透析排出体外；②透析时会丢失一定量的蛋白质和氨基酸；③透析本身有促进蛋白异化作用，造成氮的负平衡。

（二）热量

大多数患者透析前都有不同程度的食欲减退，都伴有恶心、呕吐、进食量少、热量不足。开始透析治疗后，经过超滤、多数患者很快食欲改善，食量增加，并可摄取高热量膳食。透析患者比健康人需要更高的热量，安静状态下每千克体重每日需 $(1.5 \sim 1.9) \times 10 \, J$，使干体重逐渐增加、体力恢复。为了尽快恢复体力，应该多吃高热量食物，透析中可以进食一次，含钾多的食物最好在透析前半小时吃。脂肪的热量是糖类和蛋白的2倍多，但要注意增加不饱和脂肪酸，以便减少发生动脉硬化的危险。

（三）钠和水

诱导期对少尿、无尿、水肿、高血压和心力衰竭的患者，应限制钠和水。随着透析后水肿消退，高血压和心力衰竭好转，钠和水逐渐放宽。

透析治疗开始后进水量应接受医生指导，遵守规定的进水量。可允许进水量为每日排尿量加 500 mL。判断水分限制的最好指标是体重的变动，两次透析间期体重增加应控制在 1.5 kg 以内为宜。盐过多引起口渴，能增加饮水量。限制盐就可以自动减少饮水量。

二、血液透析期的饮食疗法

透析治疗开始后，饮食限制可以比保守治疗期适当放宽。患者在饮食上遇到的困难减少，食物由单调乏味变得美味可口，离正常人的生活更接近了。

1. 透析患者饮食疗法的基本目的

（1）要增强患者的体力，适应和增强日常生活和社会活动能力。

（2）摄取的蛋白质在质和量上，即要维持氮平衡和防止蛋白质缺乏，又要尽可能减少蛋白质代谢产物的蓄积。

（3）调节水、电解质平衡，保持干体重状态，配合透析治疗。保持体液中电解质、钠、钾、钙、磷正常化。

2. 透析饮食的标准

透析饮食专门为规律透析患者（每周透析 1～2 次）制订的。但也可以自由饮食。透析饮食包括两个方面。

（1）营养管理：蛋白质的量和质、热量、维生素和矿物质、微量元素。

（2）水、电解质管理：水、钾、钠、钙、磷等。

透析饮食的标准见表 3-11。

表 3-11　透析饮食的标准

食品成分	摄取量	注意事项
热量	（1.47～1.88）×10 J/kg 糖类占 40%～50% 脂肪占 30%～40%	避免热量不足和减肥
蛋白类	每周 2 次透析 1.0 g/kg 每周 3 次透析 1.2～1.5 g/kg	2/3 为含必需氨基酸多的高生物价动物蛋白质
食盐	每周 2 次透析 3～5 g/d 每周 3 次透析 5～8 g/d	尿少、水肿、高血压和心力衰竭时严格限制
钾	<1 300 mg/d（根据排泄量）	高钾血症，使血清钾保持在 5.5 mmol/L 以下
磷	<800～900 mg/d	与蛋白摄入量相关

续表 3 - 11

食品成分	摄取量	注意事项
水	进水量 - 尿量 + 500 mL； 透析间期体重增加： 每周 2 次 < 2.5 kg， 每周 3 次 < 2.0 kg	除饮用水外还包括饭菜及各种固体食物和药物所含的水
维生素	补充维生素 B 族	防止维生素缺乏

（鲁鹏）

第八节　血液透析的康复护理

维持性透析患者对待疾病和生活的态度，取决于患者良好的心理状态和医护人员的帮助、指导和教育。医护人员应指导他们在透析这个漫长或终身的治疗中摆脱困境，消除心理负担，掌握透析自我护理的基本知识和方法，使他们尽快进入透析的"康复"。当然，透析患者的"康复"与通常疾病病愈以后的康复有不同的含义。

对一个透析患者而言，治疗的目的已不再是延续生命，他们需要活得更有意义，并且拥有更好的生活品质，这也是我们全体血液净化专业技术人员要努力和奋斗的目标。有学者提出，对于一个维持性透析患者的生活质量评定用"康复"一词加以概括，这是透析领域的一大进步和发展，也是衡量医疗质量和护理质量的一个重要标志。

一、康复护理内容

透析患者的康复包括医学（身体）方面、心理学方面与社会方面、职业康复三方面的内容。

（一）医学（身体）康复

透析患者的医学（身体）康复包括患者自我感觉良好，不存在尿毒症状态及透析引起的各类并发症。

经过医护人员的积极治疗，特别是通过充分的透析疗法后，疾病有了很大的转归，如尿毒症引起的电解质紊乱、水钠潴留、贫血、食欲减退等基本症状有了改善，除了存在少尿或无尿现象及生化指标的异常外，患者的感觉如同正常人。患者病情稳定及对治疗依从性提高，以及优良的透析技术和护士的认真监护和护理等，减少了透析引起的各类并发症，这可称为尿毒症透析患者医学（身体）方面的康复。有了以上的基础，患

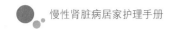

者社会生活完全自理，可以如同正常人一样从事工作，并具有一定的运动体力。

（二）心理、社会康复

良好的治疗使患者对生活充满了信心，患者的心理状态好，不存在疾病压力，认为自己不是残疾人。疾病的康复使他们具有参加工作的体力，能感受工作的乐趣，为自己的劳动创造价值而高兴，并能消除依赖、悲观的情绪，患者可以经常参加一些社会和社交活动，了解社会，融入社会。

（三）职业康复

透析患者重新走上工作岗位，具有同正常人相同的工作权利。职业康复不但能改善患者的情绪和心理状态，更能调节情操，有利于疾病的治疗。

职业康复的优点：从患者和家庭的角度来看，增加了经济收入，改善了生活条件，再次融入社会体现了自我价值，心理上更接近正常人。笔者所在的透析中心，有些维持性血液透析的患者已依赖血液透析数十年，但仍旧继续工作。个别患者在工作岗位中多次得到晋升；有的患者一边做血液透析一边工作，如电脑程序员将电脑带到透析机旁，一边做血液透析一边编制新的软件；有的患者上午上班，下午三四点来透析，减少对工作的影响。对透析患者的生活质量进行调查发现，职业康复的患者心态比较好，遇事比较理智，很少与他人发生冲突，且透析过程中并发症的发生率较低。

二、康复护理条件

（一）医疗是保证

随着医疗技术的进步和医疗制度的改革，近几年终末期肾衰竭患者的治疗有了很大的保证。同时，医护人员积极、热情的态度，良好舒适的治疗环境也直接提高了患者的生活质量。

（二）家属的支持、理解和鼓励是患者的精神支柱

尤其是在疾病的早期，患者对疾病缺乏足够的认识，有一定的心理负担，家属在早期就应配合医护人员对患者进行积极地疏导或承诺，使患者在疾病的早期心理状态稳定，能够积极地进入角色，使疾病早日康复。同时，家属应做好长久的心理准备，当发生病情变化或疾病对家庭造成一定影响时，应理智对待，避免出言不逊，给患者带来伤害。由于社会的进步，老年血液透析患者的生存率明显提高。20世纪80年代，70岁以上的患者是血液透析的禁忌者，但是目前，各大血液净化中心老年维持性血液透析患者占比达到50%～65%。据临床观察，家庭的支持是维持性透析患者得以长期生存和提高生活质量的关键。

（三）经济是基础

由于对肾功能衰竭患者实施血液透析或腹膜透析（如果患者今后实施肾脏移植手术，仍需终身服用抗排异药）是一项终身的治疗，往往造成家庭经济负担加重。在没有实施医保政策前，患者因为经费问题不能得到充分的治疗，如有些患者应每周进行2～3次的血液透析，却只能每周透析1次，血液滤过因价格问题无法继续；有些患者因为经费原因停止了治疗；等等。患者与家属的心理上背上了沉重的包袱，常常为经费而苦

恼，所以根本谈不上透析的充分性和提高维持性透析患者的生活质量。2000年，我国大多数城市实行了医疗制度改革，对农村患者又实施了新农合医疗保险，并对维持性血液透析患者实施了减负政策，这些直接提高了患者对疾病的治疗信心，提高了患者的生活质量。

三、康复护理指导

（一）心理护理和自我管理

血液透析患者的生活与常人不同，他们要与机器"捆绑"在一起，依赖机器，并依赖医疗程序，依赖医务人员；生活上他们要控制饮食，并按时服用药物等；他们大多失去工作，收入减少，预期寿命降低，性功能减退。这些都使他们压力增加。这类患者常见的心理反应如：持续存在的抑郁情绪、睡眠紊乱、食欲减退、绝望感、性功能减退，甚至自杀；担忧只能通过血液透析来维持生命，紧张透析过程中可能出现的痛苦；焦虑医疗费用昂贵，给家庭带来过重的经济负担；等等。具体表现为意志消沉、心情沮丧、烦躁易怒、睡眠障碍、食欲下降、性欲下降、社交退缩、活动减少等。

（1）应根据患者的个性和生活条件选择最适合患者的治疗方法，如独立性和自制力强的患者可选择居家血液透析或腹膜透析；对于心理脆弱、容易出现高危现象的患者，应严密监护。

（2）鼓励患者参加各种"肾友会"或接受医护人员的培训和健康教育，了解疾病的治疗手段，了解疾病治疗的国内、国际进展，提高患者对疾病治疗的信心，提高主观能动性。

（3）加强患者之间的交流和沟通，特别是与长期生存患者或疾病后情况良好的患者进行交流，吸收他人的经验并增加信心。

（4）对男性患者，应早期告知患者疾病会导致阳痿，阳痿症状的出现并不是男子气概的消失，而是疾病的一种常见并发症，早期告知会降低患者的心理压力；可在适当时机对已婚、年轻患者进行性生活的指导和教育，国外不少医疗机构对维持性血液透析患者性功能减退进行个别辅导和培训，如在提高透析充分性的前提下，提高性生活的频率和质量，增加性生活的和谐程度，提高生活质量。

（5）血液透析患者是一个特殊的群体，由于长期被慢性疾病折磨，往往身心受到严重伤害，大多数患者存在消极、悲观等思想。这就需要血液透析专业人员拓宽心理学知识，对患者和家属进行心理技能培训。作为一个合格的血液透析专业护理人员，要学习社会心理学、伦理学等其他相关知识，掌握患者的心理需要和心理规律，结合基础知识与临床经验，针对不同层次的患者给予不同的心理护理，降低患者的不良心理因素，积极地对待疾病，树立战胜疾病的信心。当患者出现压抑、焦虑等情绪时，应及时与家庭成员或亲密朋友进行沟通和交流，与医护人员沟通，可将内心的感受表达出来，以减轻心理压力。

（6）鼓励患者发挥主动性、积极性，开发患者的内在潜能以应对疾病及不良情绪；鼓励患者重返工作岗位，提高患者的幸福感；医护人员要和患者建立良好的医患关系，互相帮助，实现治疗目标，提高患者满意度。

（7）音乐是治疗情绪失控的良好手段。当心情烦躁时，可听些优美、轻柔的音乐，将烦躁情绪宣泄；当情绪悲伤或低沉时，可听些激扬、令人振奋的音乐；当不能入睡时，轻音乐会促进睡眠。

（8）积极参加联谊活动，如"肾友会"、郊游等，开阔心胸，多吸收一些信息并扩展自己的生活圈。

实际上，一部分患者随着症状的逐渐好转，心理问题会逐渐减少。鼓励患者从患病的困境中走出来，让患者知道随着医学技术的发展，尿毒症患者的治疗技术会不断提高，生活质量会不断得到改善，患者可以长期存活，并得到康复。

（二）加强与患者及家属的沟通

医护人员应利用语言这个最原始、最简单、最美好的方法与患者和家属进行交流。首先应了解患者的基本情况（包括家庭结构及家庭角色、婚姻状况、学历、所在单位及在单位的角色、患者的生活习惯等，注意保护患者隐私），转变患者对治疗的态度。当患者出现不良情绪时应进行心理疏导，必要时邀请家庭其他成员或患者的亲密朋友一同进行疏导。讲解有关疾病与透析方面的常识，提高患者对疾病的认知，使患者对现代医疗水平充满信心，提高依从性，调整心态，积极配合治疗。在透析患者中经常举行"肾友会"，举行各种类型的讲课，指导患者饮食控制、血管通路的自我护理以及怎样防止透析过程中并发症的发生等。同时，请患者或家属登台演讲，谈谈患病后的感想、自我护理以及家属对患者的呵护和帮助。医护人员可开展对有关疾病的知识进行考核或竞猜的活动。

在我国，家庭腹膜透析的治疗培训已逐渐规范，患者和家属通过系统、规范的护理培训，考试合格后转为家庭腹膜透析时，由医护人员将患者送到家中，安排治疗环境，指导家庭腹膜透析的护理，如患者在家庭治疗中发生并发症，医护人员随时上门进行指导和诊治。据2012年、2013年欧洲血液净化护理会议报道，家庭血液透析在发展，规范家庭血液透析的培训、指导是当前血液净化护理的方向。

（三）建立良好的护患关系，形成合作同盟

随着时间的推移和医护人员的积极努力，患者的疾病得到了控制，特别在接受正规的透析治疗4～6周后，患者食欲改善，贫血被纠正，多余的水分得到清除，脸色逐渐红润，如同正常人，有人将这个时期称为透析的"黄金阶段"。患者的情绪随着疾病的改善逐渐稳定，医护人员应加强宣教，鼓励患者，让患者看到光明，患者也会从心底里感谢医护人员的治疗和帮助，并达成合作联盟。笔者在自己的工作实践中深深体会到：不少患者刚刚开始血液透析时，脾气暴躁，甚至谩骂医护人员和家属。但通过一个阶段的治疗后，患者的脾气有了转变，逐渐尊重医护人员，听从医护人员的指导，当有些患者不配合治疗时他还会主动对其进行劝说。有的患者在过生日时，会主动与医护人员分享生日蛋糕；有的患者在接受透析治疗的周年日会准备巧克力等以示对医护人员的感谢。医护人员可准备礼物回赠患者（如送鲜花、生日卡，老年患者可送上表示长寿的小礼品等），建立良好的护患关系，患者心情舒畅，为疾病康复和重新走上工作岗位提供了基础。

（四）提高透析质量，鼓励患者提高对生活的信心

医疗技术是患者透析质量提高的基础。透析过程中要倾听患者的主诉，尊重患者的

意愿，合理使用各种药物和辅助治疗，预防透析过程中各类并发症的发生；血液透析用水质量的监控、透析机的超滤性能、动静脉内瘘的护理和穿刺水平、腹膜透析感染率等，均体现透析技术水平，直接影响患者的康复；对维持性血液透析患者除充分的血液透析外，可开展血液滤过治疗，减少远期并发症的发生；积极治疗贫血是患者提高活动能力和生活质量的关键；积极指导、支持与帮助患者走出家庭—医院的循环圈，回归社会，做力所能及的工作，提高患者对治疗的信心。

（五）营养管理

营养管理的目的是通过饮食治疗，既满足患者营养需要，又不超出其排泄能力。营养管理的意义：合理的营养可以降低因营养不良造成的急慢性并发症，降低感染率，降低心血管并发症和透析中急性并发症的发生，同时能提高患者的免疫力，提高患者的自我约束能力，提高慢性透析患者的生命质量。

（六）血管通路的自我维护和护理

医护人员应指导患者对血管通路的自我护理，在操作过程中减少患者的痛苦，努力提高穿刺水平及护理水平。

（七）患者家属的积极配合和支持

维持性透析患者家属的职责主要是及时与医护人员沟通，合理配制饮食，督促卫生情况，理解、同情、鼓励患者保持良好心态。根据临床多年观察，患者的背后如果有一个关心他、爱护他的温馨家庭，他的生活质量就较好；反之，如果患者无人关心、生活上少人照顾、没有理解和同情，他的身心将受到创伤，心理压力过大，往往表现为水分增长过多，营养状况差，贫血不能纠正，患者的自我约束力下降，有时会出现过激的语言和行为。

（八）指导患者动静结合

静是基础，包括身体的休息和心理上的平衡；动是辅助，指导患者按照肾功能、心脏功能的情况以及自己的感觉选择适当的文娱、体育和社会活动。运动对维持性血液透析患者的好处在于：①适当的、不过劳的运动可以减少骨钙流失，防止肌肉萎缩，使骨骼肌肉强壮，增加力量和灵活性，给患者的生活带来活力，提高患者生活质量。②适当的有氧运动可以改善睡眠，缓解紧张情绪，减轻焦虑，预防抑郁，放松心情。③适当运动可以提高机体免疫功能，增加机体抗病能力。④适当运动有助于控制体重、血压、血糖，减少脂质在体内蓄积，改善健康状况，减少心血管并发症。⑤运动能增加心肺功能，提高活动耐受能力，提高神经系统的调节能力。⑥适当的运动和社会活动能使患者的身心得到平衡，有利于治疗，有利于全身心的健康，有利于维持性透析患者的康复。

四、康复护理进展

国外有文献报道，以"5E"为中心的康复计划有助于维持性腹膜和血液透析患者的康复。国内文献尚未见系统报道。

"5E"康复护理包括：教育（education）、鼓励（encouragement）、锻炼（exercise）、工作（employment）、评估（evaluation）。

（1）教育（education）。健康教育主要指教育患者及其家属进行自我护理，这是提高维持性血液透析患者生活质量的重要手段，包括教育内容、教育方法、教育计划制订与实施的注意事项。在医护人员进行宣教的同时，应强调患者的积极参与，如现场或电话咨询、主动收看和阅读有关卫生保健方面的节目和书籍，使教育能以互动的形式进行，以大大提高效率。

（2）鼓励（encouragement）。鼓励是心理护理的重要组成部分。应激励患者树立战胜疾病的信心和希望，帮助他们摆脱沮丧，调动各方面的力量持续地给予患者鼓励。鼓励的力量主要来自患者本身，患者能主动说出自己的内心感受，尤其是向医护人员及亲人诉说，从而让大家共享快乐和排忧解难。鼓励患者正确面对现实，重拾病前的兴趣爱好，走进社区和其他公共场所，忘却疾病的烦恼。在充分关爱的同时，应多鼓励患者学会自我生活的能力。

（3）锻炼（exercise）。体育锻炼能改善肌肉的活动功能及提高有氧活动能力，可更有效地控制血压、降低血糖、提高透析效果、提高患者神经系统的敏感度、改善患者的心理状况等。因此，可以说体育锻炼是透析患者实现社会回归的必由之路，医护人员要加强对运动疗法的健康教育。专家推荐的最佳方案：每次运动持续30分钟，每周4～6次；以出现轻度气喘、疲乏及出汗为运动充分的标准；心率不超过最大心率的70%；运动开始及结束前应有不少于3分钟的热身及放松活动。应注意的是：任何运动方案的制订都应做到个体化，并征得理疗师及肾科医生认可。当患者出现感染、严重心血管病变、高血压不能控制、体能状况变坏、不合作以及运动可能加重关节或骨骼病变等情况时，禁止锻炼。

（4）工作（employment）。重新参加工作有利于患者获得更好的生活质量，具体表现为：①减轻患者郁闷、沮丧的心情，消除与社会的隔离。②通过工作增加经济收入。③增强自信心及肯定自我价值。当患者的病症得到了改善、生活自理和体力活动能力增强时，应积极鼓励患者重新回到工作中去，尤其是年轻的患者。

（5）评估（evaluation）。评估是成功的康复护理计划中一个必不可少的部分，贯穿于康复护理的始终，包括目标评估、实施评估和效果评估三部分。效果评估可采用肾脏病康复自我评估系统来评估，包括近期疗效评估和远期疗效评估两种。

近期疗效评估包括：①对治疗护理方案的依从性；②自我护理情况；③体力活动情况；④机体功能状态；⑤精神及情感的健康状况。

远期疗效评估包括：①患者生存率及生活满意度；②独立生活能力；③工作能力情况；④医疗费用情况。根据评估的结果，判断患者的康复程度，找出要解决的护理问题，修订康复护理计划。

以"5E"为中心的康复护理将自我管理的中心理念贯穿于康复的整个过程，充分体现"以人为本"的人性化管理，并且通过它把5个环节有机地结合在一起，使透析治疗的意义得到更充分的体现。同时，我们应认识到血液透析患者的康复不仅仅取决于医护人员，还需要家庭、社会的理解和支持，只有这样才可能让患者真正回归社会。

（鲁鹏）

第四章 慢性肾脏病腹膜透析的居家护理

第一节 腹膜透析技术

一、腹膜透析的概念

腹膜透析（peritoneal dialysis，PD）是利用腹膜作为半渗透膜的特性，通过重力作用将配制好的透析液规律、定时经导管灌入患者的腹膜腔，由于在腹膜两侧存在溶质的浓度梯度差，高浓度一侧的溶质向低浓度一侧移动（弥散作用），水分则从低渗一侧向高渗一侧移动（渗透作用）。通过腹腔透析液不断地更换，以达到清除体内代谢产物、毒性物质及纠正水、电解质平衡紊乱的目的。

二、腹膜透析的原理

腹膜透析的基本原理是利用腹膜作为透析膜，把灌入腹腔的透析液与血液分开，腹膜有半透膜性质，并且具有面积大、毛细血管丰富等特点，浸泡在透析液中的腹膜毛细血管内的血液与透析液进行广泛的物质交换，以达到清除体内代谢产物和毒物及纠正水电解质、酸碱平衡失调的目的。在腹膜透析中，溶质进行物质交换的方式主要是弥散和对流，水分的清除主要依靠提高渗透压进行超滤。

三、腹膜透析分类

（1）持续性非卧床腹膜透析（continuous ambulatory peritoneal dialysis，CAPD）：即每天更换腹膜透析液 3～5 次，每次放入透析液 1 500～2 000 mL，透析液日间留腹时间为 4～8 小时，夜间留腹时间为 10～12 小时。

（2）间歇性腹膜透析（intermittent peritoneal dialysis，IPD）：即每袋腹透液分 2～4 次放入腹腔，每次停留 0.5～1.0 小时后放出。

（3）日间不卧床腹膜透析（day-to-day ambulatory peritoneal dialysis，DAPD）：透析剂量可与 CAPD 相同，但透析只在日间进行，夜间排空腹腔。

（4）自动化腹膜透析（automatic peritoneal dialysis，APD）：即采用计算机程序控制的自动循环腹膜透析机与患者腹透管路连接，持续透析 8～10 小时的自动化操作模式，不需再更换透析液。患者可选择白天自由活动，夜间行腹膜透析治疗，方便个人的工作需求与安排。

四、腹膜透析的适应证及禁忌证

（一）适应证

（1）急性肾功能衰竭。

（2）慢性肾功能衰竭。

（3）急性药物和毒物中毒急救。

（4）水、电解质失调和酸碱平衡失调。

（5）高尿酸血症。

（6）充血性心力衰竭。

（7）急性胰腺炎。

（8）严重高胆红素血症。

（二）禁忌证

1. 绝对禁忌证

（1）腹膜粘连纤维化或缺损。

（2）胸腹腔相通。

（3）严重慢性阻塞性肺疾病。

（4）新近腹部手术、造口或引流。

（5）全身出血倾向。

2. 相对禁忌证

（1）疝气。

（2）全身血管性疾病，如多发性血管炎综合征、全身性硬皮病、严重的动脉硬化症等，均会降低腹膜透析效能。

（3）腹部容积减少、妊娠、肿瘤或多囊肾。

（4）不能摄取足够的蛋白质和热量者。

（5）不能配合操作者，如精神病患者。

（6）腹压增高。

（7）严重肥胖，由于重度肥胖者皮下组织很厚，使透析管植入相当困难，而且透析液容易渗漏。

（8）肠或尿路造瘘术，这两种状况会增加腹膜感染的危险性，这些患者应避免腹膜透析。但在患者不能行血液透析时，可以进行腹膜透析，关键是要将透析管的皮肤出口和造瘘口隔开。

五、腹膜透析置管术护理

（一）腹膜透析置管术

腹膜透析置管术是选择最适当的腹膜透析置管点，准确将导管腹腔段末端置于膀胱直肠窝或子宫直肠窝的技术。建立通畅的腹膜透析通路是进行腹膜透析的首要条件。

（二）术前护理

（1）向患者及家属讲解手术的必要性、手术过程及可能出现的情况，签署手术同意书，缓解患者的紧张情绪，争取患者的配合；同时向患者强调培训的重要性，要求患者及家属参加培训。

（2）初步确定手术时间安排。

（3）在患者决定选择腹膜透析后，护理人员通过视频教学及面授的方式进行一对一的指导，帮助患者和其家人了解腹膜透析的操作流程和用物的准备。发放腹膜透析相关图文资料，为后续患者能尽快地掌握腹膜透析操作奠定基础。

（4）保持大便通畅，饮食宜选择清淡易消化的半流质或软食；肠道准备不理想者，手术前6小时给予清洁灌肠。术前禁食8～12小时、禁饮4～6小时。

（5）采集血样，包括感染四项、凝血功能、血型，以及完善胸片、心电图等检查，了解血压近况。

（6）术前1天，剪指（趾）甲、洗头、擦浴或沐浴以保持全身皮肤清洁。手术部位按照常规备皮。范围由剑突下至大腿上1/3处，两侧至腋中线，剃阴毛，清洗肚脐。医生做好手术部位标记（做标记时患者取坐位、避开瘢痕、腰带、脂肪和皮肤皱褶及着装受力点），为第2天的手术做好准备。

（7）入手术室前排空大小便，有尿潴留者置导尿管。

（8）术前30分钟遵医嘱使用抗生素以预防感染。

（三）术后护理

（1）术后平卧6小时后，卧床休息24小时，避免用力咳嗽、排大小便等增加腹压的动作，术后第2天根据患者情况行室内活动，术后第3天根据患者伤口情况增加活动。保持大便通畅。

（2）术后观察伤口有无漏液或出血、有无腹痛，引流液的量、色、透明度，患者的生命体征变化等；准确记录尿量及超滤量；体重及水肿的增减和消长情况；伤口敷料等。

（3）术后创口在第1天、第2天进行连续地首次和第2次换药，经过首次及第2次换药后，间隔3天再换药，可以使创面肉芽组织有生成的时间，提供稳定局部组织生长的环境，从而促进创口愈合。

（4）手术后医生会根据患者的情况，拟定合适的腹膜透析方案。建议在术后2周后进行腹膜透析。若需立即进行透析，建议在卧位下或用腹膜透析机进行，每次灌入量500～1000 mL，根据患者耐受情况逐步加至2000 mL。

（5）术后6周内宜擦浴；6周后可用人工肛袋保护出口处淋浴，出口处避免浸泡在水里，淋浴时透析管方向保持向下，避免水沿腹膜透析管逆向流入隧道造成隧道内感染；洗澡后用干净毛巾轻轻擦干周围皮肤，再用生理盐水清洗，最后用无菌纱布覆盖出口处。

（6）严格把好无菌关。

1）术后腹膜透析液内加用抗生素及肝素等药物，应严格遵守无菌操作，戴消毒手套，需两人共同操作，药物瓶口、透析液短管加药口需连续消毒 2 次。

2）保持进行透析的环境清洁和光线充足，避免灰尘飞扬，避开通风口，病室每天紫外线消毒 1 次，入室换鞋，透析用具保持清洁，专人专用。

3）透析所用物品必须按要求灭菌、消毒、清洁。

4）操作前护士按规定戴帽、口罩，认真洗手，分离和连接各种管道前要注意消毒和严格无菌操作，每次操作完毕，将用物归位，污物及时清理。

（7）透析液输入腹腔前要干加热（恒温箱）至 37 ℃，透析过程中灌注透析液的速度不宜过快。

（8）做好每天的透析记录，内容包括透析液的放入、保留和放出时间；透析液的浓度、进液量；透出液量；透析过程中所加的药物。计算每天的超滤量，观察透出液的颜色及患者生命体征变化。

（9）医务人员在给患者做腹膜透析的过程中，指导并演示操作过程，同时拟定培训计划，在住院期间，分步骤地指导患者腹膜透析的操作，帮患者和家人尽快熟练地掌握此操作。

术后住院期间，患者及家人的主要任务就是要熟练操作腹膜透析换液，熟悉居家腹膜透析的注意事项及护理要点，为患者以后居家腹膜透析的安全顺利进行做铺垫。

六、居家腹膜透析

（一）居家腹膜透析需要准备的用物

（1）环境上要求最好是独立的专用房间，保持通风、干燥、阳光充足，勿养宠物。做好专用房间的清洁及消毒工作。注意：

1）操作前禁止打扫卫生，房间用紫外线灯消毒至少 30 分钟。

2）打扫卫生后，关闭门窗消毒 30～60 分钟。

3）潮湿天气每天加强消毒 1～2 次。

（2）装置紫外线灯管。紫外线灯安装及使用要求：每 16 m^2 需要安装 30～40 W 紫外线灯管 1 支。每天消毒 2～3 次，每次 30 分钟以上。

（3）室内设 2 个专用操作柜，一个存放无菌物品，如无菌纱布、医用口罩、碘附、碘附帽、镊子、一次性肛袋（洗澡时贴上保护短管及出口处）、弹力胶布等；一个存放腹膜透析日记、弹簧秤、引流夹、血压计、体温计、腹带等。

（4）准备恒温箱以保存透析液（温度在 37～38 ℃）、输液架（以便操作时悬挂透析液）、体重秤、垃圾桶、洗手液、抽纸、小桶（腹膜透析换液时放置引流废液袋）。

（二）腹膜透析换液操作

（1）环境及个人准备。

1）操作前半小时勿打扫房间，保持房间干燥清洁。

2）擦桌子：用 84 消毒液（Ⅱ型，含氯量 5.0%）或乙醇擦拭桌面。

3）洗手。

4）戴口罩。

（2）检查透析液。

1）检查透析液浓度、温度、有效期。

2）撕开外包装袋。

3）检查透析液内是否有沉淀物。

4）检查内包装袋是否渗漏，拉环及空袋是否完好无损。

5）称重并记录。

6）将透析液袋挂在输液架上，空袋放在地上干洁的空桶中。

（3）连接透析管路。

1）拉开新透析液管路上的拉环。

2）拧开透析短管上的碘附帽。

3）将短管与透析液管路迅速对接并拧紧。

（4）引流。打开连接腹部透析短管的滚动夹，将腹腔内的透析液排入空袋中。

（5）排气。

1）关闭透析短管的滚动夹。

2）将蓝夹子夹在出液管路上，确认滚动夹是关闭的，将绿色折断塞折断。

3）打开蓝夹子，排尽入管路中的空气，夹闭出液管路。

（6）灌入。

1）检查入液管路中无空气后，打开透析短管上的滚动夹，将透析液灌入腹腔。

2）灌入完毕，将透析短管上的滚动夹关闭。

3）用蓝夹子夹闭入液管路。

4）确认入液管路、出液管路及滚动夹均是关闭的，查碘附帽的有效期和包装无破损后，打开碘附帽的包装。

5）取下透析液管路，取出碘附帽，盖在透析短管的接口处拧紧。

6）收好透析管。

（7）检查放出的腹透液是否澄清。

（8）称重并记录超滤量。

（9）操作中的注意事项：

1）地面每日用1∶150的84消毒液（Ⅱ型，含氯量5.0%）擦拭2次。

2）紫外线灯空气消毒每日2次，每次30分钟以上。

3）紫外线灯消毒后开窗至少5分钟。

4）每周用95%乙醇擦拭紫外线灯管1次。

5）紫外线灯管使用1 000小时后应及时更换，以免影响消毒效果。

6）换液时应关闭门窗及电扇，操作台避开空调出风口处。

7）换液时无关人员禁止进入透析的房间。

8）任何时间都禁止儿童及宠物进入透析的房间内。

9）发现腹膜透析袋破损，应立即停止换液，关闭短管开关，用碘附帽封管后重新更换腹膜透析液。必要时前往医院检查处理。

10）操作过程中触碰短管接口处，应立即用碘附帽封管后前往医院更换短管。

11）发现外接短管渗漏，立即停止操作，关闭短管开关，用蓝夹子夹闭渗漏点的近腹端。立即前往医院更换短管，更换前不得再进行换液操作。

（三）正确填写居家腹膜透析日记本

（1）日期的记录必须要准确。

（2）体重需在相同的条件下测量：①早上排空二便；②相同重量的衣服（厚薄要相等，一般只穿内衣裤称重）；③脱鞋；④不吃早餐。

$$实际体重 = 磅出体重 - 腹透液的重量 - 衣服重量$$

（3）血压每天测量2次，早上未服药前的血压（早上起床不活动、睁开眼睛立即测量血压）记录在左边；服药后2小时的血压记录在右边。

（4）每天腹膜透析换液袋数根据实际情况填写。

（5）腹膜透析换液的时间：每天更换透析液3～5次，每次放入透析液1 500～2 000 mL，透析液日间留腹时间为4～8小时。每袋换液时间要相近，不能间隔时间太长或太短。

（6）腹膜透析液成分：透析液的主要成分为钠、氯、钙、镁、乳酸根和葡萄糖。葡萄糖含量有3种可供选择：1.5%、2.5%和4.25%。一般使用葡萄糖含量为1.5%的腹膜透析液，包含夜间留腹；假如晨起见脸面、眼睑、内踝、胫前有水肿，可咨询医生后在中途使用1袋葡萄糖含量为4.25%的腹透液，连续2～3天，水肿消退后换回葡萄糖含量为1.5%的腹透液。

（7）灌入量与引出量。

灌入量：一袋腹透液重量为2 kg。

引流量：实际称的重量 - 0.2 kg（袋子重0.2 kg）。

例如，1袋水放入后引出称重2.3 kg，那么引流量实际是：2.3 kg - 0.2 kg = 2.1 kg。

（8）超滤量。

$$超滤量 = 引流量 - 灌入量$$

例如，灌入量是2 kg，引流量是2.1 kg，则超滤量是：2.1 kg - 2.0 kg = 0.1 kg。

（9）尿量的统计。准备一个有刻度的小桶，每天将尿留在桶内，进行24小时尿量的统计：第一天早上6点将尿排去不要，之后的尿全部留到桶里，直至第二天早上6点尿排出后一起统计总量。

（10）饮水量。

$$饮水量 = 超滤量 + 前一日尿量 + 500 ～ 700 \ mL$$

患者出现较明显的水肿及心力衰竭时要适当减少饮水量。

（四）腹膜透析管道的固定及护理

（1）管道固定在腹带内。

（2）裤子要宽松，腰带不要压住管道及隧道处皮肤。

（3）不要接触刺激性的物品，如酒精、沐浴露等。

（4）不要弯曲管道，可导致损坏。

（5）导管不能受热。

（6）不要在导管周围使用剪刀等利器。

（7）不要在身上缝衣服，防止导管被针刺破。

（8）用袋装的盐水（玻璃碎片可能割破管道）。

（五）钛接头的护理

（1）经常检查连接短管与钛接头有无松动，一定要保持拧紧状态，少许松动时要及时拧紧。

（2）若松动范围较大，应用蓝夹子夹闭进口端，用碘附纱块包扎后回医院更换短管。

（3）若钛接头已脱出，立即用新碘帽套上，纱块包扎后回医院更换短管。

（4）每半年更换1次，若短管已污染，需随时更换。

（六）透析导管及出口处的护理

（1）对管道出口进行护理前，修剪指甲，洗手，戴口罩。

（2）取下旧纱块后，仔细观察出口处的情况，适当沿隧道方向按压皮肤，观察是否有红肿、压痛、渗液等情况。

（3）清洗与消毒：在严格无菌操作原则下，操作者洗手、戴口罩，用0.5%碘附消毒出口处周围皮肤，再用生理盐水清洗出口处，以出口处为中心，由里向外环形擦洗，最后用无菌敷料覆盖出口处。

（4）淋浴时用人工肛袋保护出口处，出口处避免浸泡在水里，淋浴时透析管方向保持向下，避免水沿透析管逆向流入隧道造成隧道内感染；洗澡后消毒出口处皮肤，用无菌敷料覆盖，避免盆浴。

（5）禁止透析导管受压及扭曲，用特制腰包固定导管，勿牵扯、扭曲、受压，防损伤外口，勿睡竹席，避免尖利物品刺穿导管。用胶布将导管固定在距出口3～5 cm 处。

（6）禁止在透析管上做任何注射穿刺抽液，防止渗漏。

（7）腹膜透析管道的固定注意使其呈一定弧度，避免过紧而牵拉导管或摩擦隧道出口导致涤纶套脱出。

（郭德久）

第二节　腹膜透析并发症干预管理

一、感染性并发症及处理

（一）腹膜透析相关性腹膜炎

1. 定义

腹膜透析相关性腹膜炎是指患者在腹膜透析过程中由于接触污染、胃肠道炎症、导管相关性感染及医源性操作等原因，造成致病微生物侵入腹腔引起的腹腔内急性感染性炎症，按照致病微生物的种类可分为细菌性腹膜炎、真菌性腹膜炎以及微生物学培养阴性的腹膜炎。

此为腹膜透析最常见的并发症，也是腹膜透析失败的常见原因。腹膜透析相关性腹膜炎若能早发现、早治疗，一般预后良好。但腹膜炎反复发生会导致腹膜粘连、增厚，造成腹膜功能的下降或丧失、残余肾功能的下降，严重者可导致腹膜衰竭，从而导致严重的后果，如拔除导管，腹膜透析失败不得不转为血液透析，甚至会引发严重的感染累及其他脏器发生衰竭而导致死亡。

2. 症状

主要表现为透析液混浊、腹痛。透析液混浊是最常见也是最早出现的症状，腹痛多为急性发作，疼痛程度轻重不一。少数患者可伴有恶心、呕吐、腹胀、发热、寒战等。

3. 体征

最常见的体征是压痛和反跳痛，部分患者有局部腹肌紧张，肠鸣音减弱。

4. 诊断标准

（1）有腹膜炎相关症状及体征，如腹痛、滤出液混浊，伴或不伴发热等。

（2）滤出液常规检查白细胞数 $> 100 \times 10^6 L^{-1}$，中性粒细胞数比例 $> 50\%$。

（3）滤出液经培养有病原微生物生长。

以上3项中具备2项及以上可诊断为腹膜炎。

5. 病因

（1）接触性污染。大多由于腹膜透析患者无菌观念较弱、操作不规范导致腹膜炎的发生。随着透析时间的延长，患者的依从性和操作时的严谨性会逐渐弱化，会抱有侥幸心理，简化操作时的必要步骤，这增加了腹膜炎的发生率。常见的不规范表现有：操作时不戴口罩、不洗手或者洗手不规范不彻底、在户外或者未经消毒的地方操作、触摸接头后继续操作、碘附帽重复使用、腹透液袋破损、废液袋重复使用等。

（2）隧道感染。常见于隧道出口处的感染，也是拔除透析管甚至退出透析治疗的常见原因。主要由于患者卫生习惯不良及认知的缺乏，导致管道的固定方式不正确，使导管牵拉过紧造成隧道出血感染，或裤带磨损导管所致。表现为导管出口处皮肤发红、肿胀、疼痛，有血性或脓性分泌物。

（3）肠源性感染。饮食不当或便秘导致的肠道微生物渗透转移至腹膜、胃肠道动力低下、其他胃肠道疾病（如憩室炎、胆囊炎、缺血性肠病、阑尾炎、胃肠道穿孔等）时，腹膜透析相关性腹膜炎发生的风险会显著增加。

（4）营养因素。患者由于食欲不佳，蛋白质、维生素等营养物质摄入不足；同时，腹膜透析会使蛋白质和氨基酸从透出液中丢失，导致患者免疫功能下降，容易发生各种感染。Lobo、Duranay 等研究也分别证实，白蛋白 $< 30 g/L$、白蛋白 $< 29 g/L$ 时，腹膜炎的风险增加2倍。且随着透析时间延长，营养不良发生率逐渐升高，患者腹膜炎发生率也随之增高。

（5）其他。原发疾病、依从性因素、知识缺乏等也与腹膜炎的发生密切相关。

6. 标本留取

怀疑腹膜炎的患者，应及时留取患者留腹或未经处理时腹腔引流出的第一袋透析液送检。如患者就医时是干腹，或未能及时留取第一袋浑浊透出液，需注入 2 L 腹膜透析液留腹 4 小时后再引流留取标本送检。

7. 鉴别诊断

当腹膜透析患者出现腹痛时首先应检查判断是否为腹膜炎。同时，即使已经确诊腹膜炎的情况下，也应排除急性胆囊炎、急性阑尾炎、消化性溃疡或穿孔、肠梗阻等可能引起腹痛的疾病。当出现透析液浑浊时，需与血性腹水、腹腔恶性肿瘤、乳糜性腹水等鉴别。

8. 治疗

（1）一旦出现腹膜炎，立即留取透出液做常规和细菌学检查，更换连接短管。用葡萄糖含量 1.5% 的透析液 1～2 L（以患者耐受为度），每升加肝素 8 mg 输入腹腔后，不停留即放出，连续冲洗腹腔 3 次，至透析液澄清。

（2）腹腔内使用抗生素，在培养结果未出前，先行经验性抗生素治疗，即一旦出现流出液混浊，无论致病菌是否明确均应开始抗生素治疗，不用等待细胞计数的结果，以免延误治疗。经验性抗生素治疗的抗菌谱必须覆盖革兰氏阳性菌和革兰氏阴性菌。相关指南推荐在选择经验性治疗药物时可以参考既往该地区腹膜炎致病菌的药敏结果。万古霉素或头孢菌素可以覆盖革兰氏阳性菌，三代头孢菌素或氨基糖苷类药物可以覆盖革兰氏阴性菌。在给药途径和方式上，CAPD 患者发生腹膜炎时腹腔使用抗生素比静脉用更好，因为经腹腔使用可在局部达到较高的药物浓度。

（3）多数患者在治疗 48 小时后临床症状改善。培养结果出来后，根据培养和药敏试验结果调整用药，疗程一般需要 2 周，重症或者特殊感染可能需要 3 周甚至更长时间。不同致病源导致的腹膜透析相关性腹膜炎在抗菌药物选择、疗效及预后等方面具有各自的特点。当抗感染治疗效果不佳时应尽早拔管，难治性腹膜炎患者也需尽快拔管，全身使用抗生素继续控制感染，必要时借助血液透析维持透析治疗，否则将导致腹膜功能衰竭和增加患者死亡风险。

9. 腹膜透析相关性腹膜炎的预防及处理

（1）导管置入过程中静脉预防性应用抗生素，如万古霉素、头孢菌素或庆大霉素等。已有相当数量的研究证实，在导管置入前数小时以及置管过程中单剂静脉应用抗生素可以明显减少早期腹膜炎发生的风险。

（2）选择合适的腹膜透析导管。2010 年，国际腹膜动力障碍学会（International Society for Peritoneal Dialysis，ISPD）指南指出尚未发现任何类型的导管在预防腹膜炎发生方面优于标准 Tenckhoff 导管。

（3）操作环境要干净，光线要充足，换液时暂时关闭风扇和窗户，防止尘土飞扬。操作前要洗手戴口罩，操作时不要对着管口咳嗽、打喷嚏。

（4）更换透析液时，必须遵循正确的操作步骤，严格执行无菌操作。

（5）认真做好导管出口处的护理，用 0.5% 碘附消毒出口处周围皮肤，再用生理盐水清洗出口处，以出口处为中心，由里向外环形擦洗，最后用无菌敷料覆盖出口处，以减少导管出口处皮肤细菌滋生机会。

（6）保持大便通畅，减少细菌穿过肠壁进入腹壁的机会。

（7）切实做好家庭腹膜透析患者及家属的系统培训，定期随访，提高患者及家属对无菌操作重要性的认识，提高患者依从性。

（8）妥善固定导管、防止扭转，注意检查皮肤、隧道及出口处的情况，规范换药，保持出口及周围皮肤清洁干燥，勿睡竹席，防止尖利物品刺穿导管。

（9）指导患者进食新鲜食物，注意饮食卫生，保持大便通畅，忌食生冷、辛辣、油炸及存放较久的食物，防止腹泻。

（二）腹膜透析导管相关性感染

1. 导管出口处及隧道感染的诱因

（1）导管周围渗漏。腹膜透析液从导管周围渗漏可导致出口处及隧道愈合延迟，不利于组织的修复，为细菌侵入提供了条件。

（2）机械原因。机械压力、导管牵拉造成出口处和隧道愈合延迟。

（3）微生物侵入。由于个人卫生保持不当，造成出口处及隧道口无法保持清洁干燥的状态，使出口处有微生物存在，从而引发感染。

（4）出口处的方向。出口方向未向下，导致水或脏物滞留污染出口处。

（5）机体因素。营养不良合并糖尿病、长期使用免疫抑制剂，以及终末期肾脏病会造成抵抗力下降，延迟出口处愈合。

2. 诊断标准

（1）出口处感染。出口处有脓性分泌物、肉芽组织生长，伴或不伴红、肿、热、痛和（或）出口处分泌物培养出细菌。

（2）隧道感染。皮下导管径路皮肤红、肿、疼痛，甚至破溃，隧道超声显像示导管周围有液性暗区，分泌物培养出细菌。

3. 临床表现

（1）出口处感染。一般表现为导管出口处疼痛、局部软组织红肿、有分泌物排出，甚至伴有异味，如恶臭、腐臭等，体格检查局部有压痛、挤压出口处有分泌物溢出，严重者可伴有畏寒发热等。慢性感染时可见隧道口有肉芽组织形成且伴有炎症，持续时间大于4周。

（2）隧道感染。大多因出口处感染处理不及时或处理不当，感染向深部发展所致。早期症状不明显，可伴低热，触诊沿隧道走向有压痛，严重时可伴有高热和全身中毒症状，甚至发展为腹膜炎。

4. 出口处及隧道感染的预防及处理

（1）外涤纶套与皮肤出口距离应为 2 cm，出口处方向向下。

（2）观察和评估外出口情况，即"一看二按三挤压"。轻提导管，观察出口处周围皮肤的颜色及范围，有无结痂和肉芽组织。用手指按压隧道和出口处皮肤，感觉有无压痛。沿皮下隧道方向由内向外挤压，看出口处有无分泌物流出。如出现痂皮，不要强行撕扯痂皮，可用无菌棉签蘸取生理盐水或双氧水浸湿泡软后，慢慢取下。

（3）术前预防性使用抗生素，术后创口在第1天、第2天进行连续首次和第2次换药，经过首次及第2次换药后，间隔3天换药可以使创面肉芽组织有生成的时间，提供稳定局部组织生长的环境，从而促进创口愈合。

（4）"C"型固定法可以减少导管隧道口炎症发生。腹膜透析患者在日常生活的各个环节，都可能会牵拉导管，导管反复牵拉则会延缓隧道口愈合，导致肉芽组织增速生长促使隧道口感染发生。（"C"型固定法即把腹透导管沿水平固定，然后沿导管同侧向上将外露导管摆成"C"型，用伤口胶贴固定）。妥善固定导管，避免牵拉，降低腹透管隧道口处张力，即可减少导管皮肤隧道口炎症发生率。

（5）出口处感染的处理。局部络合碘消毒后，再用生理盐水冲洗，最后外用莫匹罗星软膏，并以无菌敷料覆盖，3M 胶带固定，每日 1 次。如果外出口感染持续没有得到治愈，则采取进一步措施以防止由此引起的隧道感染和腹膜炎，如外口重置和涤纶袖套切除术。

（6）隧道感染的处理。沿皮下导管行进方向由里向外挤压排脓，必要时穿刺抽脓及切开排脓，根据分泌物药敏结果全身使用抗生素及局部使用络合碘湿敷。

二、非感染性并发症及处理

非感染性并发症主要包括腹膜透析导管功能障碍、疝、渗漏、血性引流液、糖脂代谢异常等。

（一）腹膜透析导管功能障碍

1. 导管移位

（1）原因。

1）腹膜透析导管置入位置不当，末端未放置于直肠膀胱陷凹或直肠子宫凹陷处，由于大网膜的牵拉以及肠蠕动造成漂管。

2）置管时皮下隧道方向不当，导致管道弯曲折管或漂管。

3）便秘、腹泻、膀胱过度充盈等引起漂管。

（2）处理。患者经 X 线检查显示漂管，可采取：

1）通便法。导管移位多数由于便秘或者患者过于用力排便所致，可遵医嘱给予软便剂，必要时给予通便灌肠处理，排出腹腔内的宿便，减轻盆腔内的压力使导管回落到盆腔。

2）加压推注法。若移位伴大网膜包裹可使用 50 mL 注射器从腹透导管外口处快速加压注入生理盐水或肝素盐水，利用强大的冲击力冲开包裹的网膜，使管道落回盆腔。

3）手法复位法。即腹部按摩复位法，也是临床上最常使用、效果最为显著的复位法。根据腹部立位平片显示导管末端位置，在患者进行放液和灌液时，嘱患者取平卧位或站立位，使用患者能耐受且不会对切口造成损害的力度进行按摩，使导管末端离开原来位置落回盆腔方向，每天 3～4 次。

4）重力复位法。患者采用立位灌注法，抬高入液面，在患者无不适情况下加压灌注液体，利用透析液快速灌入的重力作用使导管末端回落到盆腔。

5）运动复位法。可让患者乘电梯上楼，然后从楼梯处以后脚跟先落地下楼，循环多次。也可于透析液灌入时，嘱患者双手叉腰，踮起脚尖，再用后脚跟用力往下蹬，利用透析液流速及液体重力下移的惯性使导管往下移复位，或者让患者采用单脚跳方式。

若以上方法均无效，根据医生评估，可考虑手术复位。

2. 导管堵塞

（1）原因。

1）大网膜包裹导管口，通常发生于手术后不久，与腹膜透析导管生物相容性有一定的关系。

2）血块、纤维蛋白凝块、脂肪球堵塞导管，表现为患者腹透液中可见絮状纤维蛋白或血块，白色团状物，并伴有引流不畅。

3）导管受压弯曲，主要因为便秘，膀胱过度充盈压迫管道，出现暂时性腹膜透析引流不畅。

（2）临床表现：腹膜透析液单向或双向引流障碍。

1）腹膜透析导管管腔堵塞：腹膜透析液灌入和流出时均不通畅。

2）侧孔堵塞：腹膜透析液灌入时不受限制，而流出时始终不通畅。

3）网膜包裹：灌入时速度减慢，同时可伴局部疼痛，疼痛严重程度与包裹程度相关。

（3）处理。

1）鼓励患者在置管早期尽早下床活动，保持大便通畅。

2）早期可在腹膜透析液中加入肝素盐水，避免血凝。

3）纤维素或血块堵管时，用 5～10 mg 肝素溶解于 20 mL 生理盐水中加压注入腹腔，有时可将导管内凝块冲走。也可以用浓度 5～10 mg/L 的肝素加入透析液中，再用手挤压透析袋，达到高压灌注冲洗的效果。以上方法如无效果，可用尿激酶封管，即用尿激酶 1 万 IU，用生理盐水 20 mL 稀释后注入管内并封管 5～10 小时。

（二）疝

1. 原因

（1）各种原因导致患者腹壁薄弱。

（2）手术置管时选用腹正中切口。

（3）腹直肌前鞘缝合不紧密。

（4）腹膜透析时腹内压升高，站立位、大容量透析液以及高渗透析液的使用。

（5）患者营养状况差，切口愈合不良。

2. 临床表现

（1）腹壁局部膨隆，当腹膜透析液放入时，局部膨隆更明显。

（2）如局部膨隆不明显，让患者站立或做一些增加腹部压力的动作则疝突出更明显。

（3）如果没有嵌顿，一般可以回纳。

（4）根据突出部位的不同，分为脐疝、切口疝、腹股沟疝、管周疝等。

3. 处理

（1）在腹透置管术中，避免经腹白线切口或脐周切口。手术切口、隧道的路线、透析导管出口位置的选择应因人而异，要根据患者的身高、胖瘦、平时习惯腰带的位置，以及是否曾有过腹部手术史进行选择。无禁忌证时通常选取耻骨联合上 8～11 cm，腹正中线左侧 2 cm 处为手术切口，根据个体差异进行适当调整。身材过于矮小的患者应适当向上选取切口位置，避免腹内段过长引起患者透析时疼痛明显。腹透外口的位置应使皮下涤纶套距皮肤出口 2 cm 左右，对于水肿明显的患者及过于肥胖的患者可适当增加此距离，避免水肿消退及体重减轻后涤纶套脱出皮肤，引起感染的发生。腹透管穿出皮肤应使用特制锋利的隧道针，尽可能一次穿出皮肤，避免反复穿刺引起隧道出血。避免用手术刀等器具切割外口处皮肤，避免缝合外口，可减少外口愈合不良及外口感染的发生。皮下隧道应自腹直肌前鞘外，在皮下组织自上而下呈弧形从皮肤引出，应避免隧道口方向朝上引起出液不畅。应掌握好弧度的大小，避免弧度过大使腹透管扭曲。

（2）腹膜透析最好在置管术后 10～14 天开始，从 IPD 过渡到 CAPD，有条件者可考虑采用持续性循环式腹膜透析（continuous circulating peritoneal dialysis，CCPD），减少腹内压。

（3）治疗咳嗽与呕吐，避免长期剧烈咳嗽、负重、屏气等增加腹部压力的动作。

（4）对原有腹部疝的患者应详细检查，并在腹透前进行修补。

（5）腹膜透析患者行疝修补术后必须暂停原透析方案，以避免术后短期内大量透析液留腹引起腹股沟疝复发及透析液渗漏等情况。既往研究均建议术后 4 周再恢复为原透析方案，而这 4 周内可采取血液透析替代治疗过渡、持续小剂量腹透治疗、间歇性腹膜透析治疗等方式。

（6）无法手术或拒绝手术者可用腰腹带约束腹部并限制活动，无效并严重影响腹膜透析时可改行血液透析或者肾移植。

（三）渗漏

1. 管周渗漏的原因

（1）腹膜透析液注入腹腔后导致腹内压升高。

（2）腹部荷包结扎不严密。

（3）损坏腹透管道。

2. 腹壁渗漏原因

（1）手术荷包结扎不紧。

（2）腹膜存在先天或后天性缺陷。

（3）合并有导致腹腔内压力增高的因素。

3. 临床表现

（1）流出量减少，体重增加。

（2）腹部局部性隆起水肿或皮下积液。

（3）流出液量低于注入量，易被误诊为超滤衰竭。

（4）站立时体查腹部不对称。

4. 处理

（1）手术时荷包结扎紧密。

（2）术后妥善固定外管，腹膜透析换液操作应轻柔，勿牵拉导管。

（3）一旦出现腹透液渗漏，则暂停 CAPD，改为小剂量间歇性腹膜透析，如渗漏较多，可停止腹透 2 周，改做血液透析，大多数渗漏可及时解决。

（4）避免长时间做咳嗽、负重、屏气等增加腹腔压力的动作。

（5）避免大容量腹膜透析液留在腹腔。

（6）腹膜透析时取仰卧位。

（7）根据情况行外科修补术。

（四） 血性引流液

1. 原因

（1） 凝血功能障碍。

（2） 使用抗凝药。

（3） 术中不慎损伤腹壁动脉及其分支。

（4） 腹腔有粘连时放入腹膜透析导管，损伤血管。

（5） 女性月经期血液渗透至腹腔。

2. 处理

（1） 术前评估凝血状态和预防凝血。

（2） 术前停用抗凝药物。

（3） 手术中止血要彻底，避免损伤腹壁血管。

（4） 如为术后出血，可采用 0.5～1.0 L 生理盐水或未加温的透析液反复冲洗腹腔，使腹腔内血管收缩，减少出血。腹腔内灌注透析液后，用腹带加压包扎腹部。

（5） 伤口或出口处出血，压迫止血。

（6） 大出血需外科手术处理。

（7） 如与经期有关，无须特殊处理，会自行好转。

（五） 糖脂代谢紊乱

1. 原因

（1） 腹膜透析液中的葡萄糖在透析过程中被吸收，患者易出现高血糖，体重增加。糖代谢异常的情况下可以继发高脂血症。

（2） 由于腹膜透析患者胰岛素代谢减少，患者进食少、营养不良等导致糖原储备减少，更容易发生低血糖。

2. 处理

（1） 加强活动，限制高糖高脂饮食，在保证充分透析的前提下尽可能使用低剂量和低葡萄糖含量的透析液，必要时使用降血脂药。

（2） 腹膜透析患者使用胰岛素应从小剂量开始，尽量避免使用口服降糖药。

（郭德久　吴茜）

第三节　腹膜透析的用药指导

腹膜透析患者在透析过程中，需要综合、全面治疗，包括一定的药物治疗，只有这样才能提高患者生存率，提升患者生活质量，减少并发症的发生。

一、高血压的用药指导

（一）治疗目标

慢性肾脏病患者血压控制目标为＜140/90 mmHg，合并显性蛋白尿（尿白蛋白排泄率＞300 mg/24 h）血压≤130/80 mmHg。控制血压达标的时间为2～4周，达标则维持治疗。

（二）降压药使用原则

（1）小剂量起始。

（2）合理联合用药。

（3）优先选择长效药物。

（4）个体化治疗。

（三）常用降压药物

（1）肾素－血管紧张素－醛固酮系统（renin-angiotensin-aldosterone system，RAAS）阻断剂。包括血管紧张素转换酶抑制药（ACEI）和血管紧张素Ⅱ受体阻滞剂（ARB），因为具有显著肾脏保护作用，ACEI和ARB可作为优选降压药物。但是要注意，双侧肾动脉狭窄、妊娠禁用RAAS阻断剂，单侧肾动脉狭窄慎用RAAS阻断剂；血肌酐＞265 μmol/L时，如果没有条件检测血钾和肾功能，需谨慎使用。

（2）钙拮抗药（CCB）。主要指二氢吡啶类CCB，可应用于肾功能不全的患者，禁忌证少，起效快，降压效果明显。

（3）利尿剂。利尿剂可分为袢利尿剂（呋塞米）、噻嗪类利尿剂（氢氯噻嗪）和保钾利尿剂。利尿剂特别适用于容量负荷过重、有残余肾功能的患者，但要注意对电解质的影响。

（4）β受体阻滞药。β受体阻滞药一般不单用，但适用于伴快速性心律失常、冠心病、慢性心功能不全（代偿期）者。长期使用β受体阻滞药者应遵循撤药递减剂量原则。

（5）α受体阻滞药。α受体阻滞药多用于难治性高血压患者的联合降压治疗。

（6）联合降压药物治疗。常用的联合降压方案包括：①ACEI或ARB＋二氢吡啶类CCB；②ACEI或ARB＋噻嗪类利尿剂；③二氢吡啶类CCB＋噻嗪类利尿剂。难以控制的高血压可采用ACEI或ARB＋二氢吡啶类CCB＋噻嗪类利尿剂三药联合方案。

表4－1为一些常用的降压药物。

表4－1 常用口服降压药物

药物	常见商品名	常用每次剂量/mg	用法	不良反应/使用注意
利尿剂				
呋塞米（袢利尿剂）	速尿	20	qd，bid	血钾降低
螺内酯（保钾利尿剂）	安体疏通	20	qd，bid	血钾升高
氢氯噻嗪（噻嗪类）	双氢克尿噻	6.25～25.00	qd	血钾降低
吲达帕胺	钠催离/寿比山	1.25～2.50	qd	血钾降低，磺胺类药过敏者慎用

续表 4 - 1

药物	常见商品名	常用每次剂量/mg	用 法	不良反应/使用注意
交感神经阻滞剂				
中枢神经抑制药				
甲基多巴	—	125～500	q12h, q8h	肝功能损害，免疫异常
可乐定	可乐宁	0.2～1.2	q12h, q8h	口干、头昏、厌食
α 受体阻滞药				
哌唑嗪	—	1～4	q12h, q8h	直立性低血压
特拉唑嗪	高特宁，马沙尼	1～10	qd	直立性低血压
β 受体阻滞药				
阿替洛尔	氨酰心安	12.5～25.0	qd, q12h	支气管痉挛、心功能抑制
美托洛尔	倍他乐克	25～50	q12h	支气管痉挛、心功能抑制
比索洛尔	康忻，博苏	2.5～10.0	qd	支气管痉挛、心功能抑制
α、β 受体阻滞药				
卡维地洛	达利	12.5～25.0	q12h	支气管痉挛、直立性低血压
	金络	10～20	q12h	支气管痉挛、直立性低血压
CCB				
二氢吡啶类				
硝苯地平	心痛定	10～20	q8h	水肿、头痛、潮红
硝苯地平缓释片	长效心痛定，伲福达	10～20	q12h	水肿、头痛、潮红
硝苯地平控释片	拜新同，欣然	30～60	qd	水肿、头痛、潮红
尼群地平	舒麦特，尼群地平	10 / 10～20	qd, q12h / q12h, q8h	水肿、头痛、潮红
尼卡地平	佩尔地平	40	q12h	水肿、头痛、潮红
非洛地平	波依定，康宝得维	2.5～10.0	qd	水肿、头痛、潮红
氨氯地平	络合喜，兰迪	5～10	qd	水肿、头痛、潮红
左旋氨氯地平	施慧达	2.5～5.0	qd	水肿、头痛、潮红
拉西地平	乐息平，司乐平	4～6	qd	水肿、头痛、潮红

续表 4 - 1

药物	常见商品名	常用每次剂量/mg	用法	不良反应
非二氢吡啶类				
地尔硫䓬	合心爽	30～60	q8h	心脏一度房室阻滞慎用，二度房室阻滞禁用
地尔硫䓬缓释片	合贝爽	90	qd，q12h	心脏一度房室阻滞慎用，二度房室阻滞禁用
维拉帕米缓释片	缓释异搏定	120～240	qd	心脏一度房室阻滞慎用，二度房室阻滞禁用
ACEI				
卡托普利	开博通	12.5～50	q12h，q8h	干咳、血钾升高
依那普利	依苏，依那林	2.5～10	q12h，	干咳、血钾升高
贝那普利	洛汀新	5～10	qd，q12h	干咳、血钾升高
福辛普利	蒙诺	10～20	qd	干咳、血钾升高
培哚普利	雅施达	4～8	qd	干咳、血钾升高
雷米普利	瑞泰	1.25～10	qd	干咳、血钾升高
ARB				
氯沙坦	科素亚	50～100	qd	血钾升高
缬沙坦	代文	80～160	qd	血钾升高
厄贝沙坦	安博维	150～300	qd	血钾升高

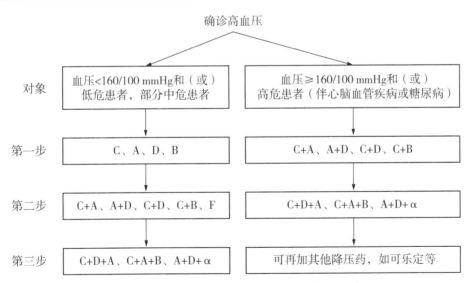

图 4 - 1　高血压初始单药或两种药联合治疗

A：ACEI 或 ARB；B：小剂量 β 受体阻滞药；C：二氢吡啶类钙拮抗药；D：小剂量噻嗪类利尿剂；α：α 受体阻滞药；F：固定复方制剂。第一步和第二步药物治疗后血压未达标者，可在原药基础上加量或另加一种降压药，如果血压达标则维持用药。

二、贫血的用药指导

（一）贫血的诊断和评估

肾性贫血是指由于肾脏疾病导致促红细胞生成素的产生相对或者绝对不足，以及一些毒性物质干扰红细胞生成代谢而导致的贫血。

（1）贫血的诊断标准。按照世界卫生组织推荐，海平面水平地区，年龄≥15岁，男性血红蛋白<130 g/L，成年非妊娠女性血红蛋白<120 g/L，成年妊娠女性<110 g/L，可诊断为贫血。在诊断肾性贫血时，须酌情考虑居住地海拔高度对血红蛋白的影响。

（2）评估肾性贫血的实验室指标（表4-2）。

表4-2　肾性贫血的实验室指标

类别	指标
全血细胞计数指标	血红蛋白浓度、红细胞指标［包括平均红细胞体积（MCV）、平均红细胞血红蛋白量（MCH）、平均血红蛋白浓度（MCHC）］、白细胞计数和分类、血小板计数、网织红细胞计数
铁代谢指标	血清铁蛋白浓度、转铁蛋白饱和度、血清铁、总铁结合力
其他	维生素B_{12}、叶酸、骨髓穿刺、粪便隐血等

（二）铁剂治疗

铁是合成血红蛋白的基本原料。CKD贫血患者中常常存在一定程度铁缺乏。铁缺乏是导致红细胞生成刺激剂（ESAs）治疗反应差的主要原因。

1. 铁剂治疗指征

（1）对于未接受铁剂的成年CKD贫血患者，转铁蛋白饱和度≤30%且血清铁蛋白≤500 μg/L，无论是否使用了ESAs，都推荐铁剂治疗。

（2）铁蛋白>500 μg/L，原则上不常规应用静脉补铁治疗，若排除了急性炎症，高剂量ESAs仍不能改善贫血时，可试用铁剂治疗。

2. 铁剂的用法和剂量

（1）口服补铁。剂量为200 mg/d，1～3个月后再次评价铁状态，如果铁状态、血红蛋白没有达到目标值（每周ESAs 100～150 IU/kg治疗条件下），或口服铁剂不能耐受者，推荐改用静脉补铁。

（2）静脉补铁。血液透析患者应优先选择静脉补铁。①初始治疗：1个疗程剂量常为1 000 mg，1个疗程（10次）完成后，血清铁蛋白<500 μg/L和转铁蛋白饱和度（TSAT）仍<30%，可以再重复1个疗程。②维持性治疗：当铁状态达标后，给予剂量和时间间隔应根据患者对铁剂的反应、铁状态、血红蛋白水平、ESAs用量和反应、近期并发症等情况调整，推荐每1～2周100 mg。

（3）如果患者TSAT≥50%和（或）血清铁蛋白≥800 μg/L，应停止静脉补铁3个月，随后重复检测铁指标以决定静脉补铁是否恢复。当TSAT和血清铁蛋白分别≤50%

和≤800 μg/L 时，可考虑恢复静脉补铁，每周剂量减少 1/3～1/2。

3. 铁剂治疗注意事项

（1）给予初始剂量静脉铁剂治疗时，输注 60 分钟内应对患者进行监护，需配有复苏设备及药物，且有受过专业培训的医护人员对其严重不良反应进行评估。

（2）有全身活动性感染时，禁用静脉铁剂治疗。

（三）ESAs 治疗

（1）治疗的目标是维持血红蛋白 ≥110 g/L，不推荐达到或维持血红蛋白 >130 g/L 的目标。

（2）ESAs 初始剂量及用量调整（图 4－2）：应根据患者的血红蛋白水平、血红蛋白变化速度、目前 ESAs 的使用剂量以及临床情况等多种因素调整 ESAs 剂量。推荐在 ESAs 治疗 1 个月后再调整剂量。

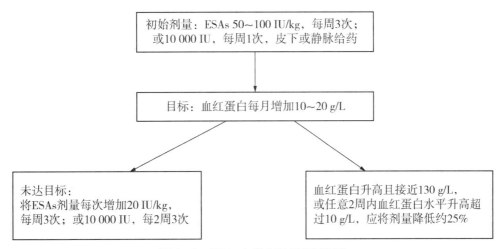

图 4－2　ESAs 初始剂量及用量调整

（3）用药途径：非透析患者和腹膜透析患者建议采用皮下注射途径给药，有口服制剂的也可采取口服。

（四）输血治疗

输血的主要优点是能迅速纠正贫血，对血红蛋白快速下降的患者尤其适用。慢性贫血治疗时，病情允许的情况下应尽量不采取输血治疗，避免输血反应或经血传播感染性疾病的发生。

三、慢性肾脏病－矿物质和骨代谢异常（CKD-MBD）的用药指导

CKD-MBD 在终末期肾脏病和维持性透析患者的发生率为 90%～100%。随着透析患者生存期延长，CKD-MBD 成为影响患者生活质量和生存时间的重要原因。因此，对 CKD-MBD 的早期诊断和有效治疗相当重要。

（一）CKD-MBD 的诊断依据

血清钙、磷、甲状旁腺激素（PTH）、碱性磷酸酶活性、25 - 羟维生素 D 的改变，以及血管或其他软组织的钙化、骨密度检查和骨活检骨组织结构异常。

（二）CKD-MBD 的治疗原则

纠正高磷血症，维持正常血钙，控制继发性甲状旁腺功能亢进症，预防和治疗血管钙化等。

1. 纠正高磷血症，维持血钙水平

从 CKD 3 期开始应定期监测血清钙、磷、PTH 及碱性磷酸酶的活性水平。首先减少饮食中磷的摄入，防止高磷血症。对于 CKD 5 期患者应制订保证充分透析的个体化透析方案，并及时调整。合理使用磷结合剂等方法有助于改善钙磷代谢。CKD 患者血钙控制和血磷控制的治疗流程如图 4 - 3 和图 4 - 4 所示。

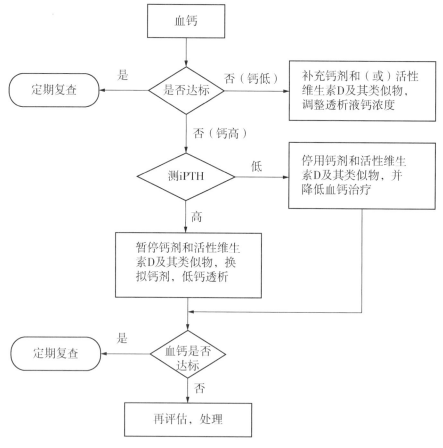

图 4 - 3　慢性肾脏病患者血钙控制的治疗流程

CKD 患者血清校正钙的目标值为 2.10～2.50 mmol/L。

iPTH：全段甲状旁腺激素。

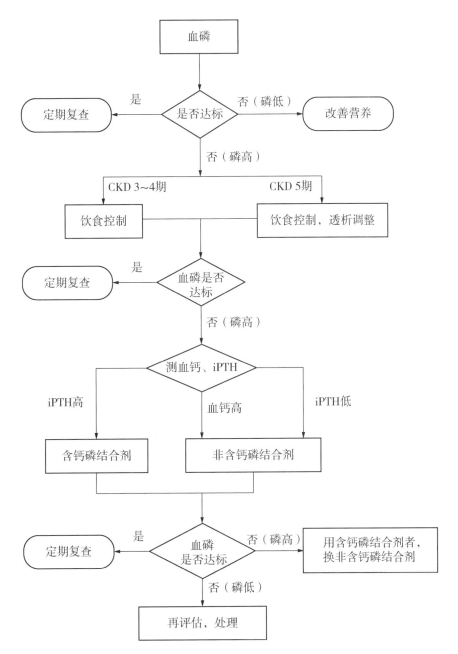

图 4 – 4 慢性肾脏病患者血磷控制的治疗流程

CKD 4～5 期患者血磷控制的目标值为 0.87～1.45 mmol/L，CKD 5 期患者血磷的目标值为 1.13～1.78 mmol/L；虚线箭头表示可选。

　　磷结合剂包括含钙磷结合剂（如碳酸钙和醋酸钙）、不含钙磷结合剂（包括盐酸司维拉姆和碳酸司维拉姆、碳酸镧等），及含铝磷结合剂（如氢氧化铝、碳酸铝及碳酸镁等）。应结合 CKD-MBD 的其他表现、治疗措施和不良反应等因素来综合考虑选择使用。高磷血症的 CKD 3～5 期患者，若高钙血症持续存在或反复发作，应限制使用含钙磷结合剂和（或）骨化三醇或维生素 D 类似物如帕立骨化醇、度骨化醇、阿法骨化醇等；如出现动脉钙化和（或）无动力性骨病和（或）PTH 水平持续过低（PTH < 150 ng/L），应限制含钙磷结合剂的使用。

2. SHPT 的治疗

可以先控制高磷血症以及维持血钙水平达标。如前所述，一些控制血磷和血钙的措施会降低 CKD 患者的 PTH 水平。通过控制血磷和血钙后，如果全段甲状旁腺激素（iPTH）仍然没有达到目标值，则可以采用活性维生素 D 及其类似物、拟钙剂等药物治疗，iPTH 严重升高且不能通过上述措施控制者，需要采用甲状旁腺手术治疗。具体治疗流程如图 4 - 5 所示。

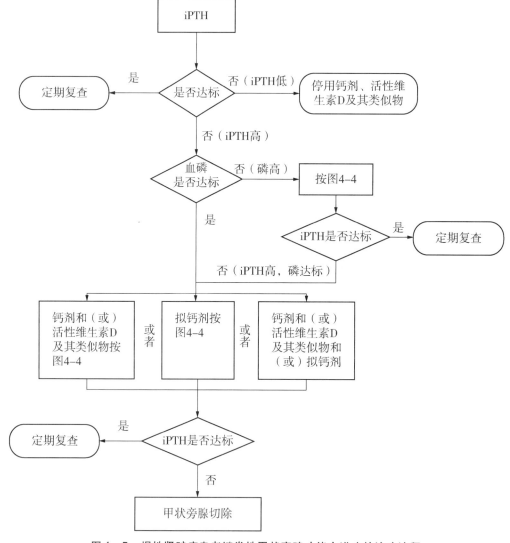

图 4 - 5　慢性肾脏病患者继发性甲状旁腺功能亢进症的治疗流程

3. 血管钙化的防治

防止血管钙化应从控制或纠正血管钙化发生以及发展的危险因素入手。除了控制高血压、糖尿病、高脂血症、贫血、营养不良、肥胖、吸烟等，尤其应注意高磷、高钙血症、SHPT 等。

四、其他治疗

（1）防治感染。平时应注意防止感冒，预防各种病原体的感染。抗菌药物的选择和应用原则，与一般感染相同，但剂量要根据 GFR 调整。应尽量选用肾毒性小的药物。

（2）治疗高脂血症。慢性肾功能衰竭并高脂血症患者与一般高血脂患者治疗原则相同。但对维持性透析患者，高脂血症的标准宜放宽，血胆固醇水平保持在 6.5～7.8 mmol/L，血三酰甘油水平保持在 1.7～2.3 mmol/L 为好。

（3）肠道排毒。口服氧化淀粉或药用炭制剂、大黄制剂等。均是通过胃肠道途径增加尿毒症毒素的排出。这些疗法主要应用于透析前的慢性肾衰竭患者，对减轻患者氮质血症起到一定辅助作用。

（4）其他。糖尿病肾功能衰竭患者随 GFR 不断下降，必须相应调整胰岛素用量，一般应逐渐减少；高尿酸血症通常不需药物治疗，但如有痛风，可予以别嘌醇每次0.1 g，每天 1～2 次；出现皮肤瘙痒可口服抗组胺药，控制高磷血症及充分透析。

（5）中医治疗以补脾肾为主要治疗措施，需要辨证治疗。

（郭德久）

第四节 腹膜透析的健康教育

一、腹膜透析的宣教

（一）目的

健康宣教可以减少患者感染发生率、并发症的发生和提高患者生活质量、社会回归率。

（二）方式

对腹膜透析患者的宣教方式应多样化。例如，定期开展腹膜透析相关知识讲座、发放健康宣教手册、电话随访、家庭访视、建立微信群以及微信公众号，通过网络进行交流及解惑，及时掌握患者的身体情况，宣传正确的相关知识。针对共同问题或者腹膜透析知识点，举行知识竞赛、"肾友会"等，调动患者积极性同时促进其掌握腹膜透析相关知识，加深印象，从而增强宣教效果，也能及时发现、更正错误，直观有效地得到患者情况反馈。

（三）内容

1. 饮食指导

合理的饮食可保持身心愉悦，减少营养不良、容量负荷过重等并发症的发生。合理的饮食原则可帮助患者正确选择食物。腹膜透析患者蛋白质摄入量应为 $1.2 \sim 1.3\ g/(kg \cdot d)$，其中的 $50\% \sim 70\%$ 应为优质蛋白，保证足够糖类的摄入，多摄入富含 B 族维生素和维生素 C 的食物，尽量避免食用高磷、高钾的食物，限制盐、甜食、脂肪的摄入。按每天腹膜透析超滤量和尿量确定每天液体入量。

2. 日常生活指导

患者衣着应柔软宽松，腰带不宜过紧，不宜放置在摩擦管道及出口处。注意个人卫生，勤换衣裤、勤洗澡，置管手术 6 周内宜擦浴，6 周后需用一次性肛袋保护短管及出口处方可淋浴。勤剪指甲，避免抓挠出口处皮肤，定期对出口处皮肤进行观察、消毒、换药，防止感染。腹膜透析管用正确的方法固定、妥善放置。另外，要注意保持大便通畅。

3. 居家腹膜透析指导

腹膜透析换液间宜专间专用，定期清洁、消毒，保持空气流通和适宜的采光和温度、湿度。换液间每天定期通风，紫外线消毒，操作前半小时关闭门窗、电风扇、空调。操作之前戴口罩、洗手。严格按照腹膜透析规范程序进行操作，正确记录透出液的性状、颜色、超滤量。记录 24 小时尿量、体重、血压。

4. 并发症预防指导

指导患者及家属识别早期各种异常症状以及掌握相应的应急处理措施。如出现异常情况，及时前往医院处理。

5. 心理指导

由于慢性肾脏病是一个长期的慢性疾病，患者可出现抑郁、焦虑、恐惧等精神状态。医护人员需和家属共同鼓励患者说出内心的真实想法与感受，鼓励患者参与社会活动，提高自理能力，树立战胜疾病的信心，重建健康的生活观。可帮助其培养兴趣爱好，如养花、有氧运动、绘画等，分散注意力的同时，帮助其保持积极向上的心态。

6. 锻炼指导

患者应根据体能实际情况参与适当的体育锻炼，从而改善心血管功能、高血压、高脂血症及贫血。一般以每次运动持续 $30 \sim 60$ 分钟，每周 $4 \sim 6$ 次，以出现轻度的气喘、疲乏及出汗为运动充分的标准。在运动类型的选择上，可根据自己的兴趣爱好选择，如散步、乒乓球、羽毛球等，以有氧运动为宜。如有发热、严重心血管疾病、饱餐后、关节或骨骼疾病严重时避免锻炼。

7. 就业指导

慢性肾脏病患者因长期疾病困扰，体能劳动力的局限性，丧失了工作能力，但充分透析能使患者病情得到很大程度的改善，生活自理能力得以提高，此时应鼓励患者重新回到适合的工作岗位。

8. 复诊指导

无异常情况发生时，定期按随访预约时间返院就诊检查，短管每半年更换 1 次。每

6 个月进行 1 次营养及心理评估等。根据患者个体定期进行 X 光、心电图、B 超等检查。

二、腹膜透析的随访

（一）建立档案

（1）腹膜透析档案包括首页、术前评估、手术记录、腹膜透析导管出口处情况、腹膜透析处方执行情况、处方调整、腹膜透析随访记录、实验室检查、用药情况及腹膜平衡实验、透析充分性和残余肾功能评估、营养情况评估、生活质量评估、腹膜炎事件发生记录、培训考核记录及腹膜透析操作考核评价记录等内容。

（2）档案由腹膜透析医生和腹膜透析专科护士共同书写，保存。记录内容真实、准确、及时、连续，注重保护患者隐私。严禁涂改、伪造、隐匿、销毁，并定期检查记录情况。

（3）医护人员及时将患者的基本信息及随访情况录入腹膜透析网络等级系统。

（4）除对患者实施医疗活动的医务人员及因科研、教学需要查阅资料，其他机构及个人不得擅自查阅。

（二）随访制度

患者随访是腹膜透析治疗的重要环节，可为患者提供科学、专业、便捷的技术服务和指导，以提高患者对治疗的依从性，提高患者的生活质量和长期生存率。

（1）新入患者建立随访档案，并指定专人负责填写。

（2）随访方式包括电话随访、家访、门诊随访、住院随访及网络随访等。

（3）随访内容包括了解患者的一般情况、患者的自我感觉、导管出口情况及实验室辅助检查情况。

（4）随访频率应该根据患者病情和治疗需要而定，新入腹膜透析患者出院后 2 周至 1 个月回院完成首次门诊随访，病情稳定的患者每 1～3 个月随访 1 次（包括电话随访、家访及网络随访），病情不稳定患者随时住院治疗处理。

（5）随访实行分级管理，由专职医生和专职护士实施。日常随访工作由专职护士完成，按要求及时、如实填写相关记录，并及时向专职医生反馈。患者的家庭签约医生承担随时上门咨询、观察、处理突发情况的职责。

（6）腹膜透析专职医生、专职护士和家庭签约医生共同负责定期随访总结和资料整理，专职医生应对随访工作进行指导、检查和督促。家庭签约医生至少每个月上门随访 1 次。

（三）随访内容

（1）一般状况评估。包括睡眠质量、水肿情况、临床症状和体征。

（2）透析情况评估。根据透析方案执行情况，从溶质和水清除两方面评估患者的透析充分性。

（3）容量状况评估。通过检测体重、血压等情况综合评估患者的容量情况。

（4）营养情况评估。采用主观综合营养评估法评估患者营养状况，分为营养良好、轻度营养不良、重度营养不良。

（5）用药依从性评估。根据药品种类、使用方法、用量评估患者的依从性。

（6）检验结果评估。对患者复查的血常规、肝和肾功能、血糖、血脂、电解质及甲状旁腺激素水平等结果进行评估。

（7）活动状况评估。根据患者每天活动记录，对患者进行活动状况评估，采用Karnofsky活动指数评分法进行评估。

（8）居家环境评估。由家庭签约医生定期对患者居家透析环境进行评估。

（9）手卫生及操作定期评估。由专职护士定期对患者的腹膜透析操作进行评估。

（郭德久　吴茜）

第五节　腹膜透析的饮食指导

腹膜透析患者每天要从腹膜透析液中丢失大量的营养物质，如蛋白质、氨基酸，还有大量水溶性维生素、微量元素和电解质等，若长期不注意饮食的摄入，最终会导致营养不良。患者发生腹膜透析营养不良时，生活质量会下降，腹膜透析并发症的发病率及死亡率会明显升高。因此，科学饮食对腹膜透析患者非常重要。

一、营养治疗

营养治疗是指在医生和营养师的指导下，根据慢性病患者的特点，合理控制饮食，应用相关药品、食品，达到缓解症状、延缓慢性肾脏病进展的目的。营养治疗是临床慢性肾病的主要治疗手段之一，这与常说的个人饮食保健有根本的不同。营养治疗的目的为减轻肾脏负担、发挥残余肾功能的作用、延缓病情的恶化、纠正营养不良、降低并发症及病死率。

二、发生营养不良的原因

（1）食物摄入不足。人体代谢所产生的有毒有害物质不能正常通过尿液排出而潴留在体内，造成内源性毒素和外源性毒素在体内蓄积，影响患者的消化功能，引起食欲缺乏、味觉改变、吞咽功能差等，由于食物种类限制，导致食物味道欠佳，以及对蛋白质摄入的恐惧心理，患者不爱吃东西。同时也因本身疾病的原因产生心理压力，影响食欲，导致食物摄入不足。

（2）分解代谢增加。疾病本身就消耗热量，加上毒素及各种炎性介质的作用，导致分解代谢增加。

（3）透析治疗。透析可引起营养物质，如氨基酸、肽类、蛋白质、葡萄糖、水溶性维生素及其他生物活性物质的丢失，以及生物不相容性引起的蛋白质分解代谢增加。如果透析不充分，胃肠黏膜充血水肿，蠕动功能减弱、胃排空延迟，会影响食物消化及吸收。

（4）慢性炎症状态。可促进高分解代谢，造成食欲缺乏。

（5）内分泌因素。尿毒症引起的内分泌抵抗，如组织对胰岛素样生长因子抵抗，可引起高血糖及甲状腺功能亢进症等，会影响各种营养素的代谢，引发慢性营养不良。

三、营养评估

体格的生长情况和生长速度是营养状况评价的灵敏指标。因此，人体测量数据被认为是评价群体或个体营养状况的有用指标，常被用来评价一个地区人群的营养状况。人体测量包括体重、身高、上臂围、上臂肌围、三头肌皮褶厚度等。

1. 体重比

体重的改变与机体热量、蛋白质的改变是平行的，故体重可从总体上反映人体的营养状况，是目前主要的营养评定指标。体重比能更灵敏地反映机体近期的营养状况。

公式：体重比（％）＝（标准体重－实际体重）/标准体重×100％

标准体重（kg）＝身高（cm）－105

体重比下降10％～20％为轻度营养不良，20％～40％为中度营养不良，大于40％为重度营养不良。

2. 体质指数（BMI）

BMI被认为是反映蛋白质－热量营养不良的指标，是一个重要的营养评价标准。

公式：体质指数（BMI）＝体重（kg）／[身高（m）]^2

BMI正常值为18.5～23.9，当BMI介于17～18.4为蛋白质－热量营养不良Ⅰ级，介于16～16.9为蛋白质－热量营养不良Ⅱ级，小于16为蛋白质－热量营养不良Ⅲ级。BMI越低，患者营养状态越差，对疾病的影响越大。

四、腹膜透析的饮食原则

（一）优质高蛋白质饮食

腹膜透析时，蛋白质丢失较多，平均每天丢失蛋白5～15 g。如果发生腹膜炎，蛋白质的丢失就会成倍增加。如果饮食摄入的蛋白质不足，则身体肌肉及内脏组织分解，易引起疲劳、乏力、水肿等症状，时间一长，就会出现营养不良，因此，腹膜透析患者必须摄入足量优质蛋白。腹膜透析患者饮食蛋白的摄入量应是每天每千克体重1.3 g/（kg·d），优质蛋白要占50％以上，如鱼、瘦肉、牛奶、鸡蛋等富含必需氨基酸的动物蛋白。要注意的是，蛋白质并不是摄入越多越好，摄入过多的蛋白质不但不能维持营养平衡，反而会加重肾脏的负担，使体内毒素水平过高，超过透析清除能力，导致恶心、呕吐、食欲减退、乏力等症状以及高磷血症。同时，透析液中的蛋白质含量过高，也会增加腹膜炎及蛋白质堵管的发生率。在食用含蛋白质较高的食物时，应避免同时含磷较高的食物，如茶叶、花生、海带、紫菜、全脂奶粉、动物内脏等，根据医生建议餐中嚼服磷结合剂。

（二）低钠饮食

钠摄入增加，患者会感到口渴，增加液体摄入，造成体内水和钠潴留，引起高血压、心力衰竭、肺水肿等。对于少尿和无尿的腹透患者，钠摄入量应限制在 2 g 以下，避免食用含钠高的食物（如盐、咸肉、佐料、酱油、泡菜、火腿、咸菜、梅菜、榨菜、辣酱等），豉油、味精、蚝油，各种酱料等高钠调味品也应尽量少用。可用胡椒粉、五香粉、醋、糖、八角、葱、姜、蒜、辣椒等低钠调味品，增加菜的色、味。如果患者进食含钠高的食品，导致过多的液体潴留在体内，可用高浓度葡萄糖透析液加强超滤。但高糖透析液含热量高，长期应用会导致肥胖，引起高三酰甘油血症。长期使用高糖透析液还会加快腹膜的老化，影响患者的远期透析效果。

（三）低磷饮食

腹膜透析患者因肾功能衰竭不能将磷排出体外，而发生高磷血症。高磷血症可导致继发性甲状旁腺亢进、肾性骨病及软组织钙化等，表现出骨脆易折、皮肤瘙痒等症状。过多的血磷与血钙结合在一起沉积在皮肤、心脏、血管及其他组织中，可引起心血管和其他脏器的严重病变，磷沉积于皮肤引起瘙痒。进食摄入的磷过多是造成高磷血症的主要原因，腹透透析只能排出一部分磷。磷几乎存在于所有的食物，尤其在牛奶、内脏类、肉类、海鲜、紫菜、豆类、干果中含量最高，富含蛋白质的食物往往含磷也高，因此要求患者不吃或者少吃零食、含磷高的水果。多吃富含膳食纤维的食物，如苋菜、芹菜或者适量的魔芋等，保持大便通畅，减少磷的吸收。临床上服用钙片作为磷结合剂者，指导其应在饭中服用，并将此类药物与食物一起咀嚼充分混匀，可减少食物中磷的吸收。

（四）适量进食含钾食物

钾是一种人体中重要的离子，正常肾脏可将饮食中摄入过多的钾排泄出去。血钾的正常范围是 3.5～5.5 mmol/L。肾功能衰竭后，人体不能正常排钾。高钾血症时心肌受抑，心肌张力减低，易发生心律失常。低钾血症可导致四肢无力、软瘫，严重者呼吸困难、心跳无力等。腹膜透析患者高钾血症不常见，因腹透液中不含钾。每次交换透析液都有一部分钾被排入透析液中。有尿的患者不必限制食物中钾的摄入，如果患者蛋白摄入低，饮食不好，常常发生低钾血症，需要进食高钾饮食或给予钾制剂。无尿患者一般不需要额外补充钾。含钾高的食物有牛奶、土豆、蘑菇、红枣、香蕉、橘子、柚、橘子汁、干果、巧克力、坚果等。

（五）水的摄入

腹膜透析患者摄入的水分过多可引起高血压、组织水肿、心力衰竭，如发生肺水肿，可引起呼吸困难。水的摄入量应根据每日的超滤量和尿量来决定，如超滤量和尿量之和在 1 500 mL 以上，患者无明显高血压、水肿等，可正常饮水。每日摄入的水分 = 500 mL + 前 1 天的尿量 + 前 1 天的超滤量。少尿或无尿患者应控制水的摄入。

（六）控制热量的摄入

腹膜透析患者的热量来源于两个方面：一是患者采用葡萄糖透析液进行腹膜透析，患者从透析液中吸收了大量的糖，从这里获得的热量约占每日热量的 20%；二是患者从三餐饮食中获得的热量，约占每日总热量80%。我们食物里的糖类大多来自主食或者甜食中的糖和淀粉，如米饭、面包、面条等。腹膜透析液中的葡萄糖也可带来热量，这些多余的热量可使体重增加。如果体重超重，就要尽量避免吃糖类、甜食及含有大量脂肪的食物，如奶油、肥肉、全脂牛奶等，应使用植物油做菜。热量应保持在125.6～146.5 kg/（kg·d）［30～35 kcal/（kg·d）］，体重要按标准体重计算，防止超重。但热量也不宜控制过低，热量摄入不足，体内蛋白质分解增多，加重肾脏负担。

（七）维生素的摄入

腹膜透析时水溶性维生素会随之流失，而大多数维生素不能在体内合成。可进食富含B族维生素和维生素C的食物，如新鲜蔬菜、水果等。视病情可适量补充维生素制剂。

腹膜透析患者一定要注意饮食卫生，避免发生胃肠道感染，诱发腹膜炎。如食欲不好可时常变换一下食物的品种和烹饪方法；进食少可酌情增加就餐的次数，少食多餐。甜点和水果可在两顿正餐之间吃。避免饮用浓茶或浓咖啡。避免使用对肾脏有损伤的食物，如阳桃。冬天吃火锅，食物一定要煮熟，不吃凉拌菜，尽量避免食用隔夜饭菜食物。所有奶制品要注意有效期，尽量购买小包装的奶制品，若不能一次喝完，余下丢弃，切勿放置后再饮用，以免变质导致腹泻。水果去皮食用，每次吃新鲜水果。

（郭德久　吴茜）

第六节　腹膜透析的康复指导

一、康复的主要内容

（一）概述

WHO对康复有明确的定义："康复是指综合协调地应用各种措施，最大限度地恢复和发展病、伤残者的身体、心理、社会、职业、娱乐、教育，与周围环境相适应方面的潜能。"康复既是一种方法，同时又是一种处理和治疗过程，对于患者而言，康复不仅仅是身体上的不适到恢复，同时还要关注患者心理、社会、职业的康复。

（二）透析患者的康复

1. 生理康复

充分、规律、高质量的透析治疗，使透析患者没有任何尿毒症和并发症的症状，没有心力衰竭、出血、胸腔积液、腹水、食欲缺乏等现象，患者PTH、血液生化等处于正常范围，从长远看没有CKD-MBD发生的危险，不会对长期生活质量造成影响。

2. 心理康复

患者认为自身拥有劳动和运动的能力，是一个有用的人，可以与正常人有同样工作的权利和参与能力，心理压力减轻。

3. 社会康复

患者具有参加工作的体力，从而感到工作的乐趣，并为自己的劳动创造价值而感到高兴。能消除依赖的悲观情绪，可以参加一些社会活动和社交，甚至可以恢复正常的工作。

4. 其他康复

医疗保障是最重要的条件，能使患者得到及时、合理和充分的医疗和护理服务。社会保障能够维持患者较为满意的生存质量。医护人员、全社会应给予患者关爱和支持，使患者建立和保持信心，患者亲人也应对其进行全方位的鼓励、关心、照顾及心理上给予慰藉，这些都能使患者感受到人间的温暖，从而建立生存的信心和战胜疾病的勇气，正确面对患病的现实，回归到正常生活的轨道。

二、康复指导

（一）药物治疗

详见本章第三节"腹膜透析的用药指导"的相关内容。

（二）饮食指导

详见本章第五节"腹膜透析的饮食指导"的相关内容。

（三）运动法疗

运动疗法是根据患者特点与疾病情况，采用器械、徒手手法或患者自身力量的体力锻炼，使身体局部或整体功能得到改善，身体素质得以提高的一种治疗方法，是康复医疗的重要措施。运动疗法与一般体育活动不同，要根据患者机体的功能情况与疾病特点，选用适当的功能活动与运动方法对患者进行训练，以达到促进身心功能健康，防治疾病的目的。运动时需要骨骼、关节、肌肉的参与并互相配合。因此，运动的方式方法应符合功能解剖及力学原则，合理设计运动量，以便取得良好的效果。

患者运动时要遵守以下原则。

1. 基础原则

（1）自我感觉良好时运动。

（2）运动宜在饭后及饭前2小时左右进行。

（3）气温过高和过低时，应减小运动强度，缩短运动时间。

（4）穿着和环境温度相应的宽松舒适衣物。

（5）运动前后应有意识的测量脉搏、血压，做好记录，为医师评估效果、调整方案提供依据。

2. 量力而行原则

（1）运动量设计应能完成并留有余地。

（2）运动后应感到兴奋而不是疲劳。

（3）运动时如果呼吸急促、交谈困难，则提示运动量过大。

（4）运动后出现无力或恶心，应降低运动强度，延长整理活动的时间。

（5）运动后若出现失眠症状，应减少运动量，直到症状缓解。

（6）运动后出现明显关节疼痛或僵硬，提示运动量过大。

3. 循序渐进的原则

运动方式适合、运动量适当的运动进行完时微有汗出，稍感疲劳，有轻度气短但不影响交谈。一般运动停止 6 分钟左右，心率应小于 110 次/分，次日清晨应能基本恢复到平时水平。运动应一直保持上述原则，缓慢开始，循序渐进，逐步适应，慢慢调整运动方式及运动量。

（四）心理治疗

心理治疗手段包括个人心理治疗和群体治疗两方面。

1. 个人心理治疗

患者往往对于个人心理治疗比较抵触，认为医师无法解决自己的心理障碍，并不愿意接受治疗。对于这种情况，应进行轻松的交谈，了解患者在治疗中得到家属成员支持情况、参加社会活动、得到帮助的来源，使患者得以倾诉烦恼，深入了解患者的心理问题。寻找帮助患者的方式，从而给患者一定的意见和建议。要充分利用腹透患者随访的时间，对每个患者进行有计划的心理评估，针对问题，有的放矢去解决，防止患者日积月累产生逆反心理，形成排斥治疗等反应。

2. 群体治疗

对患者共同存在的心理问题，可以组织患者在一起，把有疑问的地方讲出来，共同探讨和解决。使患者采取积极的态度，面对问题，并渲染群体活动中乐观向上的气氛，积极鼓励患者介绍自己的良好经验，互相学习，取长补短，有效地解决他们的共性问题。积极组织患者活动，支持患者参加各类力所能及的有益社会活动，有助于使透析患者从消极的自我封闭状态中走出来，积极面对人生。医护人员也可以从中发现问题，更有利于工作的进行和开展。

三、康复的意义

慢性肾功能衰竭是一种不可逆的疾病，但经过肾脏替代治疗，患者可以身体"康复"，他们完全可以从事家务劳动甚至重返工作岗位，从事力所能及的社会工作。Blagg报道 105 例透析患者中，有 76% 的参加工作或胜任家务劳动；Renmers 等报道家庭透析患者中有 65% 全日工作。

重新参加工作有利于患者获得更好的生活质量，主要表现在两个方面：①在劳动和工作的同时感受到了乐趣，减轻患者郁闷、沮丧的心情及消除与社会的隔离；消除了寂寞和孤独感，对患者心理、精神和身体均有益处。②增加自信心，体现了人生价值，通过工作增加收入，减少医疗负担和生活负担，看到了自身的价值，稳定了家庭结构。

实现社会复归和参与社会活动是透析患者回归社会的目的，此外，我们还应看到，透析患者的再就业不仅仅是医疗问题，还需要相关政策的保护和社会的支持和理解，只有这样患者才能真正地回归社会。

（郭德久　吴茜）

第七节　心理护理及社会支持

由于慢性肾脏病病程很长，很多人在长期的治疗过程中，因反复的治疗和沉重的经济负担，易产生负面情绪从而放弃治疗。这对疾病的治疗及康复非常不利。因此，应该进行适当的心理疏导，克服不良情绪。

一、慢性肾脏病患者的心理变化

（一）认知变化

慢性肾脏病以中老年人居多。随着年龄的增长，感知觉的适应性变化最明显，表现为视力明显减退，听力下降，味觉、嗅觉、皮肤感觉退化；记忆力下降，表现为记忆广度、机械识记、再认和回忆等均减退；思维发生变化，随年龄增长，脑组织质量和脑细胞数减少，萎缩，思维迟缓。

（二）情绪变化

患者认为自己由社会人变成了患者，社会角色发生了变化，短期内可能不适应，随之而带来情绪的变化，表现为消沉、郁闷、烦躁等。产生情绪变化的主要原因有：①长期腹部留置管道容易出现疼痛、腹膜炎、皮肤瘙痒等并发症，不仅增加了身体上的不适和对个人形象的困扰，而且增加了患者的心理压力。②腹膜透析患者在生活作息、饮食方面均有严格的要求，这不仅使患者的身心自由受到极大的限制，而且削弱了患者的社会价值，从而加重了患者的心理负担。③腹膜透析是一种维持生命的终身性、必须性治疗手段，长期每天次数颇多的居家腹膜透析不仅加重了患者的经济负担，更是给患者带来沉重的心理压力。④目前通过腹膜透析不能根治疾病，只能最大限度地维持身体机能，减缓疾病的恶化，让患者随时有种被死亡威胁的感觉，使患者精神长期处于紧张状态。

（三）性格变化

不安全感主要表现在身体健康和经济保障两方面。由于家人关心照顾较少、病情迁延等因素导致孤独和郁闷、适应性差、对周围患者的态度和方式趋于被动，甚至放任自己的行为。

二、慢性病患者的心理特点

（1）焦虑紧张。由于身体健康问题，认为自己得了不治之症，给家人带来烦恼，给自己带来痛苦而焦虑不安，甚至夜不能寐，食欲缺乏，机体抵抗力下降，更容易患躯体疾病，造成恶性循环。

（2）抑郁。由于患病后患者的社会角色发生了转变，一时难以适应，认为自己对社会、对家庭没有贡献，成了社会、家庭的累赘、负担，导致抑郁。

（3）沟通障碍。由于长期的治疗，患者逐渐变得敏感、多疑、爱唠叨、斤斤计较，造成与家人、医护人员等沟通困难，人际关系紧张。

三、患者的心理疏导

（1）建立生存意义。人最宝贵的莫过于生命，要正确对待身体的变化，定期体检，发现问题尽早处理。不要抱侥幸心理，延误治疗。也不要被疾病吓到，生老病死是自然规律。

（2）保持与外界环境的联系接触。保持与自然、社会和人的接触。可以丰富自己的精神生活，陶冶情操，也可以积极调整自己的行为及心态，以便更好适应环境。多参加社会公益活动，多培养爱好，丰富生活的同时，也增加自我认同感，价值感，幸福感。

（3）生活规律、适度脑力体力活动。学会合理规律地安排生活作息时间，养成良好的生活习惯、饮食习惯，根据自身的兴趣、爱好、体质情况有选择性、有规律性地进行适量的运动，如散步，太极拳等运动，下棋，打牌等脑力活动，不仅能增强体质，还能延缓大脑功能减退等作用。

（4）保持家庭和睦。家庭和睦是身心健康的基础，慢性肾脏病患者由于病程迁延，会感到孤独，缺乏安全感，内心感到成了家人的累赘，认为自己丧失了一切价值，因此，家人应该多给予陪伴和鼓励，多与患者一起参与运动活动等，多做沟通，遇事与患者商量，给予其应有的尊重。

（5）学会自我管理。慢性肾脏病患者应掌握营养治疗及药物治疗的原则和方法，清楚地认识到控制血压、血糖等措施的意义，以及各项相关指标的检测意义及注意事项。同时能严格给予自我管理与约束，不随意放纵。通过咨询医生及正确的疾病相关知识学习，对自己身体情况做了解，并积极配合医生的方案，积极与医生沟通，保持良好的心态，这是控制疾病，提高生活质量的关键。真正做到积极配合治疗—自我约束与管理—病情控制稳定甚至好转的良性循环。

（郭德久　米秀英）

第五章 慢性肾脏病肾移植的居家护理

第一节 肾移植技术

一、概念

肾移植：就是将健康的肾脏移植给有肾脏病变并丧失肾脏功能的患者，俗称"换肾"。人体有左右两个肾，通常一个肾就可以支持正常的代谢需求，当双侧肾脏功能均丧失时，患者就必须进行透析或者肾移植才能维持生命。

供体：指提供肾脏的一方。

受体：指接受肾脏的一方。

肾移植因其供肾来源不同分为自体肾移植、同种异体肾移植和异种肾移植，我们习惯把同种异体肾移植简称为"肾移植"。其他两种肾移植则冠以"自体"或"异种"加以区别。

二、适应证

以下疾病发展至终末期导致尿毒症者，均为肾移植的适应证：

（1）肾小球肾炎：①局灶性节段性肾小球硬化症；②溶血性尿毒综合征；③膜增生性肾小球肾炎（Ⅰ型）；④膜增生性肾小球肾炎（Ⅱ型）；⑤过敏性紫癜（即 Henoch-SchonLein 紫癜）；⑥IgA 肾病；⑦抗肾小球基底膜肾炎；⑧膜性肾病。

（2）慢性肾盂肾炎（反流性肾病）。

（3）遗传性疾病：①多囊肾；②髓质囊肿病；③肾炎（包括 Alport's 综合征）；④结节性硬化。

（4）代谢性疾病：①糖尿病肾病；②高草酸盐沉积症；③胱氨酸病；④法布里（Fabry）病；⑤淀粉样变；⑥痛风；⑦卟啉病。

（5）梗阻性尿路疾病。

（6）中毒性肾病：①镇痛药中毒肾病；②滥用鸦片。

（7）多系统疾病：①系统性红斑狼疮；②血管炎；③进行性全身硬皮病。

（8）肿瘤：①Wilms's 瘤；②肾细胞癌；③偶发肿瘤；④骨髓瘤。

（9）先天性疾病：①先天性肾发育不良；②马蹄肾。

（10）不可逆性急性肾功能衰竭：①皮质坏死；②急性肾小管坏死；③孤立肾外伤。

肾移植患者的年龄：5～60岁均可，一般认为在12～50岁较适宜。近年年龄范围有所扩大，没有绝对明确的年龄界限，不乏高达80余岁的患者接受肾移植成功的报道，但要慎重考虑患者的心血管情况及患者的预期寿命。

三、禁忌证

肾移植后患者的生活质量明显改善，肾移植无疑是治疗慢性肾功能衰竭的最好方法。但并非所有肾功能衰竭患者都可以很好地耐受移植手术及术后的大剂量激素和免疫抑制剂治疗，在肾移植前必须了解患者是否适合做肾移植，术后的预测效果如何。在一定的情况下，某些患者术后会出现危及生命的严重并发症，特别是并发有以下疾病的患者，在行移植术前必须慎重考虑：

（1）活动性肝炎的患者不宜做肾移植。至于肝炎带病毒者（乙型肝炎病毒表面抗原阳性）则有争议，最好能根据肝穿刺结果来确定。已确诊的肝硬化患者不宜做肾移植。

（2）对于冠心病、不稳定性心绞痛的患者一般不宜马上做肾移植，对于有明显症状的冠心病患者应先行冠状动脉造影评价，必要时可在心脏搭桥手术成功后再接受肾移植。

（3）活动性消化性溃疡病的患者不适宜马上做移植，由于术后要使用大量激素，可导致消化道出血，故术前必须将溃疡治愈。

（4）体内有活动性慢性感染病灶的患者，应先系统治疗，待感染控制稳定后再做肾移植。

（5）恶性肿瘤已发生转移或发病2年以内的患者禁忌行移植，因为免疫抑制可能使肿瘤发展或复发。

（6）并发其他重要脏器终末期疾病，如慢性呼吸衰竭、心力衰竭、肝功能衰竭、严重心血管疾病等，不宜做肾移植（器官联合移植除外）。

（7）严重泌尿系统先天性畸形者。

（8）艾滋病活动期。

（9）淋巴细胞毒抗体或群体反应性抗体（panel reactive antibodies，PRA）强阳性者。

（10）凝血机制紊乱。

（11）精神病和精神状态不稳定者，或者是病情尚未控制的精神病患者。

四、肾移植时机

许多患者都想早点摆脱疾病的纠缠，想早点做手术，这种心情是可以理解的，但肾移植并非越早越好，也并非越晚越好。一般情况下，由于肾功能不全，内毒素的累积，患者或多或少会出现一些并发症，如水、电解质、酸碱平衡紊乱，甚至其他器官的并发症等。这些并发症会直接影响手术的成功率以及术后并发症的发生率，因此，患者最好先进行 3～6 个月的透析治疗。通过透析，一方面将体内的毒素清除，纠正水、电解质、酸碱平衡紊乱等并发症，确保手术的顺利；另一方面可减少体内的免疫蛋白和抗体，降低免疫力，减少术后排斥反应的发生率，提高手术的成功率；另外，通过透析稳定患者的病情，减少并发症的症状，使患者的心理状态逐渐平稳，可增加患者的信心。

总而言之，肾移植的时机因人而异，需综合考虑患者的体质、身体状况、病情等。肾移植前应积极配合治疗，积极配合完善各项检查，争取最好的移植效果。

五、术前准备

（一）心理准备

肾移植对于患者来说无疑是一个大手术，患者需要以良好的心态去迎接这个挑战。尽早开始了解肾移植相关的基本知识，以便对移植的术前准备、手术过程、术后恢复过程中的注意事项及可能发生的问题有一个比较全面的了解，这样可以减少患者对手术的恐惧和不安，保证患者在移植前具有良好的情绪和精神准备。对患者来说，良好的心态，稳定的情绪，必胜的信心有助于移植成功。过度急切、过度焦虑以及过度恐惧都会严重影响移植肾恢复功能，影响与医师之间的配合，影响移植成功率。由于肾源的限制，准备接受肾移植的患者需要有相当的耐心进行等候，对此患者要有充分的心理准备。

（二）患者准备

（1）透析准备。当患者被确诊为慢性肾功能衰竭，甚至是已经进入尿毒症期时，患者应及早进行透析治疗。在肾移植手术前，患者应保证透析的时间和质量。充分透析，一方面，可以有效清除体内多余的水分和毒素，纠正水、电解质紊乱和酸碱平衡，避免出现尿毒症严重并发症，使机体内环境稳定，处于良好的状态；另一方面，透析可以提供营养支持，纠正贫血和低蛋白血症。由于肾功能的损害而导致促红细胞生成素分泌减少，患者往往会处于贫血状态，严重的贫血可影响肾移植的效果，且增加了手术的风险，故透析过程中可规律给予适量的促红细胞生成素、铁剂、叶酸和维生素 B_{12} 等，纠正贫血。由于输血可能导致机体 PRA 升高，甚至可能带来肝炎病毒或其他疾病，不利于日后肾移植，所以应尽量避免输血。如移植前血红蛋白低于 6 g，且有明显贫血症状时，可输少量红细胞悬液，使血红蛋白提高到 8 g 左右，再行手术。

（2）积极控制血压。大多数尿毒症患者都有高血压和心功能异常，术前患者应按医嘱规律服用降压药，有效控制血压，控制饮水，避免摄入过多的水分，减轻心脏负荷，改善心功能，为肾移植手术做好准备。

（3）营养状况的评估和治疗。尿毒症患者可伴有胃肠道方面的并发症，如恶心、呕吐、腹泻、食欲不振等，从而出现营养不良的情况。严重的营养不良会影响术后伤口的愈合，增加术后感染的风险。故肾移植术前应适量补充营养物质，尤其是优质动物蛋白类，如鱼、禽、蛋、瘦肉等，适当的营养治疗可以改善蛋白和热量摄入，明显减少术后感染，促进伤口愈合。

（4）控制感染。肾移植术本身是一个大手术，术后易发生感染，加上肾移植术后需终身服用免疫抑制剂，机体的免疫抵抗力遭到削弱甚至破坏，从而进一步增加感染的风险，因此，术前一定要积极控制感染症状，清除感染灶。

（三）术前检查

肾移植手术是一项难度很大且风险很高的大型手术，因此，术前必须进行全面的检查，充分评估机体情况，排除不利于手术的因素，保证肾移植术的顺利进行。

（1）既往史及体格检查。移植前的病史询问和体格检查，包括引起肾功能衰竭的疾病、疾病的病程、高血压病程、感染病程；既往抑制史；其他疾病，如心血管疾病、既往和现在肿瘤、呼吸道疾病、胃肠道疾病、肝脏病等；既往手术史，如肾切除、脾切除、甲状旁腺切除、阑尾切除等。观察腹膜透析管和血液透析管路或动静脉瘘处有无炎症表现。对于女性，进行常规妇科检查。

（2）常规化验检查。血、尿、大便常规及大便隐血试验，血型检查（ABO及Rh），凝血功能；肝功能、肾功能及血生化检查；感染性疾病筛查，如乙型肝炎病毒、丙型肝炎病毒、艾滋病抗体、梅毒抗体、巨细胞病毒（CMV）抗体，如乙肝病毒或丙肝病毒为阳性，则需要查乙肝病毒–DNA或丙肝病毒–RNA载量，了解病毒活动情况。老年男性需检查前列腺特异性抗原（PSA），以排除前列腺癌。

（3）辅助影像学检查。①常规辅助检查：胸部X线片、心电图、腹部超声包括肝、胆、脾、胰腺、肾、输尿管、腹腔、盆腔B超。②心电图异常或有心脏病病史、体征的患者：超声心动图、动态心电监测、运动心电图、核素心脏显像、冠状动脉造影。③怀疑有血管病变的患者：双侧髂血管多普勒彩超，必要时可行数字减影血管造影（digital subtraction angiography，DSA）或CT血管造影（CT angiography，CTA）、磁共振血管造影（magnetic resonance angiography，MRA）。④怀疑有肺部疾病者应行肺部CT检查，疑有肺功能不全者，应常规行肺功能测定，患者术前应戒烟。⑤有消化道病史及症状者：纤维胃镜、胃肠钡剂检查、纤维结肠镜检查、腹部CT或磁共振成像。⑥怀疑有妇科疾病者，应行妇科检查和阴道涂片。40岁女性，如果怀疑乳房有异常应行X线摄片或穿刺活检术。⑦怀疑有甲状旁腺功能亢进症者，需检查血清甲状旁腺素、钙、磷水平。甲状旁腺切除手术应该在肾移植手术前完成。

（4）组织配型：移植HLA基因配型、PRA检查、供受体淋巴细胞毒交叉试验，必要时进行巨细胞病毒（CMV-pp65）抗原检测。

（鲁鹏 彭文渝）

第二节 肾移植并发症干预管理

由于个人身体状况和医疗条件的差异，部分患者在恢复过程中可能发生一些不是很理想的状况，会出现一些并发症。尽管这是所有人都竭力避免、不愿意见到的，但万一

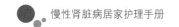

发生，也希望患者及家属能尽量保持镇定，及时将异常情况告知医护人员，积极配合治疗，最大限度地控制病情。

一、外科并发症

（一）血管并发症

肾移植血管并发症主要包括出血、肾动脉血栓形成或栓塞、肾静脉血栓形成或栓塞、肾动脉狭窄等。

1. 出血

术后出血是肾移植术后最常见的并发症，多出现于肾移植术后 24～48 小时，也可发生在术后 7～14 天。少量渗血通过适当应用止血药物及输血等保守治疗，渗血可中止，严重渗血、出血可导致失血性休克危及患者生命，需要再次手术干预。

（1）病因。出血常见原因有：移植肾动静脉吻合口漏血，分支血管漏扎或结扎线滑脱及手术误伤血管未发现和修补，受者凝血机制差、创面广泛渗血，感染、尿漏等侵蚀血管导致的移植肾动脉或静脉破裂，患者腹部用力不当、身体扭曲或腹部受碰撞等外伤因素。

（2）临床表现。出血量小时表现为渗血，引流管引流量增多，颜色鲜红。当有大量活动性出血时，会出现突发性移植肾区突然隆起、胀痛，延及下腹部、膀胱区等，从伤口引流管内流出大量血液；若伤口引流管已拔出，则可从引流管口出血。可出现全身冷汗、面色苍白、脉搏细速、血压下降等失血性休克表现，并伴有切口疼痛、肿胀、多尿转少尿等。体检可见局部隆起、明显触痛、包块进行性增大；有时还可伴有腹膜刺激症状，切口敷料被血性渗液浸湿，伤口引流管引流血性液量逐渐增多，颜色较红，血压急剧下降出现出血性休克表现。B 超、CT 发现移植肾周大血肿和吻合口或移植肾动静脉破裂。

（3）治疗。对于少量渗血可以密切观察，保持引流管引流通畅，必要时给予输血及适当的止血药物等保守治疗。一旦确诊有急性大量出血，应在快速输血、输液等纠正休克的同时，进行急诊手术探查止血，清除血肿，以免引起继发性感染或血肿机化而压迫肾血管及肾实质，使肾功能丧失。如因移植肾血管自发性破裂大出血、移植肾破裂出血、动脉吻合口真菌感染破裂出血等，不能手术修补的，可能需摘除移植肾。血管破裂具有起病突然，病情发展迅速，后果严重的特点，关键是及早发现、及时处理。

（4）护理。

1）术前注意纠正贫血和凝血功能障碍，移植前应停止使用阿司匹林等抗凝药物。

2）嘱患者选择正规的医疗机构。

3）术后密切观察生命体征。

4）准确记录 24 小时尿量，注意观察尿液的颜色、性状，如有鲜红尿液引出，要及时报告医生。

5）密切观察引流管引流液的性状，引流液呈粉红色少量液体时，说明恢复情况良好；若引流液呈鲜红色，说明有活动性出血；若引流液呈淡黄色，说明输尿管连接处可能出现漏尿。

6）术后保持大便通畅，避免用力排便、咳嗽等，防止腹内压升高，造成移植肾或血管破裂。鼓励患者多吃新鲜水果、蔬菜，适当地活动，如有便秘，可使用开塞露，避免久蹲或突然屈膝抬腿的动作。

7）保持伤口敷料的干洁，如有污染，及时更换敷料，防止感染。房间可定时紫外线消毒，但要注意保护皮肤和眼睛。

8）遵医嘱服用降压药，有效控制血压，防止血压过高。

2. 肾动脉血栓形成或栓塞

临床比较少见，发病率为1%～2%，但较为急迫和严重。

（1）病因。

1）术后低血压或患者血液处于高凝状态，在吻合口处易形成血栓。

2）手术操作如血管扭曲，供受血管管径不匹配，供肾动脉分支血管处理不当。

3）手术损伤了动脉内膜。

4）受体血管动脉硬化及动脉内膜剥落。

5）免疫抑制药环孢素（CsA）的应用，冷缺血时间较长。

6）急性肾小管坏死（acute tubular necrosis，ATN），超急性或急性排斥反应。

（2）临床表现。移植肾区疼痛，突然无尿或少尿，移植肾缩小、质地变软，有压痛，肾移植后的移植肾动脉血栓形成或肾动脉栓塞一般多发生在术后1～2周内，但数周后也可出现。肾移植术后远期同样可发生肾动脉血栓形成，超声检查显示移植肾动脉血流减弱或消失，肾动脉造影显示肾动脉阻塞，血肌酐升高。

（3）治疗。一旦确诊为移植肾动脉血栓形成，应尽早手术治疗。手术方式包括：①若为肾动脉的一个分支或肾的一极栓塞，行肾部分切除术；②若为肾动脉主干栓塞，其栓塞时间不长，可切开肾动脉，取出血栓，或切断肾动脉以去除血栓，重新吻合血管，这样有可能挽救移植肾。若栓塞时间较长，移植肾已失去活力，则应切除移植肾，改行透析，等待再次肾移植。

（4）护理。

1）密切观察生命体征。

2）嘱患者按医嘱服药。

3）血液高凝状态的患者注意抗凝剂的使用，切勿随意调整药物的剂量。

4）监测24小时尿量。

5）指导患者低钠、低脂、优质蛋白饮食。

3. 肾静脉血栓形成或栓塞

临床较少见，发病率为1%～2%，但发病通常比较急，多发生在术后3～9天。

（1）病因。①内皮损伤。现已证实，内皮损伤在血栓形成等血管并发症中起主要作用。内皮细胞为排斥反应时的主要靶细胞，血管内皮的损伤主要为排斥反应造成的免疫损伤。②移植术后高凝状态。有观察发现移植患者血小板对二磷酸腺苷的聚集性增加，血小板因子Ⅳ水平升高，纤维蛋白原升高。纤溶酶原激活物抑制物（plasminogen activator inhibitor，PAI）升高，粒细胞与红细胞的聚集性增加更促进了患者的高凝状态。③CsA的作用。研究证实，CsA可使血小板聚集性增强，引起高血脂高血压，增加血栓的危险性。④免疫反应。⑤手术创伤、灌注损伤、血管扭曲造成血栓。⑥免疫抑制药的使用。肾移植术后采用环孢素为基础的方案比用咪唑硫嘌呤为主的方案更易发生血栓栓塞并发症。⑦红细胞增多症。接受肾移植的患者约有17%会发生移植后红细胞增多症，血液黏度增加，但具体病理生理机制尚未阐明。慢性肾功能衰竭患者的全血黏度测定，慢性肾功能衰竭全血黏度明显低于正常人，慢性肾功能衰竭患者的血液表现为低黏高凝的特点。肾移植术后由于移植肾产生的促红细胞生成素，使贫血得以改善，红细胞的增多使血黏度很快升高，是静脉血栓形成的原因之一。

（2）临床表现。突发移植肾区肿胀、疼痛，无尿、少尿或血尿，蛋白尿，移植肾肿大、压痛，可伴有同侧下肢肿胀。其中同侧下肢水肿是一个重要的鉴别依据。超声提示血管阻力指数升高，肾静脉内有血栓形成。经股静脉穿刺插管做选择性肾静脉造影，可发现静脉栓塞部位和程度。

（3）治疗。移植肾静脉血栓是一种极其严重的并发症，一旦发生，往往会导致移植肾功能丧失，故预防其发生极为重要。早期诊断是挽救移植肾的先决条件，如能获得早期诊断，挽救移植肾是可能的。肾静脉血栓患者行尿激酶经肾动脉灌注溶栓治疗及肾静脉狭窄球囊扩张，可获良好临床疗效。如栓塞时间较长，移植肾呈紫黑色且功能丧失，则应切除移植肾。

（4）护理。

1）密切观察生命体征。

2）嘱患者按医嘱服药。

3）血液高凝状态的患者注意抗凝剂的使用，切勿随意调整药物的剂量。

4）监测24小时尿量。

5）指导患者低钠、低脂、优质蛋白饮食。

4. 肾动脉狭窄

移植肾动脉狭窄是肾移植受者术后常见的血管并发症，肾移植手术的动脉吻合有端－端吻合（供体肾动脉与受体髂内动脉）和端－侧吻合（供体肾动脉与受体髂外动脉）两种常见方式。端－端吻合容易发生移植肾动脉狭窄，最常见的部位是吻合口。依据狭窄发生部位，可将移植肾动脉狭窄分为吻合部、供体肾动脉和受体髂动脉狭窄。Plainfosse等又进一步将供体肾动脉狭窄分为肾动脉主干、肾门部肾动脉和肾内二级动脉狭窄。移植肾动脉狭窄是导致顽固性高血压、移植肾功能不全甚至移植肾功能丧失的重要原因，移植肾动脉狭窄可发生于肾移植术后的任何时间，但绝大多数通常发生在术后3个月至2年内，据文献报道移植肾动脉狭窄的发病率为2%～12%。

（1）病因。

1）患者髂内动脉已有粥样硬化，已存在动脉狭窄或在此基础上形成狭窄。

2）与手术操作有关的原因：取肾及手术时对血管的损伤、过分钳夹；插管灌注时损伤动脉内膜，造成动脉内膜分离、内膜下分离，导致内膜瘢痕形成及内膜增生，引起管腔狭窄；手术及操作中过度牵拉动脉；血管吻合技术原因造成吻合口的狭窄；动脉过长，易出现血管扭曲或成角。

3）急性排斥反应时，炎性反应导致血管壁增厚，形成移植肾动脉狭窄。特别是血管内膜有损伤时，易导致血管壁的破坏、瘢痕及最终导致血管狭窄。

（2）临床表现。轻微的移植肾动脉狭窄往往无明显的临床表现，有的移植肾动脉狭窄是在做常规检查时偶然发现的。多数移植肾动脉狭窄表现为高血压复发或难治性高血压（约占75%），特别是舒张压升高。有些患者肾功能逐渐减退，出现轻度的蛋白尿，移植肾区往往可听到较柔和的收缩期血管杂音，是否有杂音是怀疑肾动脉狭窄的一个重要线索。

（3）治疗。对于高血压不严重、用降压药有效，动脉狭窄轻型，血肌酐稳定于200 μmol/L，可非手术治疗。如果高血压难以控制，血管狭窄程度在65%以上，并出现肾功能减退者，则需要手术治疗。

1）介入手术。包括经皮肾动脉球囊成形术和经皮肾动脉血管内支架置入术。狭窄部位较短、狭窄呈线形或狭窄位于吻合口远端多可采用经皮肾动脉球囊成形术，单用经皮肾动脉球囊成形术后有10%～30%的患者可能再次发生肾动脉狭窄，可重复选用经皮肾动脉球囊成形术治疗，仍可获较好效果。经皮肾动脉血管内支架置入适用于狭窄段较长的患者。经皮肾动脉球囊扩张后再置入血管内支架可以减少移植肾动脉狭窄复发。如患者经济条件许可，可选用经皮肾动脉球囊扩张和血管内支架联合应用，可提高手术成功率。

2）外科手术。对于严重的移植肾动脉狭窄患者，或不愿接受介入治疗或介入治疗失败的患者，可考虑开放外科手术，包括狭窄的切除、搭桥手术、血管片移植等。据Benoit等报道，外科手术矫治使移植肾丧失率高达15%～20%，病死率为5%，所以开放手术宜慎重选择。如移植肾已丧失功能，则行移植肾切除。

（二）尿路并发症

肾移植的尿路并发症主要包括尿漏、输尿管梗阻、尿路感染、泌尿系出血及结石等。

1. 尿漏

多发生于术后早期，常发生在肾移植术后半月内，少数病例可发生在半年之后，是肾移植术后发生的严重并发症之一，多见于输尿管膀胱吻合处，也见于输尿管及肾盂交界处。其发生率约占2%。

（1）病因。肾移植术后尿漏的病因复杂，大致可分为两类，即外科因素和内科因素。

1）外科因素。绝大多数尿漏患者与此因素有关。主要包括：①摘取或修整供肾时损伤输尿管血供。②取肾或修肾时钳夹肾盂、输尿管，或剪破肾盂输尿管未被发现。③结扎供肾的副肾动脉，造成肾实质缺血性坏死引起肾盏瘘。④输尿管－膀胱吻合技术不佳。⑤输尿管过短，强行与膀胱吻合，致使吻合口张力过大。⑥输尿管过长，与膀胱吻合后输尿管成角、扭曲。⑦输尿管被引流物压迫或肾周血肿压迫坏死所致尿漏。

2）内科因素。虽然少见，但不容忽视。主要包括：①排斥反应。因急性排斥反应，经激素冲击治疗后，移植肾的排斥病变缓解，而输尿管血管发生栓塞导致输尿管全段坏死而漏。这是所有尿漏中最为严重的一种，往往集合系统全段坏死，处理十分棘手。②感染。因术后尿外渗导致移植肾周严重感染，直接侵蚀或破坏输尿管管壁血管造成坏死。

（2）临床表现。由于尿漏发生的部位、时间以及引起尿漏的原因和漏口的大小等因素的不同，尿漏的临床表现不一。临床症状主要有发热、少尿或突然无尿、局部疼痛、肿胀和压痛，有时切口有尿液溢出，引流管可引出大量尿液或局部出现逐渐增大的包块，常伴有肾功能损害，且发生于尿液自创口漏出之前。

（3）治疗。

1）保守治疗。一旦出现尿漏，应及时更换伤口敷料。发生尿漏时，如果尿漏量少而髂窝引流管未拔，尿液可从引流管流出，应保持引流管通畅，让瘘口自行愈合，如若3～6个月仍不能愈合，则需行手术处理。如果引流管已经拔除，尿液从伤口漏出，则加强伤口换药，可逆行插入双"J"管，并充分内外引流，以减少尿液漏出，利于瘘口闭合。发生尿漏时，应及时加大抗生素的剂量，积极预防和控制感染，改用或加用对伤口愈合影响较小的免疫抑制剂。

2）手术治疗。经充分的内外引流，尿漏无减少趋势，则应积极手术探查，清除漏口周围尿液及坏死组织，切除坏死段输尿管，将血运良好的输尿管与膀胱再次吻合，若输尿管修整后长度不够与膀胱吻合，则可将膀胱壁修剪成梯形膀胱瓣，向上拉伸，使之与输尿管匹配。尿漏无法修补者，应果断切除移植肾，确保患者生命安全。

2. 输尿管梗阻

输尿管梗阻（狭窄）是肾移植术后常见的并发症之一，病因复杂，如诊治不及时，可导致移植肾失功，早期诊断和及时治疗对提高移植肾存活率有重要意义。

（1）病因。造成输尿管梗阻的原因有很多，包括输尿管受压，如血肿、脓肿、淋巴囊肿、移植肾、原位精索、腹膜后纤维化；输尿管远端坏死或纤维化；输尿管腔内梗阻，如结石、血块及真菌团；输尿管过长、扭曲；吻合口狭窄及血块或结石阻塞；等等。

（2）临床表现。主要为少尿、无尿、发热、移植肾区疼痛不适，血肌酐升高，顽固性高血压。B超可了解移植肾有无积水，磁共振成像或静脉肾盂造影检查可明确梗阻部位。

（3）治疗。

1）对于较轻的输尿管狭窄，肾功能良好，无并发症，可进行密切观察。

2）因开放手术伤害较大，首先应行内镜治疗或经皮移植肾穿刺造瘘术引流尿液，以保护移植肾功能，经肾造瘘行腔内扩张治疗并留置双"J"管，必要时可重复扩张，或行狭窄处内切开。

3）对于腔内手术失败者，可行开放探查手术。由于多数患者粘连明显，寻找游离输尿管困难，可逆行经输尿管膀胱吻合处向移植肾输尿管插入输尿管支架管，以便寻找输尿管。对于输尿管下端狭窄的，可重新进行膀胱输尿管吻合术。如果输尿管长度不够，可用同侧自体输尿管与移植肾输尿管或肾盂吻合。术中放置双"J"管，防止术后再次发生狭窄或尿漏。

（三）切口感染

在过去，切口感染很常见，由于尿毒症、营养不良及免疫抑制治疗，肾移植受者容易发生感染，污染伤口感染率高达14%～43%。至20世纪80年代以来，随着外科手术技巧的提高和抗生素的应用，切口感染率大大降低至3%。切口感染的致病菌往往是革兰氏阴性杆菌，以大肠杆菌多见，其次为葡萄球菌和肠球菌等。

（1）病因。影响切口愈合的因素有以下八方面：

1）切口感染的决定因素是污染菌的数量、宿主局部的抵抗力、细菌的毒性。术后出现切口血肿、淋巴囊肿、尿漏是术后切口感染的三个最重要原因。

2）术前营养不良会减少循环中的白细胞数量及白细胞的趋化性，同时会降低体外淋巴细胞对移植物血细胞凝集素刺激的母细胞化作用和辅助性T细胞及杀伤细胞的抑制基因的比率，以及混合淋巴细胞培养的反应。患者长期具有尿毒症症状，全身营养较差，尿毒症可影响伤口愈合。血容量对于维持切口肉芽组织的供氧极为重要，这种供氧是通过新形成的毛细血管完成的。血容量不足会导致切口缺氧，发生在手术开始后的几小时内，切口中的白细胞功能会受到损害。但仅少数严重贫血者可影响伤口愈合的速度。尿毒症性出血紊乱可引起术后血肿及切口延迟愈合。一些可透析化合物引起的凝血障碍影响血小板功能可以通过透析加以纠正。

3）受者局部抵抗力下降。原因有：①糖尿病的微血管改变，白细胞的吞噬功能异常造成局部抵抗力下降。②术中采用钝性分离，使用电凝、电刀，过多的结扎。③切口内的异物如缝线太粗、不必要的缝合和结扎及止血不仔细。

4）术前备皮，若术前过早备皮，可引起皮肤轻度损害，细菌就会在皮肤损害处聚集。

5）移植肾在切取和运送过程中容易污染而致深部切口感染。

6）术后敷料渗血更换不及时而感染。

7）受者膀胱内可能积聚细菌，这些细菌绝大多数为革兰氏阴性杆菌，肾移植手术时，可对切口造成污染。

8）免疫抑制药糖皮质激素的应用，改变了切口炎症期过程，延迟伤口局部愈合。糖皮质激素可以改变切口炎症期的过程，从而延迟切口愈合的速度，妨碍单核巨噬细胞的功能；引起粒细胞和纤维细胞功能紊乱。实验发现，给予甲泼尼龙后，炎症期肉芽组织上的淋巴细胞、单核细胞与巨噬细胞均减少，继而引起纤维细胞和胶原蛋白的减少，3周内这种情况可以消失。糖皮质激素延迟切口愈合的作用不是永久性的，不会影响多形核白细胞的数量，反而有利于新的毛细血管形成。糖皮质激素治疗容易造成感染的原因可能是减少了愈合组织的供氧，后者可以损害白细胞的杀菌能力。CsA可增加巨噬细胞的活性，不影响肉芽组织生长，不会影响切口愈合。硫唑嘌呤可抑制细胞增生，但是对伤口愈合影响不大。硫唑嘌呤单独治疗或合并其他药物治疗对伤口愈合的影响尚无报道。

（2）临床表现。包括发热，切口局部皮肤红、肿、热、痛，皮下积血或有脓肿形成时有波动感。深部感染可表现为伤口处皮肤水肿、压痛伴有发烧。发病早期有近1/3的患者体温正常或接近正常，不易被发现。B超检查可发现深部脓肿的部位及脓腔大小。

（3）治疗。一旦明确诊断，可做伤口分泌物培养，选用有效抗生素控制感染，脓肿则需要切开引流，加强伤口换药，及时清除坏死失活组织。同时，应加强营养，纠正贫血，免疫抑制剂适当减量，待伤口内长出新鲜肉芽组织后行二期缝合，可做局部理疗以辅助治疗。

（4）预防。

1）术前备皮。术前 2 小时进行皮肤准备，剃去阴毛，对术区毛发浓密影响手术操作者必须剃毛，剃毛后清洗；如果毛发稀疏不影响手术操作则采取剪毛或不去毛只清洗的备皮方法。

2）切口感染是肾移植的一种严重并发症，必须注意患者的营养状况，改善患者全身的营养状况，控制血压与纠正贫血和凝血机制紊乱；在移植前充分透析治疗。

3）换药应严格执行无菌操作技术，保持伤口敷料的干洁。

4）密切观察生命体征，用水银体温计测量体温。

5）加强肥胖者切口的保护及引流，减少感染的机会。

6）保持引流管通畅。

7）指导患者注意个人卫生，保持衣裤、被褥的清洁干燥，居室保持通风。

8）注意保暖，预防感冒。

（四）移植肾自发性破裂

移植肾自发性破裂是肾移植术后早期严重并发症之一，其发生率为 0.3%～8.5%。发生时间一般在术后 2 周之内，大多在术后 3～7 天发生，也可发生在术后半年乃至 4 年。

（1）病因。移植肾破裂主要由急性排异反应引起。在急性排异反应时，肾组织肿胀，内压增加，致使肾包膜破裂及脆弱的肾脏组织裂开出血。急性肾功能衰竭也可引起肾细胞水肿，内压增加，引起移植肾破裂，但病理反应比排斥反应较轻，破裂机会较少。在排异反应的基础上，咳嗽、用力排便、起床活动、腹压增加等均可导致肾破裂。另外，肾穿刺活检、肾静脉回流不畅、输尿管梗阻等均可诱发移植肾破裂。

（2）临床表现。临床症状为移植肾区疼痛、肿胀、压痛、少尿和无尿、血尿和血压下降、休克、贫血、发热、伤口出血和急腹症。其次较为严重的为移植肾突发剧痛，肾区逐步增大的肿块和内出血症状。移植肾区疼痛、低血压和少尿称为 Lords 三联征。床旁 B 超可发现肾周血肿，特别是上极髂窝内积血明显，部分患者可见破裂的创缘。

（3）治疗。自发性肾破裂的死亡率为 9%，肾切除率高达 74%。一旦确诊应尽早手术探查，根据肾功能情况及病因判断，尽可能保留移植肾，必要时需切除移植肾。

（4）预防。

1）术后保持大便通畅，避免用力排便，防止腹内压升高，造成移植肾破裂。鼓励患者多吃新鲜水果、蔬菜，适当地活动，如有便秘可使用开塞露。

2）避免久蹲或突然屈膝抬腿的动作。

3）遵医嘱服用降压药，有效控制血压，防止血压过高。

4）防治剧烈咳嗽。

5）密切监测排异反应。

（五）淋巴囊肿与淋巴漏

肾移植术后的淋巴囊肿或淋巴漏一般发生在术后 1 周至 1 个月，也可延迟发生，发生率为 1%～10%。

（1）病因。

1）修整供肾时肾门脂肪组织修剪过多，造成供肾周淋巴管未被结扎。

2）术中分离受者髂血管表面时，未结扎或漏扎切断的淋巴管。

3）术后肾周感染。

4）免疫抑制药，特别是激素和西罗莫司（雷帕霉素）也妨碍淋巴漏愈合。

（2）临床表现。

1）切口引流液较多，液体呈透明或淡黄色乳糜状。

2）切口或移植肾区肿胀或局部出现囊性肿块。

3）淋巴囊肿压迫移植肾、输尿管、膀胱，发生少尿、高血压、移植肾功能不全等。

4）同侧下肢出现水肿，造成淋巴回流障碍或静脉压迫症状，下肢深静脉血栓形成及进一步并发肺栓塞。

5）外生殖器水肿。

（3）治疗。如果淋巴囊肿体积比较小，并且对移植肾的血管和输尿管无压迫症状，可行保守治疗，如伤口局部行 TDP 照射治疗；如果淋巴囊肿体积较大，并且对移植肾的血管和输尿管有压迫症状，可行如下治疗。

1）体外引流。如果淋巴囊肿体积大于 140 mL，可行体外引流治疗，包括局部经皮穿刺抽液，置入导管引流和手术切开体外引流。

2）注入硬化剂治疗。常用硬化剂有聚维酮碘、无水乙醇、硝酸银、四环素、纤维素、多西环素（强力霉素）、氨苄西林等。

3）体内引流。如果淋巴囊肿体积大于 500 mL，体外引流治疗复发率较高，可采用开放手术或腹腔镜下行淋巴囊肿与腹膜间开窗引流术，将淋巴液引入腹腔而被吸收。也可在 B 超引导定位下用腹膜透析管行囊肿腹腔内引流术。

二、感染

（一）概述

感染是肾移植术后最常见的并发症之一，也是肾移植患者最常见的并发症和死亡原因，移植后 1 年内感染的发生率为 50%～70%，死亡率为 3%～10%，均明显高于一般人群。移植后感染，既有感染的一般规律，又有在免疫抑制状态下的特殊规律，其诊断、治疗和转归都与普通感染有不同之处。肾移植后感染病原谱广泛，有细菌、真菌、病毒和寄生虫等，但以细菌为主；虽然真菌的感染率相对较低，但一旦感染，治疗费用昂贵，且死亡率较高；结核及病毒的发病率有上升趋势。其感染微生物来源有内源性和外源性两种类型。内源性感染即患者自身菌群和自身存在的潜在性或隐性感染病灶。内源性感染的菌群有两种来源，一类是胃肠道，包括鼻咽部、口腔黏膜的寄居菌群；另一类是口腔和肛门周围皮肤的病菌，可通过伤口、入侵血管或淋巴造成全身感染。外源性感染的病原则较为复杂，包括供肾的感染或污染；医院内的交叉感染；来源于社区人群

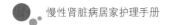

的感染等。

感染发生的关键时间点：术后 1 个月内、1～6 个月和 6 个月以后。

术后 1 个月内的感染主要由三个因素引起：①患者本身存在的感染，但没有被发现或处理不积极，术后恶化；②供肾的感染或污染；③类似于其他外科手术后的感染。总体上讲，术后 1 个月内发生的感染约有 80% 与外科技术操作及支架管、引流管、导尿管、围术期血管通路等有关。感染部位包括伤口、肺部、泌尿系统，或血管装置引起的细菌、念珠菌感染。

术后 1～6 个月的感染主要有两个原因：①CMV、EB 病毒（Epstein-Barr virus，EBV）、HBV、HCV、HIV 等病毒的直接感染；②卡氏肺囊虫、单核细胞性李斯特菌及曲霉菌的机会性感染。这些机会性感染可能为免疫抑制治疗及病毒的免疫调节作用所引起，即免疫抑制程度已足以使原本无致病能力的病原体引起机会性感染。

对术后 6 个月以后的感染，根据感染情况可分为三类：80% 以上的患者服用少量的免疫抑制药物却能保持较好的移植物功能，此类患者的感染概率与普通人群（呼吸道病毒性感染、肺炎球菌性肺炎、尿路感染等）相似；5%～10% 的患者因移植物功能欠佳而接受了较多的抗急性、慢性排斥反应药物的免疫抑制治疗，该类患者常发生慢性病毒感染，同时发生机会感染的危险性高，如卡氏肺囊虫、单核细胞性李斯特菌及曲霉菌感染；10%～15% 的患者发生 CMV、HBV、HCV、HIV 等慢性病毒感染，如未给予有效的抗病毒治疗，可导致病毒复制加剧，导致器官坏死。

（二）病因

肾移植术后发生感染的原因很多，主要原因如下：

（1）免疫抑制药物的使用，尤其是持续性或复发性排斥反应的治疗，此时患者必须加大剂量或重复使用免疫抑制药，使患者免疫抑制过度，严重削弱受者对感染的抵抗力；抑制细胞代谢周期的免疫抑制药物，可导致骨髓抑制，发生粒细胞减少，增加了感染的危险。

（2）患者承受了较大的手术，抵抗力暂时降低，手术后易发生伤口积血、积液及尿漏等，再加上摘取器官时不可避免地接触一些感染源。

（3）患者原发病的长期慢性消耗，受者一般情况差，常常存在贫血、糖尿病、白细胞减少、凝血障碍、低蛋白血症、持续性氮质血症，导致免疫力减退。

（4）移植肾手术、输尿管梗阻积水，导致尿液引流不畅。术后吻合口漏尿、积血、积液容易引起切口感染。

（5）抗生素的广泛使用，使菌群失调，造成机会性感染。

（6）移植手术前后各种有创性诊疗措施如各种导管、穿刺管的留置，血液透析等均增加感染的机会。

（7）供者的感染性疾病通过移植物带入受者体内。

（8）医院内及家庭环境接触所导致的感染。

（三）分类

按感染部位，感染可分为肺部感染、尿路感染、切口感染及其他部位感染。

（1）肺部感染。肺部感染在各种感染中占首位。1982 年达 20%～60%，1984 年达

25%，近年来统计仍达 10% 左右。其中，严重感染占所有肺部感染的 1/3 左右，重症感染病情严重，病因复杂，严重者可并发急性呼吸窘迫综合征，导致多器官功能不全，临床进程变化凶猛，是肾移植受者死亡的主要原因之一。感染的病原体以细菌为主，其次为真菌及病毒，结核分枝杆菌也占一定的比例。

（2）尿路感染。肾移植受者的尿路感染也是常见的感染。国外报道其发病率为 25%～88%，国内报道为 38.7%，留置尿管超过 3 天者可达 52.9%。尿路感染的原因常与尿路梗阻、尿漏、尿路结石等有关，特别是女性患者更容易感染。尿路感染的常见病原体为细菌，女性患者也可有真菌感染。随着手术技术的熟练和免疫抑制药物方案的优化，目前尿路感染的发病率已得到稳定下降。

（3）切口感染。随着外科手术技术的提高，切口感染已日益少见。无论表浅或深部感染，常常与血肿、尿漏、淋巴囊肿或坏死组织有关。各种留置导管破坏了生理屏障的完整性，也是院内感染和内源性菌群的侵入点。

（4）其他部位感染。单纯疱疹病毒为人与人直接接触传染，发病后表现为口唇、面部、外生殖器及会阴部出现疱疹。带状疱疹则表现在面部、体部、四肢等，沿神经走向分布，严重者可侵入颅内，发生脑炎。

按病原体不同，感染可分为细菌感染、真菌感染、病毒感染。其中以细菌为主，其次为病毒和真菌。近年来结核分枝杆菌感染的发生率有上升的趋势。

（1）细菌感染。肾移植术后早期，以细菌性感染为主。感染的常见部位是肺部、尿路和伤口。感染的常见病原菌为克雷伯杆菌、大肠埃希菌、铜绿假单胞菌和金黄色葡萄球菌，常合并混合感染，以肺部感染死亡率最高。

（2）真菌感染。肾移植术后真菌感染常发生于术后 6 个月内，亦可发生于术后多年，是较为常见的一种并发症，发生率为 3%～10%。其中深部真菌感染十分严重，病死率高于细菌感染。真菌的来源有两个方面：一是体内正常菌群，如白色念珠菌，在应用免疫抑制药的情况下成为条件致病菌；二是播散性原发性感染或复活性感染，常导致严重的深部真菌感染。真菌常见病原体有白色念珠菌、曲霉菌、隐球菌、丝状真菌等。

（3）病毒感染。最常见的致病病毒是人类疱疹病毒，包括 CMV、EBV、单纯疱疹病毒（herpes simplex virus，HSV）、水痘－带状疱疹病毒（varicella-zoster virus，VZV）等，其中以 CMV 感染最为重要。CMV 最常累及肺部，表现为间质性肺炎，也可累计其他器官，造成 CMV 肝炎、胃肠道病变、CMV 脑炎、视网膜炎等。肾移植患者发生病毒感染有两种情况，一种是潜伏的病毒在移植后被激活而导致的严重感染；另一种是一些自限性病毒引起的感染。肾移植术后病毒感染的严重程度与机体免疫抑制的程度呈正相关。

近年来，结核分枝杆菌感染发病率在全球有明显上升趋势，肾移植患者结核分枝杆菌感染的发病率也高于一般人群。肾移植术后患者还可能发生肺孢子虫感染、支原体感染、弓形虫感染等。

（四）预防

肾移植术后需要长期服用免疫抑制药，势必造成患者抵抗力下降，容易发生感染，感染严重可致移植肾丢失甚至患者死亡，因此，有效地预防感染是使患者长期存活的重要举措之一。具体预防措施包括医院内预防和医院外预防。

1. 医院内预防

（1）建立消毒隔离病房。病房必须要定期通风，定期消毒，保持清洁、干燥和简洁，一切不用的物品都要给予清除；要谢绝一切访客。为预防真菌孢子的播散，病房内及活动的区域要严禁摆放鲜花、干花或其他植物。

（2）同一病房内移植患者如发生肺部、伤口严重感染，应转移至单独病房避免交叉感染。

（3）加强皮肤护理及口腔护理：因大剂量免疫抑制药的应用，患者常会并发口腔黏膜、牙龈黏膜炎症及溃疡，进而可因细菌侵入导致全身感染。因此，患者必须进行口腔及牙齿的清洁工作，以最大限度减少口腔和牙齿的感染源。每天要注意患者的穿刺输液部位及留置各种导管部位定期消毒及清洁工作，保证皮肤的完整性。

（4）预防体内置管相关感染：肾移植后体内常留有多种导管，如中心静脉压导管、导尿管、肾移植后肾周引流管、输尿管支架引流管、透析血管内置管或腹膜透析管等，这些管道的保护无论如何细致，感染都有可能发生。因此，对这些管道周围、会阴部及尿道外口要定期消毒清洁，要保持各引流管通畅，能拔的要早日拔除，尽可能减少感染机会。

2. 医院外预防

（1）遇到流感、流脑、肝炎等传染病流行季节，应避免或少去公共场所，外出时必须要戴口罩，并减少逗留时间。与已经发生感染的亲友保持距离，尽量不要接触。

（2）适当的户外活动。选择人少、空气新鲜处，多做扩胸运动和深呼吸，根据气候变化及时增减衣物以防感冒，禁烟。

（3）讲究个人卫生，勤洗澡，勤换内衣裤，外阴保持清洁，勤晒被褥，并养成良好的个人卫生习惯如勤刷牙、饭前便后洗手等。

（4）保持良好的作息，保证充足睡眠，不要过度疲劳。

（5）注意饮食卫生及饮食平衡，切勿食用生的或过期的食物，以保证食物安全，多摄入富含维生素 C 的食物。

（6）预防外伤，任何皮肤黏膜破损都应及时清洗消毒以防感染。

（7）保持安全的性关系，请使用安全套，并了解伴侣的健康情况。

（8）尽可能不要饲养家禽宠物，以免受到感染。如果养了宠物，最好不要亲自打扫鸟笼或宠物舍，因为猫、鸟等动物常会把一些疾病传染给患者。

（9）避免接受活病毒预防注射，如卡介苗、麻疹疫苗等。可以坚持按计划接种白喉疫苗、破伤风疫苗、乙肝疫苗等。

总之，只要增强自我保护意识，大部分感染是完全可以预防的。

三、排斥反应

肾移植手术是将一个异体肾脏植入患者体内，让这个异体移植物在体内替代自体原有的已经丧失功能的两个肾脏发挥产生尿液、排泄毒素以及制造内分泌激素等一系列生理功能。除了同卵双生子之间的活体肾移植因基因完全一致，免疫系统完全相容，术后不需服用任何抗排斥药物外，其余任何类型的同种异体肾移植术后均有发生排斥反应的可能，均需终身服用免疫抑制剂。由于移植前器官配型方法和外科技术的改进，新型高效抗排斥药物的使用和免疫监测技术的不断提高，排斥的发生或移植肾丢失率已较以往大大减少。如果选择最佳的组织配型，围术期应用抗体诱导治疗和新型免疫抑制药，进行有效的免疫状态监测，大部分的排斥反应是可以预防或逆转的。

临床上根据发生机制、时间和病理特征、临床进展过程和治疗效果等方面，通常将肾移植的排斥反应分为超急性排斥反应、加速性排斥反应、急性排斥反应和慢性排斥反应四种。

（一）超急性排斥反应

超急性排斥确实可以称为一种"超级"排斥，也有人称之为"手术台上的排斥反应"，是最急剧、后果最严重的排斥反应。它来势凶猛，大多数于吻合血管开放后几分钟至几小时，移植肾的肾功能突然的、不可逆转的丧失，一般发生在24小时内，个别可延迟至48小时。临床表现为在移植肾血循环恢复后几分钟，原来鲜红、有搏动、输尿管有蠕动并已开始泌尿的移植肾，突然色泽变暗红、质地变软、搏动消失、输尿管蠕动消失、泌尿停止。稍后，移植肾明显缩小，并呈现紫褐色而失去功能。少数患者在手术后1～2天内，突然发生少尿乃至无尿，移植部位剧烈疼痛、高热、寒战、血压升高，手术探查移植肾往往肿大，呈紫褐色并失去功能。

超急性排斥反应属于抗体介导的体液免疫反应，这主要是由于受者体内预存有针对供肾抗原的天然抗体，包括抗供者特异性HLA抗体（主要为HLA-Ⅰ类抗体）、抗血管内皮细胞抗体以及同族血凝素所致，当血流开放后，患者血液进入移植肾后，立即出现免疫反应，最终出现移植物梗死及坏死。其诱发原因可能与多次输血，多次妊娠，血型错配，淋巴细胞毒交叉试验阳性的再次移植，既往接受过肾移植特别是因排斥反应丧失功能，未摘除的肾，以及某些细菌、病毒感染等有关。接受ABO血型不相容的供肾，也可在几小时内发生移植肾肾动脉血栓和肾实质广泛性出血、坏死类似超急性排斥反应的改变。

超急性排斥反应来势凶猛，一旦发生没有救治方法，切除移植肾是唯一的选择，以防强烈反应危及受者生命。但超急性排斥可以通过术前各种敏感的交叉配型、淋巴细胞毒试验和PRA检测等来预防。

（二）加速性排斥反应

指术后3～5天发生的剧烈排斥反应，病程进展快，伴有移植肾功能迅速减退。表现为体温升高、突然少尿、血尿或排尿突然停止、血压升高、移植肾肿胀压痛，甚至移植肾破裂出血危及生命，病情进行性发展、血肌酐迅速上升、血小板明显减少，患者需透析。加速性排斥反应发生机制有两种，一种与超急性排斥反应发生机制类似，属于体液免疫反应，但发生时间较晚，程度较轻。另一种系由先前的移植或其他感染导致受者体内产生致敏淋巴细胞和记忆细胞，当相同的或具有交叉反应的抗原再次进入后，即可迅速发生细胞免疫反应。一般认为与反复输血、多次妊娠及再次移植有关。

加速性排斥反应来势凶猛，应尽早进行处理。一般用甲泼尼龙是无效的，但由于来势凶，时间短，在诊断还不确切的情况下，可试用大剂量激素冲击试探治疗1～2次，如无反应尽早应用单克隆抗体（OKT3）、多克隆抗体（ATG、ALG）治疗，也可试用血浆置换或免疫吸附治疗，可立即去除循环中抗供体的抗体；应用环磷酰胺类抗代谢药物可减少抗供体 HLA 抗体的产生。如能及时确诊及时治疗可使约 50% 以上的患者能"幸免于难"，其治疗效果与应用抗排斥药物的时间及剂量有密切关系。如果患者开始治疗时有所改善，但停药后又复发，全身反应加重，移植肾区持续胀痛，肾功能不见好转，移植肾彩色多普勒 B 超检查为无血流通过者，应尽快切除移植肾。总之，加速性排斥反应也是临床医生感到比较棘手的一类排斥反应，治疗效果往往不满意。为预防加速性排斥反应的发生，对可能出现加速性排斥反应的患者，术前应给予舒莱、赛尼哌及多克隆抗体进行免疫诱导。

（三）急性排斥反应

急性排斥反应是临床上最多见的一种典型的移植免疫反应，通常我们说的排斥反应主要就是指急性排斥反应。可发生于肾移植术后的任何时间，但多发生于肾移植后第 6 天至术后 3～6 个月，以术后 1 周至 2 个月为最多，也可见于术后 12 个月。急性排斥反应的常见诱因为肾移植术后免疫抑制剂用量不足，或者是发生病毒、细菌感染后停用或减少免疫抑制药物的用量，特别是术后早期停用免疫抑制药物，也有人认为病毒感染可诱发急性排斥反应。

典型的急性排斥反应表现为发热，体温可达 38 ℃ 以上，可伴有乏力、关节酸痛、体重增加、血压升高、尿量减少、移植肾胀痛、肿大。但随着 CsA、MMF 等强效免疫抑制剂的应用，急性排斥反应的典型临床表现已很少出现，症状表现比较平缓、隐蔽，可能只表现为肾功能的减退。实验室检查可发现血肌酐和尿素氮升高、出现蛋白尿，尿量减少、尿比重下降、尿中有红细胞等。移植肾彩超提示移植肾体积增大、皮质回声增强，血流减少，血流阻力指数升高。移植肾活检是确诊的金标准。

治疗：绝大部分急性排斥反应在积极抗排斥治疗下能够逆转，并恢复正常的肾功能，关键是早期诊断，尽早治疗，并需要注意以下几个原则：①确定急性排斥反应后立即进行抗排斥治疗；②首次抗排斥治疗的剂量需适当加大，要足以控制和阻断排斥反应的发展；③一般情况下至少要治疗 3 天以上，使排斥反应的症状基本恢复；④调整常规免疫抑制药物的种类和剂量；⑤严密观察病情的变化，需每日进行肾功能等检查。

（四）慢性排斥反应

慢性排斥反应是指发生在手术 3 个月以后的排斥反应，是一种缓慢发展和不可避免的移植肾功能减退，血肌酐进行性升高是移植肾功能丧失的最重要原因。移植肾存活 1 年后，慢性排斥反应所引起的肾损害每年以 3%～5% 的速度递增。病因目前尚不清楚，可能与下面几个因素有关：①HLA 配型配合不理想者；②肾移植后早期发生多次的急性排斥或 1 年后发生急性排斥；③免疫抑制药总量长期不足或药物过量导致药物肾毒性；④高脂血症；⑤反复感染；⑥高血压等。

主要临床表现：移植肾功能逐渐减退或丧失，血肌酐逐渐升高，多尿和低比重尿，或无尿，并有不同程度的蛋白尿、高血压、进行性贫血、移植肾萎缩、肾血流量减少等症状。当移植肾出现慢性肾功能减退时，不一定就是慢性排斥反应，在做出处理前，应与尿路梗阻、CsA 肾毒性、移植肾动脉狭窄、高血压肾病及复发性肾小球肾炎相鉴别。慢性排斥反应的最佳诊断方法是肾穿刺活检，对鉴别慢性移植肾肾病、药物中毒有确诊意义。

防治：与急性排斥反应相比，慢性排斥反应难以通过免疫抑制治疗控制。慢性排斥发生后基本上是不可逆的，目前尚无确切有效的方法。慢性排斥反应以预防在先，一旦发生其治疗将会十分困难。其具体预防措施包括：积极预防和治疗急性排斥反应；必须按时服药，按时随访和复查；适当限制蛋白摄入量；全面检测机体免疫状态，以利于免疫抑制药的调整；防治高脂血症及积极治疗高血压；合理组合、合理应用免疫抑制药物，减少肾毒性药物的损害；预防和治疗各种感染性疾病。

四、其他并发症

（一）阴囊肿胀

肾移植术后阴囊肿胀是男性患者最常见的一种并发症，几乎所有的男性患者术后均可发生阴囊肿胀，只是发生程度不同。

（1）病因。

1）尿毒症患者术前营养不良、低蛋白血症、术后毛细血管渗透压较低。

2）长时间留置尿管。

3）异物刺激、消毒液过敏、护理不当。

4）移植肾放置于髂窝或移植肾周积液，压迫致阴囊淋巴回流障碍。

5）患者术前有潜在的前列腺炎、附睾炎、尿道炎，睾丸炎术后因应用免疫抑制药后免疫力低下急性发作。

6）少数患者术后漏尿、出血可渗透到阴囊引起阴囊水肿。

（2）临床表现。男性患者肾移植术后，阴囊水肿在肾移植术后早期比较常见，一般发生在肾移植术后10天左右。可表现为阴囊及包皮水肿，皮肤透明、薄弱、易破损，挤压时有皮肤凹陷。伴有生殖系统感染患者有坠胀、疼痛、尿道口水肿等表现。部分患者可表现为阴囊血肿、淋巴囊肿、尿性囊肿，阴囊B超有助于诊断。

（3）防治。

1）术前积极纠正营养不良及低蛋白血症，术后注意监测血清蛋白并及时补充。

2）避免长时间留置尿管，一般于术后1周可拔除尿管。

3）术前控制潜在感染，术后加强抗感染治疗。

4）有漏尿、血肿等外科并发症时应积极处理。

5）加强会阴护理，保持会阴清洁干燥。

6）术后使用阴囊托带，托高阴囊有助于预防和治疗阴囊肿胀，可减轻坠胀不适等症状。

7）必要时可严格消毒阴囊后，多处针刺阴囊皮肤将水挤出或手术清除及引流阴囊血肿、淋巴囊肿或尿性囊肿。

（二）血液系统

1. 骨髓抑制

骨髓抑制是免疫抑制药物硫唑嘌呤的主要毒副作用，粒细胞系统和血小板明显受到抑制，亦可引起单纯红细胞系统抑制。肾移植患者术后应用硫唑嘌呤，常发生血白细胞轻度减少和中性粒细胞减少，及时调整用药剂量后，多数患者的白细胞数不再下降或逐渐恢复。少数患者出现白细胞数显著下降，甚至出现急性骨髓造血功能障碍，个别患者对硫唑嘌呤甚为敏感．小剂量用药亦可出现严重的骨髓抑制。急性骨髓抑制常并发严重感染和急性排斥反应，病死率甚高，即使感染得到控制，也常因放弃免疫抑制剂治疗，导致移植肾功能丧失。

2. 高血压

高达 60% 以上的肾移植患者在术后会并发高血压，这是肾移植术后常见的并发症之一。肾移植术后高血压对长期移植物存活率有显著影响，收缩压和舒张压越高存活率越低。抗高血压治疗能减缓慢性肾移植功能衰竭的进程。肾移植术后高血压与以下因素有关：①受体术前存在高血压或由高血压肾病引起尿毒症；②供体为老年或女性供肾，供体高血压，右侧供肾；③移植肾缺血时间过长，肾功能延迟恢复，急性及慢性排斥反应；④环孢素中毒；⑤钙调神经蛋白抑制剂（CsA、Tac）、皮质类固醇等；⑥移植肾动脉狭窄；⑦移植肾梗阻；⑧移植肾失功能。

对于移植术后高血压，应首先明确病因。对于可去除的移植术后高血压病因，应进行有针对性的病因治疗。例如，对移植肾动脉狭窄者，采用经皮腔内血管成形术（PTA）或外科手术；对原位肾导致的 PTHT 经药物治疗血压仍不能控制时可采取双侧原位肾切除术。应用降压药物治疗的基本原则，首先应是将血压降至正常或理想水平，使血压平稳，最大限度地降低高血压导致的心、脑血管意外事件的发病率和死亡风险；其次是在降压的同时保护好心、脑、肾等重要脏器。对肾移植患者，减少高血压对移植肾的损害至关重要。目前，主要的降压药有五大类：①利尿降压药；②β 受体阻断药；③CCB；④ACEI 及 ARB；⑤α 受体阻断药。常用的是 CCB 和 ACEI 两大类。

3. 高尿酸血症

高尿酸血症和痛风是移植后的常见并发症。肾移植术后痛风的发病率占 2%～13%，可在肾移植术后的几个月至几年中发生。与使用 CsA 和硫唑嘌呤预防排斥反应有关，24% 的用 CsA 治疗者出现症状性痛风，而用硫唑嘌呤（Aza）治疗者很少出现痛风。肾功能减退时尿酸排泄减少也可以导致血尿酸升高。

防治：早期发现高尿酸血症可以及时采取措施降低血尿酸，预防其并发症。

（1）饮食控制。①尿酸是嘌呤代谢产物，应完全禁用含嘌呤高的食物，限制含嘌呤中等的食物，多吃含嘌呤少的食物。②限制脂肪摄入：脂肪有阻碍肾排泄尿酸的作用，因此，应选用含脂肪少的动物性食品及需油少的烹调方法，多吃蔬菜和水果及适量饮碱性矿泉水，以便于尿酸盐溶解并排泄。③禁酒：尽量戒酒，包括白酒、啤酒和药酒，因为酒精可促进尿酸的合成，阻止尿酸的排泄。尤其要禁饮啤酒，因为啤酒可使尿酸浓度成倍增高。④鼓励多饮水，每日尿量需大于 2 000 mL，以利于尿酸排出，可以避免尿酸浓度过高形成肾结石。利尿药可以引起高尿酸血症，若病情允许，首先应停用利尿剂，尽量避免使用利尿药，必要时可用螺内酯（安体舒通）。

（2）药物治疗。①根据病情减少布雷迪宁、硫唑嘌呤及 CsA 等免疫抑制药物的用量，必要时调整药物，可以霉酚酸酯（mycophenolate mofetil，MMF）替代硫唑嘌呤或布雷迪宁，以他克莫司（FK506）替代 CsA。②用碳酸氢钠（小苏打）碱化尿液。③别嘌醇抑制尿酸产生。④口服苯溴马隆促进尿酸排泄。⑤痛风性关节炎急性发作时禁用降尿

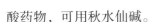

酸药物，可用秋水仙碱。

4. 高脂血症

肾移植后高脂血症较为普遍，50%～80%的患者会出现高脂血症，有时可能会出现严重的高脂血症，是肾移植受者肾功能丧失的主要原因。

（1）病因。肾移植受者有许多与普通人群相同的导致高脂血症的危险因素，如年龄、肥胖、吸烟、饮食习惯、静息生活方式、大量饮酒、遗传因素及糖尿病等。除此之外，还有一些肾移植受者所特有的危险因素，如移植肾功能减退、蛋白尿、低蛋白血症，尤其是免疫抑制剂的使用可能对受者的血脂代谢产生负面影响。激素、CsA、西罗莫司（雷帕霉素）都能导致肾移植受者发生高脂血症，尤其是雷帕霉素。

（2）防治。主要目的是预防继发于高脂血症的血管病变造成移植肾功能减退和丢失，以及避免发生冠心病和脑卒中。原则是预防、控制和降低血脂代谢异常对移植肾的不良影响，减少高脂血症造成的心、脑血管风险，避免降脂药物对移植肾的损伤及其他脏器的影响和与免疫抑制剂的药物相互作用。

1）非药物治疗。饮食治疗是高脂血症治疗的基础，无论是否采取药物治疗，都必须进行饮食控制和改变生活方式。在服用抗高血脂药物期间也应注意饮食调节，这可以增强药物的疗效。①强调低脂饮食，限制胆固醇的摄入量，饮食以清淡为主，减少反式脂肪酸的含量，增加ω-3脂肪酸的摄入，如减少动物性脂肪的摄入，更多地使用植物油，如玉米油、花生油等。少吃油腻及含脂肪高的食物，如动物油脂、内脏、肥肉、鱼子、鱿鱼、蛋黄及高脂奶粉等。②保证充足的蛋白质供应，蛋白质应主要从牛奶、鸡蛋、瘦肉类、鱼虾类及大豆、豆制品等食物中获取。③适当减少糖类的摄入量，不要过多地食用糖和甜食，因为糖可转变为三酰甘油。适当增加小米、燕麦、豆类等富含纤维素且具有降低血脂作用的食物比例。④多吃鲜果和蔬菜等富含维生素、无机盐和纤维素的食物，可以降低三酰甘油水平、促进胆固醇排泄。尤其多吃有降血脂作用的洋葱、玉米、芹菜、海带、菠菜等。⑤限酒、戒烟。每日1次的适度少量饮酒并非绝对禁止，有研究发现少量饮用红酒可降低血压和血脂。⑥加强身体锻炼，进行有规律的体育运动和体力活动，控制体重和减肥：以散步、慢跑等有氧运动为佳，适当的运动有助于高脂血症的防治。

2）药物治疗。对于血清胆固醇及低密度脂蛋白水平轻度升高的肾移植受者可以先进行为期3个月的治疗性生活方式改变，根据结果再决定是否需要加用调脂药物治疗。如果效果不满意，就应该考虑在治疗性生活方式改变的同时，应积极但谨慎地开始使用降血脂药物进行治疗。肾移植受者的治疗必须坚持安全第一的原则，尤其要考虑药物对移植肾功能的影响和与免疫抑制药之间的相互作用。肾移植术后血脂升高，应根据血脂升高的不同组分，有针对性地选择不同的调脂药物，还需要定期进行药物疗效和不良反应的监测。降脂药物分为他汀类、贝特类、烟酸类、树脂类及胆固醇吸收抑制药五类。

5. 高磷血症

常见于移植后早期，在移植后远期少见。当移植后远期有高磷血症时，要考虑存在甲状旁腺功能亢进，要查PTH的水平；此外，高磷血症可能是由于肾功能不全造成的。可采用饮食限磷、口服磷结合剂，或给予口服钙剂及维生素D升高血钙水平来抑制升高的PTH。必要时进行甲状旁腺切除。

6. 低钙血症

肾移植后引起低钙血症的常见原因：①低镁血症（<0.4 mmol/L）引起 PTH 所致的骨钙素释放受损，降低 PTH 分泌。②严重的高镁血症也能抑制 PTH 分泌，引起低钙血症。给予大剂量维生素 D 和补充钙可缓解持续的低钙血症。

7. 高钾血症

肾移植后高钾血症较常见。免疫抑制剂的副作用、肾功能不全、饮食钾排泄慢及 ACEI 或 ARB 类药物可能是术后早期高钾血症的最常见原因。代谢性酸中毒及钾的跨细胞转运也是一个因素。高钾血症的治疗包括控制饮食中钾的摄入、停用或减少引起高钾的药物、降钾治疗，部分患者需要透析治疗。

8. 低镁血症

肾移植术后低镁血症较常见。肾脏丢失镁是最主要的原因，Tac 与 CsA 引起尿镁丢失也可导致低镁血症。低镁血症的症状主要与这些代谢改变有关。低镁血症的患者易发室性心律失常。减少 CsA 或 Tac 用量可改善低镁血症及相应的低钾血症，有时需静脉或口服补充镁。

（三）内分泌系统

1. 糖尿病

糖尿病是肾移植患者的一个常见并发症，包括肾移植术前糖尿病和术后糖尿病。肾移植术后糖尿病是肾移植的主要并发症之一，属继发性糖尿病，主要是使用 CsA、FK506 和皮质激素产生的副作用所致。

防治：①饮食控制与运动。对于无症状或症状较轻患者，应适当限制糖的摄入量，减少类固醇药物的用量；同时进行适当的体育活动，血糖即可得到控制，平时要注意血糖的自我检测。②药物治疗。如果饮食控制和锻炼不能充分控制血糖，就需要加用药物治疗。一旦决定开始应用药物治疗，首先考虑的是药物安全性问题，应谨慎使用磺脲类、噻唑烷二酮类、格列奈类和二甲双胍、Ⅳ型二肽基肽酶（DPP-4）抑制药、人胰高糖素样多肽-1（GLP-1）类似物等降糖药。③对于血糖较高尤其是围术期发生的高血糖的患者，或口服降糖药效果不佳者，最好采用胰岛素治疗，胰岛素能促进蛋白合成，有利于术后身体康复。④戒烟。

2. 甲状旁腺功能亢进症

肾移植后甲状旁腺功能亢进常发生于移植前患有严重继发性甲状旁腺功能亢进症的患者，发生率约为 33%，表现为高钙血症，常发生于移植后的第 1 周，也可延迟至移植后 6 个月或更长时间出现。高钙血症与甲状旁腺腺体大小相关。肾移植成功后，肾功能接近正常，大多数患者腺体开始缩小，增多的细胞不再分泌激素。如果腺体很大，而甲状旁腺细胞代谢率低，缺乏细胞清除机制，腺体缩小至正常大小需几个月或几年时间。短暂高钙血症通常在肾移植术后 1 年内得到缓解，血钙浓度一般为 2.6～3.1 mmol/L。一些患者可持续较长时间。

治疗：大多数情况下高钙血症和低磷血症无并发症，自行缓解率高，对甲状旁腺功能亢进的治疗可以暂时采取保守疗法。轻度甲状旁腺功能亢进症患者控制血磷至正常，通常足以防止症状性高钙血症，直至腺体恢复。持续高钙血症或血钙无法降至

3.1 mmol/L 以下，出现骨质脱钙、骨痛和移植肾丧失功能时，或术后早期严重的症状性高钙血症对保守治疗无反应时，应考虑甲状旁腺切除术。

（四）肝功能损害

肾移植后引起肝功能损害的原因主要是药物性肝损害和病毒性肝炎，包括：①免疫抑制药、抗真菌药物、降血脂药物等对肝脏的毒性作用；②各种肝炎病毒如乙肝病毒、丙肝病毒，CMV 和疱疹病毒等；③饮酒过量。

肾移植后发生的肝功能损害，早期多无明显症状。一旦发现肝功能损害，应根据不同原因及类型分别给予处理及调整免疫抑制药物，立即采用保肝、降酶、退黄疸及抗感染等治疗。肾移植后肝功能损害的治疗原则目前主要是保护肝细胞，避免肝细胞损害加重，促进肝细胞再生，根据情况慎重地选择一些抗病毒药物，必要时为保全患者的生命而宁可丢弃移植肾。

（五）骨骼系统

肾移植术后骨骼系统易发生病变，常见的有骨质疏松、无菌性缺血性骨坏死、骨质塌陷与骨折、囊状纤维性骨炎、骨与关节的感染、急性痛风症等，以无菌性缺血性骨坏死最为常见。骨坏死通常发生于承重骨，股骨头是最常见的部位。骨坏死以关节僵硬和活动性降低为首发症状。承重时疼痛加重，并且症状早于放射学改变。一般表现为髋部疼痛和运动受限，疼痛可涉及膝部，骨坏死可单独影响膝和肩。

治疗：首先应考虑减少或停用激素，限制承重，应用活血化瘀药物改善股骨头的微循环；降低高脂血症，改善高黏度血症，改善血液循环。其次在股骨头萎陷前行核心减压可缓解疼痛，但不改变病程。如果髋臼软骨明显破坏和股骨头萎陷时，需行全髋关节成形术，以便较好地恢复功能。

（鲁鹏　彭文渝）

第三节　肾移植的用药指导

一、抗排斥药

人体内有一个奇妙的自然防御系统，被称作免疫系统，它能防止非自身的异物对机体的侵入。这些"外来物"可以是细菌、病毒，或是从他人处移植来的肾。除了同卵双生之间的肾移植不会发生器官移植排斥反应，所有异体器官移植，包括双卵双生之间的移植，都会发生排斥反应，均须终身服用免疫抑制剂，才能保证移植肾功能。抗排斥药物即免疫抑制药物，它是一组具有抑制机体免疫应答能力药物的总称。目前，临床常用的免疫抑制药物根据其药物类型、作用机制和途径可分为下列几类：

（1）肾上腺皮质激素类：常用药物包括甲基泼尼松龙（MP）、地塞米松（DXM）和泼尼松（Pred）。

（2）T 细胞导向的免疫抑制药物：环孢素 A（CsA）、他克莫司（FK506）、西罗莫司（SRL）等。

（3）抗代谢药物：①嘌呤类似物，如硫唑嘌呤（Aza）、6 - 巯基嘌呤（6-MP）、咪唑立宾（MZR）；②非核苷类似物，如 MMF；③嘧啶类似物，如胞嘧啶、5 - 氟尿嘧啶等；④叶酸拮抗药，如氨甲蝶呤等。

（4）生物制剂：①多克隆抗淋巴细胞抗体、抗淋巴细胞球蛋白（ALG）、抗胸腺细胞球蛋白（ATG）、抗淋巴细胞血清等；②抗细胞因子受体单克隆抗体、抗 IL-2R 单克隆抗体、巴利昔单抗（basiliximab，舒莱）、达利珠单抗（daclizumab，赛尼哌）等；③抗 T 细胞亚群单克隆抗体、抗 CD3 单克隆抗体（OKT3）、抗 CD52 单克隆抗体（阿仑单抗）等；④抗 B 细胞亚群单克隆抗体、抗 CD20 单克隆抗体（利妥昔单抗）；⑤针对共同刺激通路的单克隆抗体、抗 CD28 单克隆抗体、抗 CD54 单克隆抗体等。

（5）烷化剂药物：环磷酰胺（CTX）、苯丁酸氮芥、左旋溶肉毒素等。

（6）抗生素类药物：丝裂霉素 C、氯霉素等。

（7）类二十烷酸类：前列腺素 E_1（PGE_1）、前列腺素 E_2（PGE_2）及前列腺素 D_1（PGD_1）。

注意事项：

（1）免疫抑制药的服用一般为每天 2 次，最佳间隔时间为 12 小时，绝对不能少于 8 小时。

（2）一定要在规定的时间服用免疫抑制药物，不规律服药是移植肾失功能的一个重要因素，应避免。除泼尼松外，CsA、FK506、MMF、西罗莫司等免疫抑制药物，通常在每天早上 8 时和晚上 8 时服用，间隔 12 小时，时间变动范围不应超过 30 分钟。当 CsA 与西罗莫司联用时服药时间应间隔 4 小时。免疫抑制药物应与其他药物分开服用，间隔 15～30 分钟。

（3）免疫抑制药物一般在饭前 1 小时或饭后 1～2 小时服用利于吸收。

1）CsA：调整好时间，饭前 1 小时、饭后 2 小时及根据抽血时间来安排服药时间。

2）FK506：饭前 1 小时或饭后 2～3 小时服用。

3）MMF：食物可影响该药物吸收，须空腹、饭前 1 小时或饭后 2 小时服用。

4）硫唑嘌呤和泼尼松与饮食关系不大，饭后服用可以减少对胃的刺激。

（4）布雷迪宁、硫唑嘌呤、泼尼松顿服，每日 1 次。

（5）长期应用糖皮质激素类药物如泼尼松、甲泼尼龙等，应在早晨 7～8 时服药，以减少对机体本身皮质激素正常分泌节律的影响。

（6）如果发现漏服了 CsA 或 FK506 时，解决的办法是马上补服药物，需注意的是漏服药物的时间距下次服药时间在 4 小时之内应立即补服治疗量，如相差时间大于 6 小时，应尽早补服免疫抑制药，然后将下次的服药时间适当推后，两次服药间隔时间不能少于 8 小时；如果发现漏服药物的时间距下次服药时间相差小于 6 小时者，可尽早先服药物的全量，然后在下次服药时间再给半量。绝对不能在下次服药时擅自增加剂量，否则会导致严重的毒副作用。

（7）如果患者多服了免疫抑制药，发现药物的时间距下次服药间隔小于6小时，可以暂停一次服药。在此期间请不要检测药物浓度，因为不能真实反映药物的代谢情况。

二、禁用免疫增强药

肾移植术后需要用免疫抑制药抑制机体免疫反应才能保证移植肾正常发挥功能，而免疫增强剂如各种补品、提高免疫力药物等都有不同程度的免疫增强作用。对肾移植患者来说，如服用或注射这类免疫增强性药物，轻者可诱发急性排斥反应，重者可导致移植肾衰竭。因此，应避免使用下列药物：各种营养补品如人参、蜂王浆、蜂王精、鹿茸等，生物制品如干扰素、白介素等，各种预防疫苗如脑炎疫苗、流脑疫苗等。

三、禁用或慎用有肾损害的药物

（1）氨基糖苷类抗生素：新霉素、卡那霉素、庆大霉素、阿米卡星、链霉素。

（2）青霉素及头孢类药物：甲氧西林钠、苯唑西林、奈夫西林、氨苄西林、羧苄西林、头孢噻吩、头孢噻啶等。

（3）磺胺类药物：复方磺胺甲噁唑、磺胺嘧啶、三磺片、柳氮磺吡啶。

（4）四环素类：四环素、土霉素、多西环素。

（5）多肽类抗生素：万古霉素、多黏菌素B、杆菌肽。

（6）抗真菌药：两性霉素B。

（7）非甾体类抗炎镇痛药：吲哚美辛、保泰松、布洛芬、吡罗昔康、阿司匹林、非那西汀、氨基比林、复方阿司匹林、对乙酰氨基酚等。

（8）抗癫痫药：三甲双酮、苯妥英等。

（9）抗肿瘤化疗药：顺铂、氨甲蝶呤、亚硝基脲类、普卡霉素、丝裂霉素、氟尿嘧啶等。

（10）各种血管造影剂。

（11）其他：麻醉药、环孢素、西咪替丁、别嘌醇等。

四、禁用或慎用有肝损害的药物

肾移植术后应禁用或慎用有肝损害的药物，尤其术前有肝炎的患者，肾移植术后更有可能发生肝功能损害，并且由于肝损害使这些药物代谢减慢，更加重肝功能损害。

五、其他药物

由于肾移植术后会出现各种并发症，除了终身服用抗排斥药外，还需对症服用其他药物，如抗感染药、降压药、降糖药甚至是感冒药等。在多种用药的情况下，多种药物的不良反应及药物之间的相互作用可能带来不利影响，为避免这些不利影响，必须注意用药方法，对服药时间作合理安排，一定要在有经验的移植医生及临床药师的指导下用药。

（鲁鹏 彭文渝）

第四节 肾移植的健康教育

一、术前准备

（一）关于肾移植术

肾移植是指将健康的肾脏移植给有肾脏病变并丧失肾脏功能的患者。肾移植手术采用蛛网膜下腔麻醉和脊椎麻醉（腰麻）或全身麻醉，一般认为肾移植无须切除病肾，一方面尿毒症患者的原肾仍有一定的生理功能，包括排毒、排水、内分泌等；另一方面，因为切除病肾的手术对尿毒症患者来讲是一次严重打击，有一定的危险性。因此，目前的肾移植手术仅需将健康肾移植入体内即可，已不主张移植前先做双肾切除，除非十分必要。移植优先将移植肾放在右髂窝，再次移植或虽为首次移植，但右下腹做过手术者则将移植肾放在左髂窝。

（二）术前心理护理

由于年龄、生活习惯、文化程度、职业、家庭、经历不同，导致患者在肾移植术前有不同的心理反应，总的来说可以分迫切型、迟疑型和恐惧型心理三类。

迫切型：由于需要肾移植的主要是尿毒症患者，其病情的预后差，迁延不愈甚至危及生命，加上长期忍受疾病的折磨，导致患者迫切希望手术，对手术期望值过高，而对于手术可能出现的问题欠缺考虑。对于此类型患者，我们应告诉患者一些术前准备事项，使患者简单地了解手术时机及术后并发症的预防，以及出现并发症后应该怎样对待使之顺利好转。

迟疑型：因担心手术的安全性及效果、术后治疗及终身服药的问题，患者常表现为犹豫不决。此时，我们应耐心、细致地做好患者的思想工作，分析患者的个性特征，了解患者的矛盾心理所在，一一给予化解。同时，介绍几例肾移植成功患者出院后的生活情况，从长远比较一下透析费用和肾移植的费用以及各自的生活质量，还可以向患者介绍价廉且治疗效果满意的药物，节省术后开支等，使患者减轻一些心理负担。应与患者建立良好的护患关系，赢得患者的信任，使患者接受移植手术，积极主动地配合我们做好术前准备工作，以良好的心态配合手术。

恐惧型：恐惧手术、担心手术失败等。可介绍科室及手术医生的实力，或介绍手术成功的案例，增强患者的信心。

二、术后健康教育

1. 心理护理

肾移植后，患者已经花费了大量的费用，又要长期服用昂贵的免疫抑制剂，经济负担加重，心理上易感到难以承受，对以后的治疗用药缺乏信心，产生焦虑与恐惧，有些患者会自行减药、停药或不遵医嘱服药。应给患者做好心理护理，多与患者及其家属进行有效沟通，鼓励患者进行倾诉，护士应认真听取，针对患者的心理状态制订有效的护理计划，采取相应的护理措施，使患者树立战胜疾病的信心，了解遵医嘱服药的重要性以及减药或停药的危险性。

2. 提高认知水平

向患者及家属讲明术后移植肾功能恢复过程、术后常见并发症及防治，向患者介绍服用免疫抑制剂的必要性及相关事项，告知患者出院后要定期复查。

3. 自我监测

（1）每日记录 1 次体重，最好在早饭前，大小便之后，要求准确测量。

（2）准确记录入量，根据尿量调节入量，保证每日生理需要量，防止脱水和水肿。

（3）记录 24 小时尿量，或分别记录白天和夜间尿量，以协助判断移植肾的浓缩功能。

（4）每天记录 2 次或 4 次体温，注意早晨起床时及午睡后的体温。

（5）每日记录 4 次血压，分别为早晨起床时、10 时、午睡后及晚睡前的血压。

（6）观察移植肾脏，要学会自我触诊的方法，监测移植肾脏的大小、软硬度及有无触痛。

4. 生活起居

（1）术后 24 小时需平卧，移植肾侧下肢髋、膝关节屈曲 15°～25°，禁忌突然改变体位，防止伤口或移植肾破裂出血。

（2）术后第 2 天可进行床上活动，但要循序渐进，活动幅度切勿过大。

（3）术后 3 天可在护士协助下下床适当活动。

（4）术后要隔离，谢绝探视和陪护，避免户外活动，如有检查等，需佩戴口罩及帽子。

（5）注意个人卫生，衣裤、被褥等保持清洁干燥，勤漱口，保持口腔清洁。

（6）注意保持大便通畅，避免大力排便，避免久蹲。

（7）小伤口注意消毒处理，以防细菌感染。

（8）注意保暖，防止感冒。

（9）穿宽松的衣裤，勿穿紧身衣，以防压迫移植肾。

三、出院指导

1. 遵医嘱，按时服药，定期去医院复查

要按照出院时移植医生的嘱咐，定时按量服药，绝不能私自减量及调整药物，尤其是术后半年内至关重要。这半年是影响移植肾长期存活的关键时期，一方面，肾移植早期免疫反应强，发生急性排斥反应的概率高；另一方面，早期应用免疫抑制剂药物剂量较大，容易并发感染。

2. 保持乐观开朗的情绪，养成良好的生活习惯

要保持稳定乐观的情绪，做自己力所能及的工作，注意劳逸结合。和睦的家庭生活可使患者保持良好的精神状态。保持轻松、快乐的心情，养成良好的生活习惯，按时起床、服药、早餐，上午安排活动，中午午休，晚上保证睡眠等。以好的心情、良好的生活习惯迎接每一天。

3. 适当的体育锻炼，保持体重平衡

肾移植术后机体功能的全面恢复加上激素的应用，患者食欲好，此时应在注意营养的同时，保持合适体重。短时间内体重增加过快可导致脂质代谢紊乱，增加心血管疾病及肾功能损害。半年内不能做剧烈运动，如游泳、跑步、举重。体育运动以有氧运动为佳，如走路、慢跑、骑自行车等。运动量要循序渐进，由少到多，时间以每天不超过1小时为宜，可散步、打太极等，活动不要过度，活动量以活动后不感到疲劳为度。无论做体育锻炼还是平时都应注意保护移植肾，移植肾距体表很近，易受到挤压、挫伤而受损。因此，不论做什么工作和运动，都要避免剧烈活动，注意保护它。

4. 掌握自己的病情变化，每日做好一般记录与观察

（1）记录晨起体重与全天进水量，尤其是体重的增长情况，突然的体重增加提示可能有水液潴留，意味着某些药物的不良反应或肾的功能出现问题。

（2）注意尿的颜色、性质、量的变化，尿量的变化与进水量的关系，维持出入液量平衡。如果在饮水量没有明显减少的情况下尿量突然减少，同时体重增加，提示有药物不良反应或移植肾功能异常。

（3）每日记录2～3次体温（晨起、午后及晚上睡觉前），注意体温的变化，移植后的正常体温通常波动在36.7～37.2 ℃。体温是感染及排斥反应的敏感指标。

（4）每日早晚2次定时测量血压，测血压前要休息10～15分钟，维持血压在正常水平。

（5）注意控制糖、蛋白质和脂肪等饮食的摄入量。

（6）注意观察有无移植肾区胀痛及移植肾的大小、硬度。

（7）注意呼吸道、消化道、关节、视力等方面的症状。

5. 戒烟

吸烟可造成血压升高、心率增快或心律失常，加重动脉粥样硬化，引起心血管并发症；吸烟会增加患癌症的危险，除肺癌外，还与口腔癌、食管癌、膀胱癌、肾癌、胰腺癌、牙龈癌等癌症的发生有关；吸烟会损害支气管黏膜，引发支气管炎、肺炎乃至慢性阻塞性肺气肿；吸烟会损害胃黏膜，引起消化性溃疡；吸烟会加速人体老化；吸烟会降低红细胞携氧能力，降低组织含氧量，影响组织愈合；吸烟会增加移植肾慢性失功的危险。

6. 预防感染

在我们生活的环境中到处都存在病原体，如细菌、病毒、真菌或寄生虫。多数人每年都会发生一次或几次感染。而肾移植患者发生感染的概率要比普通人高很多，也危险很多。所以更有必要采取措施预防感染。

7. 肾移植患者的皮肤护理

在肾移植患者中，皮肤的护理非常重要，因为移植后所需服用的抗排异药物会使机体皮肤的抗感染和自我修复能力都严重减弱，因此，肾移植患者应该采取一定的措施保护皮肤。

8. 肾移植患者的口腔和牙齿护理

移植患者术后会出现牙龈增生、牙龈炎、口腔黏膜溃疡、牙龈出血等情况。建议患者注意口腔卫生，饭后漱口、早起、睡前刷牙；刷牙会导致牙龈出血，因此，刷牙动作要轻柔；牙龈炎、牙龈增生的患者需要应用抗生素或其他药物治疗，不要吃过于坚硬的食物；口腔黏膜溃疡患者可用云南白药粉敷于创面上，或用硼砂溶液漱口；患者应每年进行 1 次常规口腔和牙齿检查。

9. 肾移植患者的眼睛护理

免疫抑制药物会导致白内障、眼底改变、视力下降。建议患者不要长时间观看电视、电脑；高血压、高脂血症、糖尿病等都会导致眼底病变，患者要将血压、血糖、血脂控制在正常范围之内；每年检查 1 次眼底，高血压、糖尿病、高脂血症患者每半年检查 1 次眼底。

10. 出现以下情况要立即与医生联系

尿量明显减少，或 24 小时尿量少于 1 000 mL；寒战、发热，体温突然升高，达 38 ℃以上；血压升高超过 30 mmHg，或超过 160/90 mmHg；剧烈呕吐，水样泻，每天超过 1 次；突然出现的剧烈疼痛；严重的头痛，药物治疗无法缓解。

（鲁鹏　彭文渝）

第五节　肾移植的饮食指导

一、术前饮食

1. 蛋白质

未透析的尿毒症患者蛋白质摄入量限制在 0.4～0.6 g/（kg·d）。

血液透析患者的蛋白质摄入量应为 1.20 g/（kg·d），其每次血透前的 BUN 为 750 mg/L 左右。体重以理想体重计算。

腹膜透析患者的蛋白质摄入量应为每天 1.2～1.5 g/（kg·d）。血 BUN 水平可维持在 300 mmol/L 左右。

2. 糖与脂肪

拥有充足的热量供应才能保证机体利用摄入的蛋白质。透析患者热量摄入应为 147 kJ/（kg·d）。进行体力劳动的患者或体重低于理想体重者，热量摄入量还可酌情增加。一般透析患者的热量摄入量为 96.6～117.6 kJ/（kg·d）。应鼓励他们多进食。

因腹膜透析液不同，患者腹膜通透性影响糖吸收的量，一般每天获取 2 100～2 940 kJ。

糖提供的热量应占总热量的 40%～55%。

尿毒症患者血胆固醇水平与非尿毒症患者大致相仿，但其高密度脂蛋白胆固醇水平降低。每天限食 1 个蛋黄，多食禽肉，少食牛肉、猪肉，以防高胆固醇血症。不饱和脂肪酸与饱和脂肪酸的比例应为 0.3：1.0，若提高到 1：1 或 1.5：1.0，则可降低血中磷酸三酰甘油及胆固醇的水平。

3. 钠

正常人钠摄入量为 80～260 mmol/d（2～6 g/d），透析患者的钠摄入量取决于他们还有多少尿量。

（1）每天尿量在 500 mL 以上者，钠摄入应为 130～170 mmol/d（3～4 g/d）。若有水钠潴留可口服丁脲胺 1 mg，每天 3 次。

（2）无尿血透患者的钠摄入应限于 40～80 mmol/d（1～2 g/d），水摄入量为 1 L/d。透析期间体重增加维持在 1 kg/d 为好。无尿腹透患者，若超滤脱水 2.5 kg/d，则钠摄入应为 130～170 mmol/d（3～4 g/d），饮水量为 2.0～2.5 L/d。若腹透超滤脱水达不到 2 kg/d，则钠及水的摄入量大致与上述无尿的血透患者相仿。

4. 钾

正常人钾摄入量为 50～150 mmol/d。对每天尿量 500 mL 者，仅需轻度限钾。若患者进食少，摄入蛋白质不够，易致低血钾则需要补钾。

（1）无尿的血透患者，每天钾摄入应限于 50 mmol（2 g）。糖尿病性肾功能衰竭的血透患者易致高血钾。

（2）无尿的腹透患者很少发生高血钾，每天钾摄入量应为 75～100 mmol（3～4 g）。

5. 钙

正常人钙摄入量为 1 g/d。透析患者因为缺乏维生素 D 或对维生素 D 不敏感可稍多。应警惕高血钙，特别在钙与维生素 D 同时使用时。

6. 磷

正常人的磷摄入为 1.0～1.8 g/d。透析患者应该限磷以使磷水平维持在 45～55 mg/L 范围。故此类患者的磷摄入量应为 0.6～1.2 g/d。限磷常影响蛋白质摄入，为保证蛋白质摄入，可加用磷吸附剂如氢氧化铝胶或碳酸钙。

7. 个体化饮食

透析患者的饮食须随每个人的不同习惯及治疗要求而个体化，最好由营养医师负责。

二、术后饮食

（1）由于麻醉及手术，术后第 1 天胃肠功能尚未恢复正常，第 1 天要禁饮食，以静脉输液补充能量。术后 2～3 天，部分患者胃肠功能开始恢复，肛门排气后，可予低蛋白易消化的流质饮食如米汤、牛奶、果汁、菜汁等。早期肾功能尚未恢复，热量供给不宜太高，以每日热能供给维持在 500 kJ 左右。术后早期蛋白质摄入不易过高，宜每日 24 g。适当限制产气食物如牛奶、豆奶粉、豆浆等。

（2）术后3～5天，患者胃肠功能基本恢复，移植肾功能恢复正常，患者精神好，食欲逐渐增加，应给予易消化、高蛋白、无刺激、质软、少渣半流质饮食，如米粥、蛋花汤、鸡蛋肉丝面及青菜叶，禁食过咸的食物，进食原则为少量多餐，每日进食4～5次。避免一次过量过饱，每日提供热能 1 500～1 700 kJ，蛋白质 55～60 g。

（3）术后5～10天，此时肾功能基本恢复正常，输液逐渐停止，由于常规免疫抑制剂的使用，患者的食欲通常很快改善。这个时期应尽早给予优质高蛋白、高维生素、低盐、低脂软食，优质蛋白主要是指动物性蛋白，如鱼、蛋、奶、禽、瘦肉等富含动物性蛋白。由于富含植物蛋白的花生、大豆、豆制品代谢后会产生大量胺，加重肾负担，宜少食用。根据食欲和体重宜供给能量 146.5～221.8 kJ/（kg·d）［（35～53 kcal）/（kg·d）］，蛋白质 1.6～2.4 g/（kg·d），补充富含维生素的新鲜蔬菜和水果，水果通常不超过 250 g/d，并多补充逐水利尿含脂肪的鱼类，如黑鱼、鲤鱼、鲫鱼，以及冬瓜、薏苡仁等。每日 3～4 餐，应特别注意饮食卫生。因为大量免疫抑制药的应用使机体抵抗力减低，所以食品一定要新鲜、质量好，饭菜要煮熟、烧透，不吃外卖熟食，防止胃肠道疾病的发生。

（4）术后10～30天，若无明显排异和感染，饮食原则为低糖、低盐、低胆固醇及优质蛋白为主。摄入动物蛋白食品，如鸡、鸭、鱼、蛋、肉时必须同时食用主食如馒头、米饭、面包、藕粉，使食用的蛋白充分发挥其主要作用，而非成为热量被消耗；饮食中增加纤维素高的食品，如燕麦片。为了不增加移植肾的负担应限制豆制品的摄入。由于泼尼松的应用及机体恢复，患者饭量大，可能使体重增加过快，这对抗排斥治疗不利，会增加抗排斥药物用量从而加重经济负担，同时会增加心血管并发症的发生。为防止后期体重增长过快，可适当控制主食和蛋白质。为了预防免疫抑制药引起的高脂血症，以降低移植肾血管和全身血管粥样硬化及斑块形成，给予高纤维食物，如燕麦 50 g/d。食物纤维可影响钙盐的吸收，而免疫抑制药能抑制肠内的钙吸收，还增加钙的排出，故一定要注意钙的补充，每天饮牛奶 220～450 mL，鸡蛋则根据血清总胆固醇水平，每天或隔天 1 个。

（5）肾移植3～6个月后，大部分患者病情已稳定，肾功能及免疫抑制药物的调整已基本稳定，此时患者对饮食仍不能毫无顾忌，仍应保持良好的饮食习惯，通过调整饮食，改变生活规律和药物，经常性锻炼等多种方法积极改善患者的营养不良、血脂失衡、肥胖、肾性骨营养不良和高血压。若无明显排异和感染时，蛋白质可按 1.3～1.5 g/（kg·d）供给，能量根据标准体重，简单计算方法为：标准体重（kg）＝身高（cm）－105。

1）体重低于标准体重。体重低于标准体重 10%～20% 时，按 146.5～188.4 kJ/（kg·d）［35～45 kcal/（kg·d）］提供能量。如身高 170 cm、体重 55 kg 患者，每天供给的能量为 10 882.9 kJ（2 600 kcal），蛋白质为 97.5 g。推荐的每天摄入食物量及食物组成可为牛奶 220 mL、中等大鸡蛋 1 只、肉松 5 g、猪排 100 g、黑鱼 175 g、蔬菜 450 g、燕麦片 50 g、馒头 100 g、大米 250 g、团粉 10 g、米仁 20 g、植物油 35 g、食盐 3～4 g、苹果 200 g，服用 CsA 时可食用苏打饼干 60 g、全脂奶粉 15 g。

2）体重等于标准体重。通常按 125.6 kJ/（kg·d）［30 kcal/（kg·d）］左右提供能

量。如患者身高 170 cm、体重为 65 kg，每天供给能量为 8 164 kJ（1 950 kcal），蛋白质为 91 g。推荐的每天摄入食物量及食物的组成可为：牛奶 220 mL、中等大鸡蛋 1 只、肉松 5 g、猪瘦肉 100 g、黑鱼 150 g、蔬菜 500 g、燕麦片 50 g、馒头 50 g、大米 200 g、植物油 30 g、食盐 3～4 g、梨 150 g，服用 CsA 时可食用苏打饼干 60 g、全脂奶粉 15 g。

3）体重大于标准体重。体重大于标准体重 10% 时应限制能量摄入，通常按 83.7 kJ/（kg·d）［25 kcal/（kg·d）］左右提供能量。如患者身高 170 cm、体重为 72 kg，每天供给能量为 7 117.3 kJ/（kg·d）［1 700 kcal/（kg·d）］，蛋白质为 84 g。推荐的每天摄入食物量及食物的组成可为：牛奶 220 mL、中等大鸡蛋 1 只、肉松 5 g、猪瘦肉 100 g、黑鱼 150 g、蔬菜 500 g、燕麦片 40 g、馒头 50 g、大米 150 g、植物油 25 g、食盐 4～5 g、梨 150 g，服用 CsA 时可食用苏打饼干 60 g、全脂奶粉 15 g。

具体营养素要求及饮食注意事项如下。

脂肪：移植后由于脂肪性肉类未能控制，常并发高胆固醇血症，有体重增加倾向，同时，高脂肪饮食会降低移植肾的存活率，因此，强调低胆固醇、低脂肪饮食应该适用于大多数长期移植后的患者。

鱼油：每天补充 3～6 g 鱼油制剂，对肾小球滤过率、有效循环血容量和 CsA 毒性有一定的改善作用。ω-3 脂肪酸的有益作用可以减少炎症因子如血管收缩因子、血小板激活因子和化学趋化因子的生成，同时可以减少肾血栓素 A2 的生成，从而改善蛋白尿和 CsA 所致的血管收缩。

盐：肾移植后肾功能正常但仍有高血压者，盐的摄入量应控制在 2～3 g/d。对于血压正常，没有水肿的患者，盐的摄入可适当放宽至 6 g/d。

钙、磷和维生素 D：肾移植后如果没有高钙血症，可适当补钙。如果有低钙血症或者有甲状旁腺功能亢进，应给患者补充活性维生素 D_3。如果出现低磷血症，还应补充磷制剂。

其他维生素和微量元素：维生素制剂补充并不是一个常规的治疗。肾移植后维生素 A 常偏高，不必补充维生素 A；对于移植患者应常规补充铁；对长期使用激素的患者，应补充锌；补充维生素 E 有助于减少排斥反应所损伤血管的氧化刺激作用；补充适量的叶酸、维生素 B_6 和维生素 B_{12} 有一定的好处。

酒精：酒精会干扰免疫抑制药的吸收和代谢、增加肝脏及肾负担、增加心脑血管疾病危险、损害胃黏膜，此外还会增加痛风患者血中的尿酸水平。大量饮酒会明显增加 CsA 的吸收，从而增加 CsA 的药物毒性。对于高血压不稳定患者，应该严禁酒精的摄入。对于糖尿病、痛风及肝功能异常患者也应该避免饮酒。如无上述危险因素，可少量饮酒，红酒有软化血管的作用，可以适量饮用，每天 50～100 mL。

规律锻炼：规律性锻炼是肾移植后非常重要的一部分，可减轻免疫抑制药的毒副作用，如蛋白质代谢、肌肉功能下降、高血脂、肥胖、高血压、糖尿病和骨质疏松。

（6）家庭调养至关重要。烹饪方法上尽量使用蒸、煮、炖、氽等，不煎炸，不腌熏。应饮食清洁，避免油腻，不食煎炸或烧烤食品、市售罐头、真空包装食品。减少食用动物内脏、鱼子、蟹黄、乌贼，避免食用提高免疫功能的食物，如白木耳、香菇、蜂蜜浆、蜂胶、人参、黄芪等。慎用保健品，以免干扰免疫抑制药作用。多食补钙、补血食品，如鱼松、虾皮、奶制品、坚果、干果、深色蔬菜、动物血制品、适量肝等。注意户外活动或口服钙剂、铁剂、维生素 D 等。

肾移植后患者营养代谢与需求与患者自身情况及治疗方案有关，应尽量做到个体化，有条件的话在移植前后与营养师共同研究营养支持，制订饮食方案，对肾功能恢复和长期存活至关重要。

（7）饮食注意事项：

1）禁食补品。肾移植后，患者需服用免疫抑制剂来减少排斥反应的发生，大补之后，由于提高了身体细胞的免疫功能，自身免疫细胞对异物的识别能力也随之增强，势必干扰免疫抑制药的作用，甚至诱发排斥反应，严重者可导致移植肾衰竭。肾移植患者有三大类禁用药材：①补气药，包括各种人参类、猪苓多糖、灵芝、蜂王浆及桂圆等，黄芪和太子参可根据病情需要适当应用；②补肾壮阳类药材，如鹿茸、鹿尾巴，以及市场上流行的诸如"肾宝""强肾""男宝""女宝"类保健品；③补血药，如阿胶、大枣、当归等。

2）禁用减肥药。有些患者为了减肥，服用减肥药，但目前大多数减肥药都是靠降低消化吸收功能、加强排泄来减肥的，经常服用会导致腹泻，继而影响免疫抑制药物的吸收。有些减肥药还含有脂肪替代物，会干扰免疫抑制药的吸收。如果计划减肥，最好的方法是减少能量摄入，结合超过 30 分钟的低强度运动。另外，减肥幅度每周不要超过 1 kg。

3）饮食宜清淡，应避免食用有刺激性的食物，如辣味食品、咖啡、咖喱、茶等，应戒烟。

4）应注意饮食卫生。免疫抑制药的使用会导致机体免疫状态低下，故选购的食品要新鲜、质量好；烹调食物时要切成小块，烧热煮透，避免外熟里生，尽量不要吃外面买的绞碎的肉；不吃隔夜食品，不吃过期变质食品，不吃油煎、油炸食物等；不吃罐头食品；外卖熟食应加热后再吃；此外，碗、盘、筷等要经常消毒，避免胃肠道感染而引起腹胀、腹泻、呕吐。术后 3 个月内避免饮用乳酸类饮料，6 个月内避免使用生鱼、生肉等。

（8）术后合并肝炎患者。饮食宜选择清淡、易于消化、产气少的食物，不宜吃高脂肪及高胆固醇食物，忌烟、酒。

（9）术后合并糖尿病患者。饮食原则与糖尿病、肾病患者相同，忌食白糖、红糖、葡萄糖及糖制甜食。少食土豆、山药、芋头、藕、洋葱、胡萝卜、猪油、羊油、奶油、黄油、花生、核桃、葵花子、蛋黄，及动物的肝、肾、脑等。宜食全麦食品，如大麦、小麦、燕麦片、玉米面等，黑绿色蔬菜，如椰菜、菠菜等，低脂饮食，如脱脂或低脂牛奶、酸奶、干酪等。

（10）术后并发高脂血症患者。需要限制胆固醇的摄入。注意控制胆固醇的总入量，每天不能高于 200 mg。动物的脑、脊髓、内脏、蛋黄、家禽的皮、全脂奶制品、贝壳类和软体类食物含有较高的胆固醇，因此，这类食物要不吃或少吃。饮食中也应包含适量胆固醇含量较低的食物，如猪瘦肉、牛肉、鸭肉、鸡肉、鱼类、蛋清、低脂或脱脂奶制品；植物油比动物油更健康，尽量用植物油替代动物性脂肪。多吃蔬菜、瓜果，以增加纤维素的摄入。适当吃些有降胆固醇作用的食物，如山楂、洋葱、大蒜、海带等，这些食物中有的还具有抗凝作用，对预防血栓形成和冠心病也有好处。以烤、烘、蒸、煮食品为佳，避免油煎。

（鲁鹏　彭文渝）

第六节　肾移植的康复指导

一、生活起居

（1）肾移植术后半年内患者应单独居住一间，室内定期食醋熏蒸消毒。应该有规律地清洁厨房和浴室，尤其是冰箱。每2周更换1次床上用品。避免接触感冒患者，出门戴口罩，避免去人多、空气不好的地方。

（2）生活要有规律，不要暴饮暴食，注意饮食卫生，不吃生冷食物，尽量在家中进餐，外面买来的熟食一定要进行加工后再食用，尤其在夏秋季，生吃蔬菜瓜果时一定要清洗干净，防止病从口入。

（3）人群聚集的地方，如商场、聚会、婚宴、网吧等要尽量少去。在流行性感冒、流行性脑炎、肺炎等流行季节，不宜去公共场所。

（4）每天经常洗手。

（5）如果亲友最近患病，要劝说他们暂时不要来探访。

（6）肾移植术后6个月内，不得已外出或在家中接待客人时要戴口罩。

（7）避免久坐，尤其是打游戏机、玩电脑、打麻将等。

（8）做一些利于身心健康的活动，如养花、喂鱼、习书作画、打太极拳等，以丰富生活，分散对疾病的注意力。

（9）对于肾移植后出现的各种并发症不应自暴自弃、怨天尤人，应采取积极、乐观和科学的态度对待，以一种平常心面对人生的考验。

二、运动与活动

肾移植后可以参加体育锻炼吗？这是很多患者关心的问题。肾移植后不但可以而且应该参加体育锻炼。只要循序渐进、逐步增加运动量，身体是能够适应的。

（1）坚持有氧运动，根据自己的兴趣爱好选择合适的项目。①散步或慢跑。肾移植术后开始锻炼时，散步是一种很好的有氧运动，建议每周散步3次，每次20～30分钟，速度达到刚好可以提高心率的程度，觉得累时要及时休息。当身体状况好转后，可以每日慢跑，同时遵守活动量由少到多的原则。经过一段时间，你会发现自己的身体逐渐强壮起来。②打太极拳，不仅能增强体质，还能修身养性，陶冶情操。

（2）锻炼一定要循序渐进。开始时每天多次短时间的锻炼，以后逐渐增加锻炼强度及频率，每次锻炼时以心跳加快、呼吸加深，锻炼后不产生肌肉酸痛为佳，每周锻炼3～5次。手术后3个月内，不可提举重物或做仰卧起坐和类似的运动，3个月后基本可以做任何运动，1年后可以从事各种体育锻炼。但对一些对抗性很强的活动则要注意，如篮球、足球等，有可能会伤及移植肾，重者可使移植肾破裂，应注意避免。锻炼时要注意保护移植肾，不要过分挤压移植肾区。不宜从事重体力劳动，务必做到劳逸结合，避免过度劳累、抵抗力下降而诱发感染。

（3）户外活动和旅游。术后3个月内，由于免疫抑制药物用量较大，身体虚弱，易被感染，外出需戴口罩，并避免出入人群密集的公共场所，如酒楼、戏院、市场及超市等，尽量避免接近患有传染病的人。但可以去通风、人少的公园。户外活动还要避免阳光直接暴晒。1年内避免旅游，1年后随着自身抵抗力的增强，感染的风险下降，可以出门旅游，但要带足口服药品。

三、工作和性生活

肾移植术后经过一段时间的休养，精神和身体状态都会有所恢复。一般来说，术后半年左右可以参加工作，但要视手术后服药剂量以及工作的形式及性质而定。一般先从事半日工作，待3～4个月适应后可改为全日工作，一天的工作中要有固定的休息时间。不论受肾者的年龄、性别或职业，都不宜过度操劳，而应保持规律的正常生活。肾移植患者术后3个月，一般可参加轻体力劳动，如一般家务劳动，但应避免过分劳累的体力劳动，注意防止移植肾的损伤。手术后3个月内不能提重物。活动要由少增多，慢慢增加，不能过度。活动中避免剧烈活动及肾移植部位受到碰撞。

肾移植后只要恢复性能力，就可以过性生活。考虑到尿毒症的后续影响和身体的恢复，一般在术后2个月以后，感觉身体舒适的情况下才可进行性生活。考虑到移植肾的特殊位置，在性生活的过程中要注意对移植肾的保护，性生活的频度应根据身体状况而定，以次日精神好、体力无疲劳感，以及无腰酸等症状为适度。性交后要特别注意会阴部的清洁卫生，以防止泌尿系感染。还有一点要记住，性生活也是感染的传播途径。例如接吻可以传播流感，性交可以传播淋病、梅毒、尖锐湿疣、疱疹等性传播疾病。在性生活中加强自我保护是非常重要的。在性交中正确使用避孕套可以极大地降低感染性传播疾病的危险。

四、复诊和复查

肾移植术后千万不能有"肾移植手术成功就万事大吉"的思想，更不能对术后治疗检查掉以轻心。不按医嘱服药和复诊，并错误地认为"等人感到不舒服再来找医生不迟"，到那时往往为时已晚，失去治疗机会，这样的病例临床上屡见不鲜。因此，肾移植患者出院后，一定要坚持定期复诊，以便于医生能及时发现问题，重新审视免疫抑制方案是否合理，一旦发现问题，可以及时迅速处理。这样，可使一部分患者移植肾功能不可逆转的恶化变为可以逆转，将各种术后并发症控制在最低限度内，使患者带肾时间延长，生活质量提高。

（一）复诊

术后 1～3 个月仍然是急性排斥反应发生的高危期，但手术的创伤已基本恢复，免疫抑制药的血药浓度已逐步平稳，患者回到家中休息，但发生感染的机会也相应增加，免疫抑制药在体内长期作用导致的一些副作用逐渐表现出来，这时仍然需要及时复查。成年人肾移植患者开始时每周复查 1 次，如病情平稳，根据医生的意见可以逐渐延长复诊间隔的时间，最迟每 3 周 1 次。

肾移植术后 3 个月后至 1 年，患者身体状况已经明显改善，部分患者甚至开始考虑工作或外出旅游，此时移植肾急性排斥反应的发生率虽有所下降，但仍需要注意观察，感染（肾移植术后 1～6 个月是感染的高发期）和免疫抑制药的不良反应是复诊的重要内容。成年人肾移植患者可根据病情及医生的意见，将复诊间隔时间由每 4 周 1 次，逐渐延长至每 8 周 1 次。

肾移植术 1 年以后，经规律的免疫抑制治疗后发生急性排斥反应的可能性明显降低。多数患者也不必频繁地检测和调整血药浓度。但这时应注意观察移植肾功能和尿蛋白等，同时也需要评估免疫抑制药的效果、毒性以及费用。根据病情及医生的意见，成年人患者可由每 2 月复诊 1 次逐渐延长到每半年复诊 1 次。肾移植术后 1 年患者不必每次都到移植中心复诊，但患者至少每 2～3 个月要进行 1 次实验室检查，每 4～6 个月到有条件的门诊进行一次复诊，在此期间，如患者病情出现变化，要及时复诊。需要强调的是，患者每年至少要到进行移植手术的医院或指定的医院进行一次系统评估。

（二）复查

肾移植后移植肾能否长期为患者服务，除取决于移植肾本身的质量及身体的免疫状态外，还取决于患者是否按时、按量服药与复查。因为每一个接受肾移植的患者都存在发生排斥反应的危险，术后所有的药物毒性较大，有各种毒副反应，所以，通过复查，可以了解移植肾功能情况，动态观察血肌酐有无缓慢升高，便于及时处理；了解肝功能情况，如肝功能出现明显恶化，需调整免疫抑制药的用量或更改免疫抑制药的种类，并使用保肝药物，以避免肝功能恶化到不可收拾的地步；适时调整和停用一些药物如泼尼松，减少该药所造成的骨质疏松及病理性骨折等的出现概率；另可观察免疫抑制药用量是否充分，是否会出现急性或慢性排斥反应，从而使移植肾功能保持稳定。

（1）常规复查时间：①在术后 1 个月内，每周复查 2 次。②术后 2～3 个月，可以每周复查 1 次。③术后 4～6 个月，可以每 2～3 周复查 1 次。④术后半年后，根据情况可将时间逐渐延长至 1～2 个月复查 1 次。⑤2 年以上的患者可以每季度 1 次。⑥5 年以上可每半年 1 次。

以上所述复查间隔时间的前提是肾功能及全身情况较稳定。如果自觉不适，或有发热及其他不适症状应及时就诊，以便医生及时发现问题，给予适当处理，不能因害怕查出问题而不去医院检查，从而延误治疗的最佳时机。切勿频繁更换复查医院和医生，如需更换，可由原复查医生推荐可信度高的医院和医生。注意每次复查都有检查记录，使就诊具有连续性，对诊断处理有帮助。

（2）需要检查的化验项目：①血常规，如红细胞、白细胞、血红蛋白、血小板。

②尿常规，如白细胞、红细胞、葡萄糖、胆红素、比重、酸碱度、蛋白、酮体等。③肾功能，如肌酐、尿素氮等。④肝功能，如谷丙转氨酶、谷草转氨酶、总胆红素、直接胆红素和间接胆红素。⑤电解质，如钾、钠等。⑥血脂，如胆固醇、三酰甘油。⑦CsA、FK506及西罗莫司（雷帕霉素）的血药浓度。⑧血糖。

（3）可选择的检查项目：①免疫功能检查，如淋巴细胞亚群等。②炎性指标，如C反应蛋白等。③病毒学检查，如CMV、BK病毒（polyomavirus，多瘤病毒）等，若患者有病毒性肝炎，应定期检查乙肝病毒-DNA或丙肝病毒-RNA以了解病毒复制情况。④电解质，如钙、磷、铁、镁等。⑤若尿蛋白阳性需检查尿蛋白定量。⑥移植肾B超。⑦胸部X线片或CT。

（鲁鹏　彭文渝）

第六章 慢性肾脏病常见急症防治与护理

第一节 内瘘堵塞

动静脉内瘘是慢性肾功能衰竭患者顺利开展血液透析治疗的重要途径，也是其临床治疗的生命线。但从大量临床数据可知，由于多种因素的影响，患者在血液透析治疗过程中存在着发生内瘘堵塞的风险，从而影响透析效率，严重威胁患者的生命安全；同时也为患者及其家庭带来沉重的经济负担。下面具体分析维持性血液透析患者动静脉内瘘堵塞的原因，并提出护理措施。

一、内瘘堵塞的原因分析及临床表现

（一）内瘘堵塞的原因

维持性血液透析患者长期频繁地穿刺，容易导致血管通路发生感染、血栓形成、瘢痕组织增生，甚至出现闭塞、血管狭窄、假性血管瘤、血管硬化、肿胀、出血、疼痛等并发症。其中，血栓形成是最常见的并发症，在血管通路失功能原因中占90%，主要由静脉流出道狭窄引起，常与内瘘使用不当有关，多发生在血管狭窄处，高凝状态、低血压、压迫时间过长、低温等是常见诱因。

（1）血管条件相对较差。患者自身血管条件不理想是造成内瘘血栓或堵塞的最主要原因。维持血液透析治疗的患者多为老年患者或合并有高血压、糖尿病等基础疾病的患者，通常血管的弹性相对较差，硬化程度也比较高，血管相对狭窄，进行穿刺的过程中很容易造成一定的损伤，进而造成血栓。

（2）手术操作技术。手术过程中动作相对较大、对血管内膜造成损伤，血管吻合时对位不佳，血管扭曲、痉挛严重，术中患者出血量大、造成血肿，并对瘘口产生压迫作用，以及术后包扎过紧等原因都可能造成血栓形成。

（3）低血压症状。患者低血压是造成内瘘堵塞的重要原因，临床有50%以上的内瘘堵塞是由低血压造成的。其中，超滤量过多主要是指脱水量超过体重5%，极易造成患者出现低血压，当患者一直处于低血压状况时，血容量会减少，血液流速缓慢，极易造成血栓、内瘘堵塞。

（4）超滤量比较大。患者身体中的水分短时间内排出，很容易造成血液容量不够，血流动力学变化也相对较大，组织缝隙间的水分无法在短时间内补充到血管中，使血液黏稠度提升，易形成血栓、内瘘堵塞。

（5）多次穿刺、压迫不正确。反复穿刺导致局部血管内膜发生损伤和增生现象，使血小板大量聚集于穿刺部位，导致纤维组织发生增生现象，管腔变狭窄，进而形成大量血栓。穿刺失败或者拔针之后对创口压迫不正确，造成血肿，进而导致局部血管形成长时间的粘连或压迫，血液循环发生障碍，造成动静脉内瘘发生堵塞或者狭窄。

（6）健康教育不足。部分患者无法对内瘘重要性形成正确且客观的认识，并严重缺乏对相关护理知识的认知，也增加了血栓形成、内瘘堵塞的风险。

（二）内瘘堵塞先兆及表现

血栓形成表现为瘘管处无杂音和震颤，超声波、血管造影可确诊。出现以下情况即可判断为出现内瘘堵塞：

（1）瘘侧震颤消失，触之无搏动，听诊器听诊无血管杂音。

（2）触摸内瘘处搏动减弱或消失。

（3）内瘘处红肿触痛明显。

（4）造瘘处皮肤温度变低。

（5）透析时血流量不足甚至消失。

（6）患者内瘘完全阻塞并无侧支循环形成时，彩色多普勒超声检查显示内瘘动脉的舒张期血流频谱消失。

（三）内瘘堵塞重点关注人群

（1）高血压、糖尿病等血管条件差的患者。

（2）患有高黏滞血症患者。

（3）动静脉内瘘术后 24 小时内未保护好血管的患者。

（4）低蛋白血症及血红蛋白变异系数较大的患者。

二、维护血管通路的宣教

维持透析期患者使用动静脉内瘘作为血管通路，应积极预防内瘘发生堵塞，应在患者行动静脉内瘘手术前、后给予健康宣教。

（一）术前教育

（1）做好术前教育，告知手术目的与重要性，取得患者配合。

（2）选择非惯用侧手臂备用做内瘘，保护该侧血管，避免动、静脉穿刺。

（3）保护该侧手臂皮肤避免破损，并保持皮肤清洁，防止术后感染。

（二）术后教育

（1）术后因静脉压力升高，手部及前臂可有不同程度的肿胀，术侧手部应适当抬高，以促进静脉回流，减轻肿胀，并密切观察末梢血管充盈情况、手指颜色和温度。

（2）术后 24 小时密切观察内瘘搏动情况，用手触摸有震颤或用听诊器听诊有血管杂音表示内瘘通畅。

（3）包扎伤口的敷料不可过紧，衣袖要宽松，避免吻合口及该侧手臂受压。

（4）禁止在内瘘侧肢体做输液、输血和测量血压等。

（5）造瘘肢体避免暴露于过冷或过热环境。

（6）进行促进内瘘成熟的锻炼。

（7）内瘘的成熟一般需要 6～8 周，等待 12 周或更多时间效果更好。在此之前应采用暂时性血管通路或腹膜透析过渡。

（三）患者及家属对内瘘的自我监测与护理内容

（1）患者及家属应学会自我监测内瘘是否通畅，在每日早上起床时、中午、傍晚及睡前四个时间段进行检查，可以通过用手触摸感知或耳朵靠近内瘘部位听声音的方法，对比震颤强弱范围、血管杂音是否有变化，如果发现内瘘疼痛、出血、感染、震颤减弱或消失应立即到医院诊治。

（2）患者衣袖应宽松、瘘侧手臂勿负重，瘘侧肢体禁测血压、抽血、输液、戴手表，注意睡眠姿势，避免瘘侧肢体长时间下垂或受压等。

（3）透析前清洁瘘侧皮肤，透析后 24 小时内保持穿刺处的清洁干燥，以免感染。

（4）透析结束后，于 15～30 分钟后减轻压迫，避免因压迫时间过久造成的内瘘管闭塞。具体压迫时间因人而异，原则上以止住血后在最短的时间内解除压迫为佳。

（5）出现出血、血肿等异常情况的正确处理：透析后注意观察穿刺部位情况，如果出血，立即予以压迫，压迫范围应能同时压迫皮肤穿刺点及血管穿刺点。若发生血肿，24 小时内可以冷敷，24 小时后如果出血停止，可以热敷或以喜疗妥外敷。

（6）冬季可在患者瘘侧的毛衣和棉衣袖下方加拉链，便于透析穿刺及保暖。

三、内瘘堵塞的防护及应对

（一）内瘘堵塞的防护措施

（1）积极治疗和控制原发性疾病，调节患者的血压、血糖以及血脂等，避免血液黏稠度进一步提升。

（2）在造瘘手术前对患者进行健康知识宣教及心理护理干预，协助患者在术前两周开始进行适当的体育活动，保护造瘘侧肢体血管，尽可能不对造瘘同侧肢体进行穿刺，确保该部分皮肤清洁，同时注意日常生活习惯，避免对皮肤造成损伤。

（3）在造瘘手术后适当抬高患者内瘘侧肢体，注意包扎力度，避免过紧，保证术侧肢体卫生干燥。手术后 24 小时内密切注意是否存在伤口渗血、红肿的现象。术后 24 小时后，术侧手部可适当做握拳及腕关节运动，以促进血液循环，防治血栓形成。内瘘必须完全成熟后方可使用，血管条件差、糖尿病、高龄患者最好等待 8～12 周再开始穿刺；未符合内瘘成熟标准的，应加强锻炼，延期使用。

（4）在血液透析前，对患者的体重进行准确评估，设置合适的超滤量，以控制在患者干体重的 5％内为宜。在透析过程中密切观察患者的血压变化，如患者出现不适症状，应尽快停止或者降低超滤量，按医嘱适当补充液体。

（5）在血液透析结束后，应尽快拔针，保证动作准确轻柔，患者皮肤穿刺点压迫力度适中，以不出血、能够触碰到血管的震颤为最佳，压迫时间避免太长，通常控制在

15～30 分钟即可。

（6）对患者进行充分的健康知识教育，确保患者能够充分认知内瘘保护的重要性，协助患者开展内瘘自我管理。嘱患者适当加强对内瘘肢体的功能锻炼，如握球、握拳等；在透析结束后 24 小时左右，对内瘘肢体进行适当的温水热敷，同时加强保暖；在睡眠的时候，尽可能避免对内瘘侧造成压迫；定期进行彩色多普勒超声检测，及早发现有无血栓形成、内瘘狭窄等异常情况。

（7）加强护理人员的穿刺技术，避免穿刺不当也是预防动静脉内瘘堵塞的有效方法；注意正确的动静脉内瘘维护和使用方法，有计划地使用内瘘，定期维护、及时处理感染等并发症；注意季节对内瘘产生的影响等。

（二）内瘘堵塞的应对措施

（1）保护好内瘘侧手臂，立即就医。

（2）确定血栓位置，可尝试双拇指横向相对在血栓局部持续加压按摩 10～15 秒，反复进行，直至内瘘再通，血管恢复震颤。

（3）积极配合溶栓治疗。血栓形成 24 小时内，可采用局部血管内注射重组组织型纤溶酶原激活剂或尿激酶等进行药物溶栓，也可在 X 线下将导管插入血栓部位灌注溶栓剂。

（4）瘘管血栓形成后也可采用取栓术治疗，尽可能在血栓尚未机化前行取栓术。目前，常用的取栓术方法包括 Fogarty 导管取栓术及手术切开取栓术，短段直径小的血栓可应用经皮腔内血管成形术（percutaneous transluminal angioplasty，PTA）球囊扩张及碎栓开通血管。

（詹江红）

第二节　导管脱落

　　深静脉置管是急诊血液透析、内瘘未成熟期间或其他条件限制暂时不能做内瘘的患者的血管通路，也是部分长期透析患者的"生命线"。导管按插管部位不同，可分为颈内静脉导管、股静脉导管、锁骨下静脉导管等；按导管留置时间及导管材料不同，可分为临时性中心静脉导管与长期性中心静脉导管两类。临时性中心静脉导管材质较硬，对血管损伤较大，不宜长期应用。长期性带涤纶毡套（Cuff）的中心静脉导管质地较软，涤纶套可与隧道皮下组织生长结合，能降低感染、减少血管堵塞、脱落等并发症。

　　作为血液透析的临时或长期的血管通路，深静脉置管在临床上被广泛应用，但在使用过程中，由于各种原因发生的导管脱出，不但影响治疗，严重时还可出现静脉炎、形成血栓等并发症。因此，留置深静脉置管的患者必须做好导管的护理。

一、导管脱落发生的原因分析

1. 患者自身原因

（1）意识状态。因各种毒素中毒、急性肾功能衰竭、心力衰竭等原因，患者急需血液透析治疗，一般是患者处于烦躁状态或者昏迷状态下实施的，因此，患者发生自行拔管的风险就越高。随着毒素和水分的清除，患者的意识逐渐恢复，对插管的耐受力也会变差。

（2）舒适度改变。患者因各种置管（中心静脉导管、引流管等）导致身体不适，而疼痛、躁动等是发生拔管的主要原因，占自行拔管的38.1%。

（3）皮肤问题。患者长时间留置导管，导管口皮肤松弛，容易导致脱管。

（4）胶布固定受影响。患者口腔分泌物、呕吐物等渗湿胶布，使胶布失去黏性，无法固定导管从而导致脱管。

（5）年龄因素。患者年龄大，不能进行有效的沟通。

2. 医务人员原因

（1）导管放置过浅。行深静脉置管时，若导管插入过浅，易滑出血管外，导致静脉炎或皮下积液；若插入过深，进入右心房内，可造成心房堵塞、急性心脏压塞或心律失常。正确的中心静脉导管尖端位置应位于上腔静脉内。因此，操作者应熟练掌握中心静脉导管插管的方法及注意事项。

（2）导管固定方法不正确。

1）导管无缝线固定。由于导管质地柔软、光滑及患者活动的关系，若导管无缝线固定，稍有不慎即可把导管扯脱或滑脱，因此，插管时应及时把导管用缝线固定在皮下。

2）无菌贴膜覆盖不严。当贴膜松脱时，导管会因失去保护而脱出。正常情况下，导管穿刺口的无菌贴膜。每周至少更换2次并更换1次肝素帽，渗血或渗出液较多时应及时更换。在更换时，先用2%碘酒、75%乙醇严格消毒，并待消毒液晾干后再将导管皮外部分环行固定，以无菌贴膜覆盖并用手紧按薄膜，使其与皮肤紧贴。

3）导管缝线脱落。由于长时间使用或患者穿刺口经常发生渗血、渗液等浸润缝线，可致缝线老化脱落，从而失去固定导管的作用。因此，缝线时不能过于表浅，应经常观察穿刺口有无渗血、渗液情况，若发现缝线异常应及时重新缝合。

3. 其他原因

导管长度不够或受压等原因。由于患者转动身体不注意而使导管易于扯脱，应增加延长管，并经常留意、检查在患者活动时导管是否发生扭曲或受压，保证导管有足够长度，避免患者不经意活动时发生扯脱现象。

二、血透中导管脱落的应急流程

（1）评估：对患者意识、血压、脉搏和伤口渗血等症状进行评估。

（2）呼叫：护理人员立即报告医生并协助给予处置。

（3）处理：①关血泵，同时立刻压迫伤口止血；②管路动、静脉端各接16号针头，插入 0.9% 生理盐水 250 mL 袋中，透析器静脉端朝上，动、静脉壶倒置，开启血泵，以 100 mL/min 的泵速循环（此时建议用预冲状态或交换备用泵，交换备用泵时要停超滤）；③立即建立静脉通道；④分离静脉管路，连接静脉通道，回输血液；⑤视情况重新建立血管通路继续透析治疗。

（4）严密观察病情和血压、脉搏的变化，做好护理记录。

三、居家患者导管滑脱的应急流程

居家患者导管滑脱的应急流程见图 6-1。

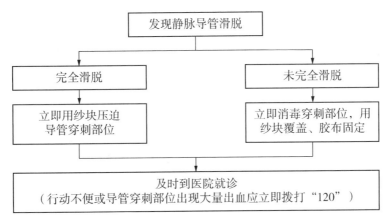

图 6-1　居家患者导管滑脱的应急流程

四、预防导管脱落的护理要点

（1）妥善固定导管，确保导管缝线固定牢靠。

（2）更换敷料时以向心方向揭开敷料。

（3）指导患者穿脱衣服时要特别注意保护导管，以免把导管拉出，当固定胶布松动时应及时重新固定。

（4）透析期间对躁动的患者进行适当约束，必要时需要专人护理。

（5）记录护理记录单，床尾悬挂防导管滑脱标识。

（6）交接血透管刻度，测量并记录，谨防滑脱。

（7）换药时注意导管处缝线情况，对缝线脱落者应立即汇报医生及时予以缝合，外置部分应胶布蝶形固定。

（8）使用改良无缝合导管固定装置。改良无缝合导管固定装置思乐扣的自黏性，一方面能紧紧黏合患者皮肤，另一方面能搭扣在固定翼上，使思乐扣、皮肤、固定翼三部分紧紧黏合在一起，改良无缝合导管固定装置思乐扣起到了代替缝线的作用，简化了导管的固定。再加用透明敷料覆盖导管固定翼和导管穿刺点使导管更加稳定，降低了导管的滑脱率。同时，固定导管时留有一定的活动空间，增加了患者的舒适性。

（詹江红　钟佳渝）

第三节 出   血

出血是指正常止血功能发生障碍所引起的异常情况，由血管壁异常、血小板数量或功能异常、凝血机能障碍等原因引起，表现为自发出血或轻微损伤后出血不止。按病因和发病机制不同，出血性疾病可分为不同的种类（表6-1）。生理性止血机制主要包括血管收缩、血小板血栓形成及纤维蛋白凝块形成与维持三个阶段。各种病因引起血管破裂、出血后，机体即刻反应是局部血管收缩，在此基础上血小板黏附和聚集在血管破损处，形成血小板聚集，实现初步止血。同时，凝血系统启动，纤维蛋白网形成，从而加固血小板血栓达到二期止血。

出血是肾功能衰竭维持性血液透析患者常见的并发症。尿毒症患者由于尿毒症毒素作用、代谢性酸中毒以及因合并高血压而服用扩血管药物等因素均可以引起血管收缩功能减退，加之内皮细胞损伤而引起内皮细胞收缩能力降低，使得血管对损伤刺激的收缩反应不足。尿毒症患者因各种代谢产物等毒素作用，引起血小板黏附和聚集功能低下而导致止血功能异常，因此尿毒症患者时常合并有出血倾向，特别是创面、伤口处。

表6-1 出血性疾病的分类

分类	病因
血管壁异常	（1）先天性或遗传性：如遗传性毛细血管扩张症、家族性单纯性紫癜、先天性结缔组织病等。 （2）获得性：如败血症、过敏性紫癜、糖尿病、结缔组织病等
血小板异常	（1）血小板数量异常： ①血小板减少：再障、白血病、血小板减少性紫癜、骨髓移植期等。 ②血小板增多：原发性血小板增多症等。 （2）血小板质量异常： ①遗传性：血小板无力症等。 ②获得性：由抗血小板药物、感染等引起
凝血异常	（1）先天性或遗传性：血友病、遗传性凝血酶原缺乏症等 （2）获得性：肝病性凝血障碍、维生素K缺乏症等
抗凝剂纤维蛋白溶解异常	肝素过量、农药中毒、蛇咬伤、溶栓药物过量等
止血机制异常	弥散性血管内凝血（DIC）等

一、慢性肾功能衰竭合并出血的原因分析

（1）患者体质因素。慢性肾功能衰竭血液透析患者基础疾病较多、体质较差，加上常常伴有凝血机制障碍或由于败血症、肝功能损伤、弥散性血管内凝血与其他引起血小板总数减少或纤维蛋白原缺乏的疾病，在血液透析治疗过程中常常发生出血及渗血情况。有些急性肾功能衰竭患者易出现高凝状态，凝血时间大大缩短，透析器中常出现凝血块。充分有效的透析治疗可改善慢性肾功能衰竭患者血小板功能和血浆凝血酶原时间（prothrombin time，PT）延长，从而使出血倾向得以缓解。

（2）抗凝方法不当。透析中使用抗凝剂如肝素，患者全身肝素化，凝血障碍是最常见的出血原因，占所有出血的85%。因此，应选择合理的抗凝方法，每次常规透析前，应及时了解透析间期患者有无皮肤及黏膜出血、排泄物的性状等。如发现患者有出血前兆时，可检测出凝血时间，根据结果改变抗凝方法。血液透析患者的出血倾向如在透析过程中未加以足够重视，特别是肝素用量未能个体化，往往造成各种出血，甚至危及患者生命。血管病变、高血压和肝素化可诱发颅内出血、蛛网膜下出血或硬膜下出血；消化道黏膜病变加上肝素化可引起消化道出血。因此，血液透析患者的抗凝准备一定要个体化，对有出血倾向的患者一定要减少肝素用量或采用无肝素透析、低分子量肝素抗凝，必要时可改行腹膜透析。腹膜透析不需肝素抗凝，而且能更有效清除影响血小板功能的中分子毒性物质。

（3）高血压控制不佳。血透时由于紧张血压增高，血液对血管的侧压力增大，加上血透时抗凝剂的应用，使患者血压较透析前增高，可能造成眼结膜充血或直接引发脑出血。另外，顽固性高血压患者透析结束后在内瘘的护理过程中，不恰当地进行热敷，往往会引起局部小毛细血管破裂，导致内瘘侧手臂肿胀，甚至发生皮下内出血。同时，对于血管发生硬化的患者，应注意透析过程中血流量的多少，及时调整通路及血流量大小，避免引起损害。注意内瘘的适应证，避免内瘘不成熟时使用。对于新瘘患者应由经验丰富的护理工作者来操作，可以减少穿刺失误引起的出血症状。

（4）患者伴有其他慢性胃肠疾病引起消化道出血，外科手术后伴发伤口出血渗血。

（5）治疗过程中因皮肤瘙痒抓破或口腔溃疡、血疱咬破出血，进食过硬的食物导致口腔出血，因治疗中使用抗凝剂使出血不易止住。

（6）血液透析结束时拔针穿刺点压迫不当引起出血，或未起针时便按压针眼，造成血管内出血。

二、慢性肾功能衰竭合并出血的临床表现

出血是肾功能衰竭维持性血液透析患者常见的并发症。慢性肾功能衰竭出血轻者表现为皮肤黏膜瘀斑、紫癜、鼻衄、牙龈出血、插管或穿刺针眼处渗血，重者可有胃肠道及颅内出血。创伤性检查或治疗后出血更为常见，如有消化道大出血、颅内出血，可加重病情，预后较差。

慢性透析患者发生自发性出血，常见皮肤瘀斑、紫癜，通常出现在未透析或者刚刚开始透析的患者，主因是患者凝血机制障碍，特别是血小板功能不良。这种出血多在

过一段时间透析治疗后，血小板功能改善，凝血机制好转，自然不再出血。

慢性透析患者，或者透析不充分的患者常出现眼底或眼前房出血、鼻出血、牙龈出血，其原因多是患者透析不充分，本身凝血机制障碍，加上使用抗凝剂不当而致。

部分透析患者出现血性胸腔积液、尿血、咯血等，还有透析患者出现致命的脑出血、蛛网膜下腔出血、胃肠道出血以及自发性腹膜后出血、硬脑膜下血肿、心包填塞等，均应查清原发病，针对性处理。

三、血液透析患者不同部位出血的防治与护理

慢性肾功能衰竭合并出血，无论哪种情况，一般都要按不同的病因采取内科综合治疗，包括饮食疗法，抗感染，纠正水、电解质紊乱及酸中毒，"肠道清除"疗法和利尿、强心等。出血严重者给予止血药物，伴有高血压者给予降压药物，严重贫血者给予输血或使用促红细胞生成素等治疗。

（一）内瘘出血

内瘘出血可分为内瘘假性动脉瘤破裂出血、内瘘术后出血和穿刺点渗血等情况。

1. 内瘘假性动脉瘤破裂出血

反复的内瘘穿刺导致静脉壁的破坏，瘢痕形成，血管弹性消失，继而血管壁变薄，增加了破裂与出血的风险。一旦破裂即呈喷射性出血，此种情况多发生于门诊患者在家的护理不慎。出血后应立即用干净的纱布或毛巾按压止血，加压包扎后应立即前往医院进行下一步急救处理，必要时行手术结扎止血。

2. 内瘘术后出血

内瘘术后出血应采用正确止血方法，根据病情调节肝素的用量，防治感染。手术当日尽量不安排透析，如需透析，尽量用无肝素透析，以防抗凝剂的使用加大出血的概率。如果发生出血可使用冰袋压迫止血，并抬高术肢等。

3. 穿刺点渗血

穿刺点渗血常与以下因素有关：

（1）穿刺时穿刺点固定，反复穿刺处皮肤变薄松弛、弹性降低，透析时针眼容易渗血，患者血管保护差，血管壁受损、硬结等。

（2）患者血管动脉硬化、狭窄，透析时静脉压力过高，血流不畅，管内压力高容易渗血。

（3）老年人更易发生渗血，因为老年人皮肤松弛，穿刺针眼不易愈合，反复穿刺使皮肤更加松弛、更易渗血。

（4）糖尿病患者血糖控制不理想时，穿刺针眼不易愈合也会引起渗血。

（5）穿刺时操作不当，固定方法不妥当，针尖在血泵的作用下自行脱出，使针眼处缝隙变大而发生渗血。

（6）患者透析后喜疗妥软膏使用不当，增加针眼渗血概率。

（7）透析结束后止血按压方法不当，也会造成穿刺点渗血。

4. 内瘘出血的预防护理

（1）内瘘的使用原则是尽量成熟后使用，新瘘尽量由有经验的护士来操作，提高

动静脉内瘘穿刺的一次成功率，以避免穿刺失败后穿刺部位出血及血肿。血肿可导致局部受压，血肿后期可机化、纤维化，从而造成局部解剖结构的改变，造成下次动脉穿刺困难或无法穿刺。护士应根据患者的血管条件，合理选择穿刺方式，如绳梯式、扣眼式等。透析中应定时巡视，避免患者出现血肿或渗血不止。首次使用内瘘后，应注意压迫，通常由护理人员用手指压迫 15 分钟。若进针点和穿刺点有距离时，压迫部位应为进针点而不是穿刺点，查看无出血后用弹性绷带包扎 1～2 小时，并严密观察。

（2）拔针后穿刺点的止血方法，常采用压迫止血法。应注意不要在拔针时加压，必须在拔针后加压，以免穿刺斜面切割血管，引起出血。压力的大小应根据既能维持两端相近波动或震颤，又能控制出血的要求来调整，压力过轻导致出血，压力过重导致内瘘堵塞。

（3）有慢性疾病的患者应积极治疗基础疾病，对已发生出血者，可采用专科止血方法，并在透析结束后给予体外肝素化，采用硫酸鱼精蛋白与肝素中和。

（4）养成良好的生活习惯，保持个人卫生，有自我保护意识，防止抓、挠、咬等人为造成的出血和感染。尤其对于有较多慢性疾病的患者，应指导其日常饮食和生活习惯，教育其应具备自我保护意识，尽量避免因各种因素造成的皮肤创伤及感染，以防出血。

（5）对患者血管形成硬结、瘢痕者，嘱患者透析结束 24 小时后，穿刺血管处热敷，后用喜疗妥进行按摩，可以起到软化血管、消肿的作用。每日 2 次，每次 15 分钟左右。涂擦药膏时用量要适中，切忌用量过多引起渗血。

（二）脑出血

肾功能不全合并脑出血可能是由于肾性高血压所致，也可能是肾功能不全做透析治疗时（使用肝素）的并发症。肾功能不全可使血小板、凝血机制及血管功能发生异常，当血压增高时小动脉破裂可导致脑出血；急性肾功能衰竭可加重脑水肿或直接促使患者死亡。同时，脑出血血肿扩大可能与做透析时的肝素化导致颅内出血相关，从而形成恶性循环。

1. 用药原则

治疗原则为安静卧床、脱水降颅内压、调整血压、避免继续出血、加强护理、防治并发症，要边治疗边观察，挽救生命，降低死亡率、残疾率和减少复发。由于药代动力学的变化及尿毒症毒素的作用等多种因素的影响，肾功能衰竭时机体对治疗脑出血的药物的治疗作用和毒性作用的敏感性均增加。因此，对于肾功能衰竭时脑出血的患者，治疗时应注意避免使用损害肾功能的药物，以防发生恶性循环。肾功能不全合并脑出血者的治疗中，应特别注意：

（1）在进行各种治疗前应注意肾功能的情况，治疗中严密监测肾功能变化。

（2）慎用或禁用肾毒性药物及抗菌药物。

（3）对昏迷患者早期下胃管补充能量，维持水电解质平衡，使肾功能趋于正常，及时发现和纠正电解质紊乱及酸碱失衡，并注意 24 小时出入量及液体滴注的速度。同时，加强护理，监测尿素氮、肌酐变化，早期发现肾功能损害，及时采取治疗措施。

（4）有肾功能损害者，应停用甘露醇，改用甘油果糖（无糖尿病者）或使用适量人血清白蛋白、呋塞米等药物；停用对肾脏有损害的抗菌药物；在病情允许的情况下加用地塞米松。

（5）对合并高血压者，在脑出血后的最初 6 个小时要积极控制血压，静脉滴注降压药物，维持血压平稳，防止血肿的进一步扩大。同时，注意不能短期过度、过快降压。

（6）尿毒症透析时使用的肝素可加重脑出血，有透析指征者，可将肝素改为枸橼酸钠透析。

2. 药物选择

（1）患有严重凝血因子缺乏或血小板减少的患者需接受适当的凝血因子或血小板替代治疗。

（2）华法林的代谢在肾功能不全时无显著变化，但由于血小板功能障碍及与其他药物的相互作用，使用华法林的 CKD 患者出血发生率相对较高。由华法林导致的脑出血患者需停止服药，同时静脉给予维生素 K。

（3）控制补液量，保持进出量平衡。为促进体内水分排出，可应用呋塞米，纠正水电解质紊乱，一般在脑出血稳定后（约 2 周）可酌情考虑行血液透析治疗。

（三）消化道出血

消化道出血是临床常见的症状，根据出血部位分为上消化道出血和下消化道出血两类，根据失血量与速度又分为慢性隐性出血、慢性显性出血和急性出血三类。80% 的上消化道出血具有自限性，急性大量出血死亡率约占 10%；主要是持续性出血和反复出血者；60 岁以上患者出血死亡率占 30%～50%；而下消化道出血死亡率一般不超过 5%。

胃肠道出血在尿毒症患者较非尿毒症患者更为常见。出血原因除与某些原发或继发疾病有关外，还与尿毒症本身代谢异常和透析有关。尿毒症患者消化道出血的原因见表 6－2。上消化道出血在临床上最为常见，若出现呕血、咳血，应禁食并立即就医。患者还应养成观察大便的习惯，发现黑便要及时与医生沟通，学会简单地区分"柏油"样便和黑便，并排除进食含铁食物、药物引起的正常黑便，积极配合，完善相关检查。

表 6－2　尿毒症患者消化道出血的原因

出血部位	病因
上消化道出血	胃炎、十二指肠炎、消化性溃疡、食管炎、食管静脉曲张、马洛里－魏斯（Mallory-Weiss）综合征
下消化道出血	缺血性结肠炎、肠梗阻、憩室病、结肠溃疡、自发性穿孔、炎症性肠道疾病、痔疮
上、下消化道出血	血管功能不良、淀粉样变性病、感染、新生物（胃肠道肿瘤）

消化道大量出血病情急、变化快，严重者可危及生命，应采取积极措施进行抢救。抗休克、迅速补充血容量治疗、密切监护应放在一切医疗措施的首位。抗胃酸分泌药物（奥美拉唑、埃索美拉唑等）有利于止血和预防再出血；降低门脉压力和内脏血流的药物可抑制肠道积血引起的胃肠充血；止血药物对消化道出血的确切疗效未证实，不作为

一线治疗手段。

四、血透患者防治出血的一般护理措施

（1）动静脉内瘘穿刺点渗血。应立即用灭菌干纱块压迫止血，按压力度不轻不重并以食中指按压，同时保持情绪稳定，避免紧张、恐惧等不良情绪而导致血压升高，并在 24 小时内冷敷，24 小时后改为热敷。在血透期间配合护士经常更换穿刺位置，有计划地使用内瘘，避免区域式穿刺；准确描述是否存在出血倾向的症状，以便于医生准确使用体外抗凝肝素的剂量，透析前 1 小时停用肝素；透析当日不做血管充盈运动，不要过早拆除止血贴，已经出现皮下血肿的内瘘，应立即压迫止血，同时向内瘘血管两侧分散淤血，减轻血肿对内瘘血管的压迫，压迫直至完全止血，内瘘杂音明显，患者才可离开，24 小时后局部湿热敷，以促进血肿消散；生活中注意保护造瘘侧肢体，避免在人群密集的地方摆动造瘘侧肢体，不戴手表和手镯，防止硬物碰撞摩擦内瘘。家中应常备少量的灭菌纱块、棉签等。

（2）导管局部渗液、渗血的处理。严密观察局部渗血情况，若为局部少量渗血，灭菌纱块覆盖压迫止血；大量渗血，勤换敷料，并嘱患者避免剧烈活动，局部用沙袋压迫止血加以棉垫和沙（盐）袋压迫止血，及时回医院处理，置管肢体活动幅度不宜过大并且要防止肢体受压；导管不慎脱出时应立即用灭菌纱块压迫止血。

（3）局部出血的一般处理。局部冷敷或放冰袋，将出血部位抬高。压迫局部止血，局部可涂止血粉后压迫止血；鼻腔出血用肾上腺素、麻黄碱或凝血酶药棉、吸收性明胶海绵压迫局部止血。

（4）加强心理护理。透析患者存在不同程度的紧张、恐惧、抑郁等心理，可引起交感神经兴奋而加重出血，应注意患者与家人及医护人员的沟通交流，消除其心理顾虑，增强信心，积极配合治疗。

（5）有出血倾向的患者应严密观察出血部位及出血量。患者活动时注意保护皮肤黏膜不受外伤，以免发生出血。避免接触、使用可加重出血的物质及药物，如阿司匹林、肝素、华法林等。出血明显者应绝对卧床休息，以免活动过度或外伤使出血加剧。女性血液透析患者月经量过多时，还应注意清洁外阴，防止泌尿道及生殖器的感染。

（6）预防便秘。防止因用力排便及硬便损伤直肠黏膜和肛门引起出血，以及使腹压、颅内压增高引起颅内出血可能，必要时可使用轻泻剂、软便剂或灌肠。

（詹江红）

第四节　感　　染

感染是导致终末肾功能衰竭透析患者死亡的第二位病因，仅次于心血管疾病。血液透析患者以细菌感染最多见，包括大肠杆菌、克雷伯杆菌、链球菌、葡萄球菌、绿脓杆菌和结核分枝杆菌等，还有病毒及真菌。血管通路是常见的感染途径，尤其是留置导管引起感染者在血管通道感染中占80%，是动静脉瘘感染的5～7倍。因此，对透析患者感染进行积极预防和治疗具有重要的临床意义。

一、透析患者易于发生感染的相关因素

（一）机体因素

1. 免疫功能异常

尿毒症患者体液免疫及细胞免疫功能普遍低下，这是患者易于感染的一个重要原因。尽管大多数尿毒症患者血清免疫球蛋白水平正常，但是，免疫接种时产生抗体的能力却很差，反映了体液免疫缺陷。尿毒症患者还常存在细胞免疫缺陷，表现为 T 细胞总数下降。此外，患者皮肤干燥、汗腺分泌乳酸减少，病原微生物极易入侵；手术后伤口愈合延迟或容易裂开；呼吸道、肠胃和泌尿生殖道黏膜功能损害；单核细胞和巨噬细胞清除和抵御入侵微生物和外来异物的能力降低等免疫缺陷，都是导致透析患者感染高发的主要原因。

2. 营养不良

透析患者的营养不良发病率高，10%～70%的血液透析及18%～51%的不卧床持续腹膜透析患者均存在不同程度营养不良，这也是这些患者易于感染的原因。导致营养不良的原因包括：①营养摄入不足，尿毒症患者透析不充分时恶心、食欲不振常导致热量及蛋白摄入不足；②营养成分丢失增加，每次血液透析将丢失8～12 g氨基酸，每日持续腹膜透析将丢失5～15 g蛋白，发生腹膜炎时还可增至30 g左右；③蛋白异化增强，尤其代谢性酸中毒纠正不佳及使用生物相容性差的透析器时易于发生；④微炎症状态对营养不良的发生也有重要的影响。

3. 其他因素

导致透析患者易于发生感染的因素还包括：①年龄，老年人易发生感染；②并发疾病，合并糖尿病感染率高；③药物影响，使用免疫抑制剂易感染；④治疗贫血补铁过度也易感染；⑤输血液制品，频繁输注血液制品将增加血源性感染机会。

（二）透析因素

1. 血液透析

血管通路（尤其在使用留置导管、血管外瘘及移植内瘘时）、体外循环、透析器生

物相容性差及其重复使用、透析液或供液管路污染等因素均易诱发感染，甚至导致脓毒症。

2. 腹膜透析

腹膜透析（在导管组织相容性差、透析液渗漏及皮下袖套脱出时易感染）、体外连接装置（使用直管连接系统较"O"形、"Y"形连接系统易感染）、腹膜液质量及交换腹膜液时的操作均易致感染，包括皮肤隧道口感染、隧道感染、腹膜炎及败血症等。

二、临床表现及防治护理

（一）置管部位感染

血液透析患者细菌感染并发的败血症中有 28% ~ 60% 来源于血管通路，是最常见的感染原因。中心静脉导管感染的致病菌谱主要为金黄色葡萄球菌和表皮葡萄球菌。血管通路相关性感染与血管通路的类型、部位、留置时间及穿刺次数及穿刺技术等因素有关。中心静脉插管较内瘘及人造血管感染率高。使用带涤纶套的双腔硅胶管感染发生率比无涤纶套的其他导管感染发生率低。血管通路相关性感染或败血症与留置导管的部位和留置时间亦密切相关，股静脉导管保留 72 小时以内很少并发感染，存留 3 ~ 7 天以上感染率明显增高，颈内静脉导管保留 3 周以上感染也明显增高。

按发生部位中心静脉置管感染可分为皮肤出口感染、皮下隧道感染和管腔内感染三种。皮肤出口感染和皮下隧道感染多由于插管操作不严格或者日常护理不当造成局部红肿热痛，可有脓性液体渗出。管腔内感染（导管相关菌血症）多因透析时无菌操作不严格造成，典型表现为与血透相关的脓毒血症表现。不典型表现为长时间低热、营养不良、意识模糊、神志淡漠、嗜睡等。

防治护理措施：

（1）皮肤出口感染和皮下隧道感染的处理：包括局部抗感染、加强换药、引流；全身使用抗生素治疗 3 周；治疗无效则拔管。

（2）管腔内感染（导管相关菌血症）的处理：无论有无全身症状和体征，均应给予非肠道抗生素（根据细菌培养）3 周以上，如果有全身症状且持续超过 36 小时或者临床状态不稳定的患者，应当拔管。若血中保持着杀菌的抗生素浓度，经治疗稳定，没有症状且出口及隧道无感染的患者，可以在导丝引导下更换导管，全身使用抗生素 3 周，并定期监测血细菌培养，观察效果。对于抗生素封管用于预防感染还是治疗感染，目前国际上尚无统一看法，如果能早期诊断导管内感染并有细菌学证据，可以考虑应用抗生素封管结合全身静脉抗生素，常用封管抗生素为头孢唑林、万古霉素、头孢他啶 10 mg/mL；庆大霉素 5 mg/mL。

（3）其他防治护理措施：血管通路感染发生后，如果局部出现脓性分泌物，或患者出现寒战、高热，或血培养细菌阳性，均要及时拔管（包括临时留置导管及外瘘导管）。拔管后应留取管尖附着物或液体进行细菌培养及药敏试验。若血管通路局部已形成脓肿，拔管后还应行切开引流。患者同时应接受抗生素治疗，首选抗革兰氏阳性球菌药物，并根据细菌培养药敏试验结果进行调整。

（二）上呼吸道感染

70%～80%的上呼吸道感染由病毒引起，主要包括流感病毒（甲型、乙型、丙型流感病毒）、副流感病毒、呼吸道合胞病毒、腺病毒、鼻病毒、埃可病毒、柯萨奇病毒、麻疹病毒、风疹病毒等。细菌感染可直接或继病毒感染后发生，以溶血性链球菌为多见，其次为流感嗜血杆菌、肺炎链球菌和葡萄球菌等，偶见革兰氏阴性杆菌。其感染的主要表现为鼻炎、咽喉炎或扁桃体炎。上呼吸道感染不仅具有较强的传染性，而且可引起严重并发症，应积极防治。

1. 防治护理措施

目前，尚无特殊抗病毒药物，通常以对症处理、休息、戒烟、多饮水、保持室内空气流通、防止继发细菌感染为主。针对肾功能不全合并上呼吸道感染的患者，由于其肌酐等指标异常，影响药物在肾脏内的代谢，尤其是由肾脏代谢的药物，因此，需根据患者的肌酐值、体重、年龄等指标计算调整药物剂量及给药频次。

2. 治疗用药选择

（1）抗病毒药物：目前抗病毒药物品种较多，针对治疗上呼吸道感染，常用的药物有金刚烷胺、金刚乙胺、奥司他韦、利巴韦林等。

（2）抗细菌药物：如有细菌感染，可根据病变部位病原菌分布特点，经验性选用敏感的抗菌药物。通常为青霉素类、第一代头孢菌素和第二代头孢菌素、大环内酯类、氟喹诺酮类药物。针对肾功能不全患者，因一代头孢菌素（如头孢唑啉、头孢拉定等）对肾功能影响较大，因此一般不选用该类药物。

（3）非甾体抗炎药（nonsteroidal antiinflammatory drugs，NSAIDs）：对于病毒感染，常选用非甾体抗炎药（如吲哚美辛、布洛芬、阿司匹林等）来减轻头痛、发热等症状。本类药会引起肾功能的损害，尤其应注意某些中成药如三九感冒灵等，也含有上述成分，需慎重选择。

（三）肺结核

肺结核是由结核分枝杆菌引起的慢性传染病。结核病可侵及全身各器官，其中，肺结核为最常见类型，约占85%。2001年国家卫生部公布的结核病分类中，将结核病分为原发性肺结核、血行播散型肺结核、继发性肺结核、结核性胸膜炎及其他肺外结核五类。基于感染的结核分枝杆菌的数量、毒力、机体的免疫与变态反应等诸多影响，结核性病变或以渗出性病变为主（结核性炎症），或以增殖性病变为主（结节性病变），或以变质为主（干酪样坏死、溶解乃至空洞形成），而有不同的临床表现与经过，上述三种病理改变可交错并存、互相转化，使肺结核有多样的胸部 X 线表现。

1. 防治护理措施

化学疗法是结核病的基本治疗方法，早期、联合、规律、全程、适量是结核病化疗的原则，以期达到消灭结核菌、治愈疾病、防治耐药菌产生、减少复发的目的。化疗方案的制订与选择应根据病情、既往治疗史等决定。治疗期间需观察各种抗结核药物可能发生的毒副反应如肝功能异常、过敏反应、听力障碍、眩晕、肾功能障碍、胃肠道反应、血象异常等，还要根据病情进行合理营养及适当休息。

2. 治疗用药选择

常用的抗结核药物有异烟肼、利福平、吡嗪酰胺、乙胺丁醇、链霉素等，由于抗结核药的毒副作用较大，肾功能减退的患者应慎用或减量使用。

（四）泌尿系感染

肾功能不全患者是尿路感染的易感人群，主要原因有：①各种慢性肾脏疾患导致肾脏组织内瘢痕形成，引起肾内梗阻，局部的尿流不畅。②尿少、排尿次数减少，不利于将细菌冲洗出来而在膀胱内繁殖。③机体抵抗力和免疫力低下。

因此，慢性肾损伤患者并发泌尿系感染的发生率较普通人群明显升高。同时，感染也是肾功能急剧恶化的重要因素，这主要与慢性肾功能不全患者免疫功能异常有关。慢性肾功能不全合并尿路感染通常为复杂性尿路感染，临床表现不典型，发热、腰痛、尿道刺激征、输尿管点压痛或肾区叩压痛等症状只在10%～30%的患者中出现，慢性肾功能不全患者尿中出现白细胞不一定是尿路感染所致，因此，慢性肾功能不全并发尿路感染的诊断应以尿细菌学检查、尿细胞计数等为主。

1. 防治护理措施

当慢性肾功能不全患者出现尿路感染时，治疗需特别谨慎。由于慢性肾功能不全时肾血流减少，尿中抗菌药物不易达到有效浓度，且患者机体免疫力差，易引起二重感染，不易控制。另外，院内感染率高，致病菌多为耐药菌。为了避免细菌产生耐药性，推荐根据尿培养和药敏试验结果选择敏感抗菌药物，并需根据患者的肌酐值、体重、年龄等指标计算肌酐清除率，调整药物剂量及给药频次，以免加重肾功能损害。防治护理方面应遵循以下原则：

（1）选用致病菌敏感的抗菌药物。无病原学结果前，一般首选对革兰氏阴性杆菌有效的抗菌药物，尤其是首发尿路感染。治疗72小时症状无改善，应按药敏结果调整用药。

（2）抗菌药物在尿和肾内的浓度要高。

（3）选用肾毒性小、副作用少的抗菌药物。

（4）单一药物治疗失败、严重感染、混合感染、耐药菌株出现时应联合用药。

（5）对不同类型的尿路感染给予不同治疗方案。

2. 治疗用药选择

对于慢性肾功能不全患者合并尿路感染时，在抗菌药物的选择上，临床上应选用肾毒性小的药物，如β－内酰胺类（青霉素类、头孢菌素类）、喹诺酮类等。避免使用有明显肾毒性的抗菌药物，如氨基糖苷类、第一代头孢菌素（头孢唑啉、头孢拉定等）。β－内酰胺类极少有剂量依赖性，因此，对肾功能受损的患者相对比较安全。当GFR降至正常值的75%以下时，应适当减少β－内酰胺类药物的剂量。环丙沙星、左氧氟沙星等氟喹诺酮药物可有效应用于肾功能受损患者的治疗，当Ccr＜30 mL/min时，需及时调整药物剂量。

（五）其他感染

1. 肺炎

肺炎是尿毒症患者常见的感染原因和死亡原因。除常见的社区感染型肺炎外，在医院透析的患者，应注意革兰氏阴性菌的感染。临床症状和普通患者类似。尿毒症患者肺动脉钙化明显时，可有肺部渗出，透析不充分时，可存在尿毒症相关的肺炎和胸膜炎，甚至出现胸腔积液，须注意和感染鉴别。

2. 感染性心内膜炎

血透患者由于免疫功能低下容易发生感染性心内膜炎，致病菌主要来源于血管通路处皮肤或透析使用的材料。感染性心内膜炎药物治疗原则是早期用药、剂量要足、疗程宜长。根据血培养和药敏试验结果，合理选用杀菌药物，调整药物剂量，联合用药。在疗效相近的情况下，应选用肾毒性最小的药物。

3. 甲型病毒性肝炎

甲型病毒性肝炎多为急性，经粪—口途径传播。发病率在透析患者与普通人群无显著差异，临床特点和转归类似，治疗相同，透析患者发生甲型病毒性肝炎后，应隔离治疗，避免人群传播。

4. 乙型病毒性肝炎

（1）感染途径：输入污染的血液或血浆代用品；经针头、注射器、穿刺点及共用瓶装的注射药品导致传播；经黏膜或破损皮肤与污染的物品或环境等传播。

（2）临床特点：乙型肝炎病毒（HBV）可以造成急性或慢性肝炎。急性感染的潜伏期一般 45 ～ 160 天（平均 120 天）。血液透析患者的发病常常隐匿，多无症状。如果出现症状，主要为乏力、食欲下降、恶心呕吐、腹痛及黄疸。新发生的获得性 HBV 感染成人，如果免疫功能正常，绝大多数可以完全恢复，对以后的 HBV 感染产生免疫性。未能恢复的乙肝病毒感染者则转为慢性，表现为持续 HBsAg 及抗 HBc 阳性。

5. 丙型病毒性肝炎

（1）感染途径：丙型肝炎病毒（HCV）感染的途径除了经输血途径引发的感染（输血前未行抗 HCV 检测），主要为经皮肤或黏膜与血液的接触，包括注射途径、性生活、母婴垂直传播等。已有的证据显示，随着透析时间的延长，HCV 感染的危险性增加，提示积累的暴露可能是重要的因素。

（2）临床特点：HCV 感染可以造成急性或慢性肝炎。HCV 感染的潜伏期 14 ～ 180 天（平均 6 ～ 7 周）。新近发生的急性 HCV 感染多无症状或仅轻度不适，常伴有谷丙转氨酶（ALT）水平的升高，其往往先于抗 HCV 的血清转换，病程长短不一。继发于急性丙型肝炎的暴发性肝衰竭比较罕见。α 干扰素单独或联合应用利巴韦林已被美国 FDA 批准用于慢性丙型肝炎的治疗。但是，联合治疗对于 Ccr < 50 mL/min 的患者一般是禁忌的。但目前已有单独应用 α 干扰素导致持续低病毒反应率的报道。

（詹江红）

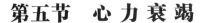

第五节　心力衰竭

心力衰竭简称"心衰"，是指由于心脏的收缩功能和（或）舒张功能发生障碍，不能将静脉回心血量充分排出心脏，导致静脉系统血液淤积，动脉系统血液灌注不足，从而引起心脏循环障碍症候群，主要表现为肺淤血和腔静脉淤血，临床分为急性心衰和慢性心衰两大类。急性心衰是慢性肾衰患者在血液透析期间常见的并发症，也是维持性血透患者最常见的死因，积极预防心衰是提高慢性肾功能衰竭患者生存率的重要措施。

一、心力衰竭的临床表现

心力衰竭早期临床症状常不明显，透析患者有逐渐加重的水肿及体重增加，心率增大，血压升高，脉压差增大，咳嗽尤以夜间明显且一般止咳药不能控制，感觉有气憋，平卧时明显，坐起时好转等症状发生时，应考虑为早期心衰。

如果已经出现严重呼吸困难，需端坐呼吸，心率明显增快，咳白色痰或不同程度的粉红色泡沫痰，双肺闻及湿啰音及哮鸣音，全身水肿，颈静脉怒张等症状时，即为心衰的典型表现。

在血液透析期间出现心衰则以突然出现气急、胸闷、端坐呼吸、大汗淋漓，心率大于 160 次/分，两肺闻及广泛湿啰音为依据。同时，应排除慢性支气管炎急性发作、哮喘、气胸、低血糖等病以及透析反应、失衡综合征、出血、溶血、空气栓塞、心肌梗死、感染等其他并发症。

二、血液透析患者易发生心力衰竭的原因分析

1. 高血压

高血压是尿毒症患者血透中发生急性心衰的重要原因之一。血压长期升高，左心室因代偿而逐渐肥厚、扩张，形成高血压性心脏病。同时，高血压可使内瘘流量增大，心脏容量负荷增加，心功能减退。加上血透时交感神经兴奋性增高，儿茶酚胺分泌增多，降压药物被透出，血压进一步升高，从而引发急性心衰。故建议血压高的患者血透前适当降压。通常我们使用硝苯地平或复方卡托普利舌下含服，无效时给予酚妥拉明（立其丁）或异山梨酯（消心痛），并且适当延长透析时间和增加透析频度，这对控制高血压有效。

2. 体液潴留

水分显著增加也是维持性血透患者发生急性心衰的主要原因。慢性肾功能衰竭患者无功能肾单位占大多数，排水能力下降，水分易潴留体内，出现少尿、无尿。因此，透析期间应严格控制水与钠盐摄入，控制体重增加量不超过透析后体重下降量。对有体液潴留的血液透析患者，应严格控制饮水量，以干食为主，设立干体重。

3. 贫血

贫血是发生急性心衰的又一主要原因。慢性肾功能衰竭患者的贫血主要是 EPO 缺

乏所致，并与长期透析中失血、凝血、溶血、出血和抽血有关。血液透析 1 年，失血量为 2.5～4.6 L。毒素对造血功能的抑制、原料的缺乏等也进一步加重贫血。因此，对严重贫血者，血液透析时应尽量减少不必要的抽血化验，透析时可输红细胞悬液 200～400 mL。在充分控制血压的基础上，使用 EPO 纠正贫血。充分透析以清除毒素对造血功能的抑制，必要时改做血液过滤，清除毒素更有效。

4. 心包积液

尿毒症血液透析患者由于本身体内代谢紊乱，尿酸沉积，血清中肌酐、尿素、PTH 升高；中分子物质聚集、免疫功能异常及血液透析过程中长期使用肝素、未能充分透析等诸多因素，易产生心包炎，引起心包积液，导致心功能减退，易出现急性左心衰。充分合理的血液透析，对改善心包积液有利，血液过滤对毒素的清除尤其对中分子物质的清除优于血液透析。

三、肾功能不全合并心力衰竭的药物治疗

心力衰竭，是各种心脏结构或功能性疾病导致心室充盈和（或）泵血能力受损而引起的一组综合征，临床表现为不同程度呼吸困难、无力、体力活动受限和水肿。临床上通常根据发病机制将慢性心力衰竭（chronic heart failure，CHF）分为慢性收缩性心力衰竭与舒张性心力衰竭。慢性心力衰竭常常引起肾脏损害，特别是未得到控制的慢性心力衰竭常伴随进行性肾功能恶化；反之，慢性心力衰竭得到有效控制与治疗则可以避免肾功能损害的发生。因此，针对肾功能不全合并心力衰竭患者，需要积极控制心力衰竭，同时在选用药物上注意其对肾功能的影响。

（一）用药原则

心力衰竭合并肾功能不全的治疗较为困难。CKD 患者心力衰竭的治疗也遵循普通人群治疗心力衰竭的原则：治疗原发病，去除诱因，调整生活方式，合理应用抗心力衰竭药物治疗。由于心脏和肾脏功能均依赖于循环血容量，心力衰竭合并肾功能不全的治疗原则还包括保持正常的血容量、避免过度利尿剂、改善肾功能。具体治疗措施主要有：强心、利尿、扩血管、镇静、减少静脉回心血量、抗心律失常。对于 CKD 患者尤其注意血容量控制和血压控制，而改善贫血可以改善左室肥厚。

（二）药物选择

在普通人群中循证医学已经证实联合使用利尿剂、ACEI（或 ARB）和 β 受体拮抗剂，对治疗慢性心力衰竭有益。为进一步改善症状、控制心率等，可联用地高辛。醛固酮受体拮抗剂则可应用于重度心力衰竭患者，但在 CKD 患者应用上述药物尚缺少循证依据。如何更好地保护和改善心力衰竭患者的肾功能，降低病死率，改善生存质量，还需要进行更多、更深入地临床研究。

1. 利尿剂

肾功能不全患者的容量负荷问题较普通心力衰竭患者更突出。对不合并肾功能不全的充血性心力衰竭，利尿剂往往有立竿见影的效果。但利尿剂对尿毒症患者的利尿作用微弱，其高容量状态很难靠利尿剂纠正，还需通过饮食控制（包括限制食盐摄入和水摄入）和肾脏替代治疗（包括血液透析、腹膜透析和肾脏移植）纠正尿毒症患者高容量

状态。

2. 肾素－血管紧张素－醛固酮系统（RAAS）拮抗剂

大量临床试验的证据已证实，RAAS 拮抗剂（ACEI 和 ARB）在降压的同时，可改善充血性心力衰竭的症状，逆转左室肥厚，改善左室功能，提高存活率。特别是合并心力衰竭时，使用 ACEI 或 ARB 有助于维持肾小球内的灌注压，具有一定的肾脏保护作用。

3. β受体拮抗剂

目前，临床证实治疗心力衰竭有效的 β 受体拮抗剂有美托洛尔、比索洛尔和卡维地洛。其中，美托洛尔和卡维地洛在肾功能损害患者中应用一般不需调整剂量，比索洛尔则经肝肾双通道代谢、对于肾功能不全患者需减量使用。上述 3 种药物用于心力衰竭合并肾功能不全患者时需谨慎确定使用剂量并定期监测，如肾功能恶化，则停药或减量。

4. 洋地黄类药物

目前，地高辛应用最为广泛。但对于慢性肾功能衰竭合并充血性心力衰竭患者是否需应用洋地黄类药物尚有争议，因为洋地黄类药物主要经肾脏代谢和排泄，由于肾功能减退、清除障碍会导致洋地黄中毒，低血钾症会加重洋地黄药物的毒性。心力衰竭合并肾功能不全患者，应用洋地黄制剂时要小心维持血清钾浓度，定期监测血清地高辛浓度，调整用量以防洋地黄中毒。

四、血液透析患者预防心力衰竭的护理要点

（1）按时进行血液透析，充分认识到血液透析的重要性。充分透析一般定义为，在摄入蛋白质时，能在短时间内有效地清除患者体内的毒素及多余的水分。充分纠正电解质及酸碱平衡，使患者透析后感到舒服及满意。长期合理的透析较少发生并发症，患者生活可以自理，还可以从事日常工作和社会活动，达到回归社会的目的。

（2）控制感染，适当参加体力活动，增强自身免疫功能，避免过分劳累与受凉。预防呼吸道感染，严格执行无菌操作，避免穿刺部位和透析液的污染，严格控制陪伴人员。

（3）积极控制血压，按医嘱定时服用降压药物，并养成监测血压的习惯。控制舒张压在 90～100 mmHg，如果舒张压持续不能下降及对药物的敏感性降低，要遵医嘱更换降压药物，应用动态血压监测，采取有效的治疗。

（4）纠正贫血及充分透析清除毒素是贫血的主要治疗方法，避免血液丢失过多，减少透析器的凝血，透析结束后以盐水回血并夹闭血路管，适度搓动透析器，尽量减少其中的残血量。避免溶血，应用 EPO，同时补充铁和维生素。

（5）维持水电酸碱平衡，加强饮食护理，水钠摄入应节制，体重增加过多或对干体重评估不准确，超滤不足或在透析当日患者抱侥幸心理多饮多食，使水钠潴留都可导致心衰。高血压者钠摄入应 <3 g/d，钾 <2.5 g/d，避免进食含钾高的食物。

（6）正确看待自身病情，保持乐观稳定的心情，定时定期进行透析，配合治疗。

（詹江红）

第六节　高钾血症

高钾血症是指血清钾浓度 > 5.5 mmol/L 的一种病理生理状态，当血钾浓度 > 6.5 mmol/L时即要行急诊血液透析。血液透析是治疗高钾血症最为直接、有效的手段。

有导致血钾增高或肾排钾减少的基础疾病，血清钾 > 5.5 mmol/L 即可确诊。本病的防治在于早期识别和积极治疗原发病，控制钾摄入。高钾血症对机体的主要威胁是心脏抑制，治疗原则是迅速降低血钾水平，保护心脏。

一、病因与发病机制

（一）高钾血症的病因与发病机制

高钾血症的病因与发病机制见表 6 - 3。

表 6 - 3　高钾血症的病因与发病机制

分类	病因与发病机制
钾过多性高钾血症	（1）肾排钾减少：主要见于肾小球滤过率下降和肾小管排钾减少。 （2）摄入钾过多：在少尿时饮食含钾过多、服用含钾药物、静脉补钾过多过快等
转移性高钾血症	（1）组织破坏：细胞内钾进入细胞外液。 （2）细胞膜转运功能障碍：如代谢性酸中毒，严重失水、休克，使用琥珀胆碱等药物
浓缩性高钾血症	有效循环血容量减少，血液浓缩导致钾浓度相对升高

（二）血透患者出现高钾血症的原因分析

（1）钾摄入过多是首要原因。透析期间进食高含钾食物、水果、海产品、蔬菜等，均可引起高钾血症。

（2）透析不充分导致代谢性酸中毒。部分患者常因经济原因而不能按时透析，每周仅透析 1 次甚至每月 1～2 次，间隔时间过长，钾在体内蓄积过多，代谢性酸中毒明显，使细胞内钾向组织间液转移，导致高钾血症。

（3）感染。全身及局部的感染，可使组织及细胞的分解代谢加快，从而导致血钾升高。另外，外伤、手术治疗期间也易于发生高钾血症，应加强重视。

（4）错误用药。血透患者如长期使用含钾高的中草药；因顽固性高血压使用 ACEI。如卡托普利等，而 ACEI 类药物可通过抑制血管紧张素转换酶，阻断 RAAS 系统，减少醛固酮生成，使血钾长期保持高水平。此外，大剂量青霉素钾盐、促红细胞生成素和大量输入库存血等也是形成和加重高钾血症的原因。

二、高钾血症对于血液透析患者的危害

维持性血液透析患者中有 10% 发生过高钾血症。当血液中血钾超过 6.5 mmol/L 就会对心脏传导系统有抑制作用，造成心律失常，甚至心脏骤停。血液透析患者高钾血症的发生与肾脏排泄减少有关，而高钾饮食是引起血液透析患者高钾血症的最重要原因，这是维持性血液透析患者猝死的首要原因。

三、血液透析患者出现高钾血症的先兆

由于血液透析患者长时间处于血清钾较高水平，人体已经耐受，等到出现高钾症状时血钾已处于较高的水平，极易发生心搏骤停。当有如下症状时，应引起重视，及时就医：烦躁、心悸、胸闷、呼吸困难、乏力、四肢酸麻、心率变慢、严重时甚至会反应淡漠，继而意识丧失。查心电图可显示：T 波高尖，QRS 增宽，心率为 28～50 次/分。

四、预防血液透析患者出现高钾血症的护理要点

（1）严格控制饮食。尤其在节假日亲朋聚餐时，不食或少食含钾高的食物，如橘子、香蕉、无花果、桃、葡萄干、草莓、蘑菇、榨菜、番茄、香菜、马铃薯以及干果类。蔬菜最好水煮后再食用，不要用菜汤、肉汤拌饭，炒菜时不要用淀粉勾芡。不要饮用浓缩果汁，或一次食用大量水果，更不要同时食用几种高钾食物。

（2）不盲目服食中药。有研究表明，某些中药如昆布、旱莲草、青蒿、益母草、茵陈、牛膝，以及附桂八味丸、知柏八味丸、济生肾气丸、柴朴汤等含钾较高，不能错误地认为中药对肾脏疾病有治疗效果而没有毒副作用，因小失大。

（3）养成规律排便的习惯。便秘者可酌情服用大黄苏打片或麻仁软胶囊，减轻便秘以防钾离子在体内蓄积。

（4）定时定点规律进行血液透析，避免因透析不充分导致高钾血症等并发症的出现。

（詹江红）

第七节　高　血　压

一、概述

高血压分为原发性高血压和继发性高血压两大类。原发性高血压是以血压升高为主要临床表现的综合征，通常简称为"高血压"。继发性高血压是由某些确定的疾病或病

因引起的血压升高，约占所有高血压的5%。目前，我国采用的血压分类和标准见表6-4，高血压定义为收缩压≥140 mmHg和（或）舒张压≥90 mmHg，根据血压升高水平，又进一步将高血压分为1～3级。

表6-4　血压的分类和标准

类别	收缩压/mmHg	舒张压/mmHg
正常血压	＜120	＜80
正常高值	120～139	80～89
1级（轻度）高血压	140～159	90～99
2级（中度）高血压	160～179	100～110
3级（重度）高血压	≥180	≥110
单纯收缩期高血压	≥140	＜90

继发性高血压的主要疾病和病因见表6-5。肾性高血压在临床上是一种较为常见的继发性高血压疾病，临床症状主要表现为突发性的恶性高血压、全身性动脉粥样硬化或是突发性的肺水肿等，该种疾病顽固且难控制，很可能导致肾功能恶化，对患者的健康造成严重危害。临床上除了对肾性高血压患者进行治疗外，合理的观察和护理措施也是必不可少的。

表6-5　继发性高血压的主要疾病和病因

分类	病　因
肾脏疾病	（1）肾小球肾炎； （2）慢性肾盂肾炎； （3）先天性肾脏疾病（多囊肾）； （4）继发性肾脏疾病（结缔组织病、糖尿病肾病、肾淀粉样变等）； （5）肾动脉狭窄； （6）肾肿瘤
内分泌疾病	（1）库欣综合征（皮质醇增多症）； （2）嗜铬细胞瘤； （3）原发性醛固酮增多症； （4）肾上腺性变态综合征； （5）甲状腺功能亢进； （6）甲状腺功能减退； （7）甲状旁腺功能亢进； （8）腺垂体功能亢进； （9）绝经期综合征

续表 6 - 5

分类	病　因
心血管疾病	（1）主动脉瓣关闭不全； （2）完全性房室传导阻滞； （3）主动脉缩窄； （4）多发性大动脉炎
颅脑病变	（1）脑肿瘤； （2）脑外伤； （3）脑干感染
其他	（1）妊娠高血压综合征； （2）红细胞增多症； （3）药物（糖皮质激素、拟交感神经药、甘草）

二、慢性肾脏病合并高血压的药物治疗

高血压和肾脏的关系非常密切，一方面，高血压是引起患者肾功能不全的主要原因之一；另一方面，肾脏疾病也可引起高血压，高血压在肾脏疾病的早期即可出现，并成为促进慢性肾病持续进展的最主要因素，肾功能的不断恶化又可进一步加重高血压，发展至终末期肾衰竭阶段，约90%的患者都合并有高血压。高血压与肾脏疾病互为因果，如果不加以控制，就会形成恶性循环。有效的血压控制有助于延缓患者肾功能不全的进展。

（一）用药原则

对于肾功能不全合并高血压的患者，降压药物的应用要以保护残存肾单位，延缓肾功能损害进展为主要目的，应遵循以下原则：

（1）力争把血压控制在理想水平，提倡低剂量用药和联合用药，使血压达到预定目标值。

（2）选择能延缓肾功能恶化，具有肾脏保护作用的药物，首选 ACEI 和 ARB，效果不满意时加用 CCB，疗效仍差可加用 β 受体拮抗剂或 α、β 受体拮抗剂，在体内水钠潴留的情况下提倡合用适当剂量的利尿剂。

（3）使用降压药时应避免血压下降过急，同时注意观察血压下降时肾功能的变化。

（4）优先选择长效抑制剂，以达到平稳降压。

（5）个体化治疗，根据患者血压、肾功能水平，选择药物，调整剂量。

（二）药物选择

24 小时持续有效地控制高血压，对保护靶器官具有重要作用，也是延缓、停止或逆转慢性肾功能衰竭进展的主要因素之一。ACEI、ARB、CCB、袢利尿剂、β 受体拮抗剂、血管扩张剂等均可应用。药物选择应考虑以下几个问题：降压的同时有肾保护作用，降压的同时无损害肾脏的不良反应，药物的主要排泄途径不经肾脏。

为了使血压控制达到目标，根据病情可以联合使用降压药物。联合用药在高血压CKD患者中非常普遍，CKD患者使用3种以上降压药物并不少见。

（1）优先选用ACEI或ARB，但要注意防治高钾血症或肾小球滤过率的急剧下降。

（2）ACEI与ARB的联合使用不仅不能增强降压效果，而且会增加肾损害和其他不良反应的发生概率，因此，单纯降压时不建议联合使用ACEI与ARB。如果应用单一药物不能达标，可以联合使用ACEI/ARB＋利尿剂和（或）钙拮抗剂（包括二氢吡啶类及非二氢吡啶类CCB）。

（3）如果血压仍不能达标，可根据心率选用其他配伍药物，如心率较快可加用β受体拮抗剂或α及β受体拮抗剂，心率偏慢可将非二氢吡啶类CCB改为二氢吡啶类CCB。

（4）如果血压下降仍不满意，最后加其他降压药，如α受体拮抗剂、中枢性降压药及外周血管扩张药等。

值得注意的是，在降压药调整过程中，要始终关注患者精神、睡眠、钠摄入等的控制，以促进降压达标。难治性高血压者还要警惕是否合并存在肾动脉狭窄及内分泌性疾病的可能。

三、慢性肾脏病合并高血压的护理

慢性肾脏病合并高血压患者的病情往往较为复杂，不是很好控制，严重影响患者身心健康，也是导致患者肾功能恶化的重要原因之一。慢性肾脏病合并高血压的护理并不是高血压病、肾病护理的简单相加，临床上要综合分析患者的病情，积极引导患者培养健康的生活习惯和生活信念，主动配合治疗。除了药物治疗，还需要患者积极地与医护人员配合，注意生活、饮食方面的调摄，这也是血压控制成败的一个关键。医学研究证明，合理膳食，适量运动，戒烟限酒，保持心理平衡，不仅能够预防高血压的发生发展，而且是治疗慢性肾脏病合并高血压的有效措施。患者在日常生活的护理中要加强该方面的注意，多管齐下，才能取得治疗、护理的更好效果。护理方面应注重加强患者自我监测的教育：

（一）血压的监测

通常而言，一天中有5个关键的时间点可以进行血压监测：一是清晨刚刚醒来未起床时，可以反映一天血压的峰值；二是上午10时左右，可以反映服药后的血压变化；三是下午2时至3时，可以反映血压的反跳；四是晚饭前后，下午6时左右，可以反映服用降压药后血压的控制情况；五是睡觉前，晚上10时至11时，可以大致反映血压在夜间的变化。一般来说，每天按照上面的时间点测量2次左右就可以了，在服用降压药的初期，可以增加测量的次数，等到血压控制正常了，可以减少血压测量的次数。一般降压目标是使血压降至140/90 mmHg以下，若合并糖尿病或肾脏疾病，降压目标则应达到130/85 mmHg以下。若发现血压骤降应及时到医院就诊。若出现意识模糊、烦躁、头痛、恶心呕吐、视力模糊、抽搐、血压急剧升高等症状，提示出现高血压危象与高血压脑病，应及时送医院抢救。

（二）心率/脉搏的监测

服用地高辛、胺碘酮等药物时，应测量心率或脉搏，小于 60 次/分则应停服。安装起搏器者发生下列情况时要及时就诊：①脉搏小于 60 次/分，并有头晕、心悸等；②脉搏大于 100 次/分，休息不缓解；③心律不齐，有漏搏，5 次/分以上者。

（三）体重与出入量监测

血液透析患者的"目标体重"，即干体重，是指在正常平衡条件下的体重，表明患者既没有水潴留，也没有脱水时的体重，也就是血液透析结束时希望达到的体重。血液透析患者应每日定时自测体重，确认自身的干体重情况，根据体重的变化调整水分的摄入。测量应注意固定在清晨起床并排尽大小便后，排除饮食、衣服的影响。

（四）观察肾功能

定时监测血清尿素氮、肌酐、内生肌酐清除率，以了解肾功能。肾功能衰竭可影响降压药物的代谢，须及时调节用药，以防药物蓄积，使血压骤降，危及生命。

（五）饮食护理

饮食上严格限制钠盐摄入，一般每日不超过 5 g，伴有严重水肿、心功能不全、严重高血压时每日不超过 3 g，也就是普通啤酒盖去掉胶垫后的容量。应该戒烟戒酒，避免饮用浓茶；烹调时以植物油为主，限制动物脂肪的摄入；适量摄入蛋白质和糖；经常食用冬瓜、芹菜、芦笋等利水消肿的降压蔬菜，少吃油炸食品。患者适合吃优质蛋白和清淡的食物，如鸡蛋白、淡水鱼、芹菜、白菜等。早餐宜清淡，晚餐宜少，宜七成饱为宜。饮食方面要注意低盐、低脂，以优质的低蛋白、高维生素和高热量饮食为宜，忌食辛辣和发性食物。

（六）生活护理

肾性高血压可能起源于身心两个方面，所以慢性肾脏病患者常有高血压症状，应正确对待，不要过于紧张，顾虑重重反而会使血压升高，应放松情绪，保持乐观，自我调节到最佳心理状态。平时要养成良好的生活习惯和饮食习惯，注意预防感冒和防止过度劳累；解除患者思想负担，定时测量血压，注意休息，避免劳累；保持心情愉快，避免大喜大悲，以免引起血压升高。

（七）适宜运动

适宜的运动可以调节身心，促进全身血液循环，增加心肌供氧，改善大动脉顺应性和微血管痉挛，并能降血压、降血脂、减体重，对预防心血管疾病有很好的效果。因此，肾性高血压患者应坚持适当的体育锻炼，劳逸结合，如进行快走、慢跑、游泳等有氧运动，避免剧烈运动，有氧运动前后应进行 5 ～ 10 分钟热身运动。中医运动疗法中的太极拳、八段锦、五禽戏等，也非常适合肾性高血压患者习练。

（詹江红）

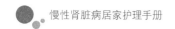

第八节 低 血 压

　　症状性低血压是血液透析患者在透析中的主要并发症之一，发生率达20%～40%。透析中低血压是一个常见、不可低估的问题，不仅影响患者生活质量，而且与高死亡率明显相关。长期低血压可致透析时血流量不足甚至血瘘血栓形成，直接影响透析效果及血瘘的使用寿命。目前，比较公认的低血压定义是血液透析中收缩压下降大于20 mmHg或收缩压小于90 mmHg或平均动脉压降低大于10 mmHg，出现恶心、呕吐、出汗、抽搐等低血压症状。

一、血液透析低血压发生的原因

　　引起低血压的确切原因尚不清楚，分析可能与以下因素有关。

1. 自主神经功能紊乱

　　慢性血液透析患者有50%发生自主神经功能紊乱，这也是症状性低血压的原因之一。慢性肾功能不全患者大多具有自主神经病变，交感神经和副交感神经均可受累，压力感受器敏感性降低，传入、传出纤维传导阻滞，靶器官对去甲肾上腺素耐受。

2. 血管反应性低下及内分泌因素

　　在血液透析中，去甲肾上腺素、血管紧张素等作为透析物质而被弥散，导致血液中其浓度降低，引起血管反应性低下。血液透析中肾上腺素应答丧失，常是压力感受器机能不全的一个标志。

3. 心脏因素

　　尿毒症患者都存在不同程度的左心功能减退，血液透析过程中由于血流动力学改变，可出现心率加快、平均动脉压变化不定，这与患者原有心功能状态、血压情况及容量的变化等关系密切。

4. 与血液透析有关的因素

　　（1）透析膜的生物相容性差。血液透析相容性是指血液与透析膜、透析器件、消毒剂、透析液、以及透析方式产生的反应，其反应形式有补体活化，凝血瀑布启动和相关的接触时相反应。

　　（2）超滤的速率与容量。超滤引起的血管内血容量减少是发生低血压的关键，也是最常见的原因。超滤量过多，低于干体重或超滤速度过快，均使超滤率大于毛细血管再充盈率。另外，透析本身使血浆渗透压下降，也是毛细血管再充盈率下降的原因。

　　（3）干体重估计错误，使预设定脱水量过多。脱水过多导致血容量快速、大量减少。

　　（4）透析中钠浓度过低及温度偏高，或透析时采用低钠透析或总电导度偏低。

　　（5）透析过程中进餐。进餐后会使迷走神经兴奋性增强，各种消化液分泌旺盛，消化系统血管床扩张，血量再分布于消化系统，使外周体循环的血管内血容量减少，致使循环平均充盈压急剧降低，血压下降。

二、血液透析低血压的临床表现

常见的低血压表现有头昏、心悸、恶心、呕吐、出汗等，严重者可出现面色苍白、视物不清、意识模糊、呼吸困难；血压明显下降，甚至测不出血压。

低血压的特殊表现有：频繁打哈欠、有便意等可能是低血压的早期反应，如能通过及时的观察及有效的护理，早期发现并采取措施，可以防止低血压的加重。

三、血液透析低血压的处理

血液透析中低血压的防治应以预防为主，包括积极预防，早期发现，快速处理，适当扩容。处理方法如下：

（1）取去枕平卧或头低脚高位。

（2）快速静脉滴注生理盐水 $100 \sim 200$ mL。

（3）降低血流量，超滤率调至零。

（4）必要时吸氧。

（5）使用高渗盐水、高渗葡萄糖（糖尿病肾病患者除外）、甘露醇、白蛋白、血浆等，或静脉推注参附注射液。

（6）经上述治疗仍不能纠正者，可使用多巴胺、间羟胺（阿拉明）等升压药。

（7）通过以上措施低血压症状仍无改善者，应即刻回血下机，终止透析治疗。

四、血液透析低血压的预防措施

为预防血液透析低血压的出现，血液透析期间应注意以下六方面：

（1）控制脱水量。脱水是血液透析中需要积极重视的问题，需运用容量控制型透析机维持正常的脱水量。护理人员要对患者的干体重准确预测且引导患者自己评估干体重，对透析间期的体重增长严格控制，必须要控制在 1 kg/d 内。还需预防患者的超滤出现异常问题，每次超滤量不超过 5% 的体重之下，且要在干体重之上。医护工作者应结合患者的身体状况，营养吸收程度来调整其饮食起居，实施正确的护理方案。对于透析期间体重增长过多者，可以采用序贯超滤治疗。

（2）改善心功能。主要是针对心功能加以改善，保证患者体内的营养成分处在理想状态，且对相关病因造成的高血压及时处理救治，如心包炎、冠心病、急性心力衰竭等造成的高血压，这样有助于及时掌握病情采取措施处理。通常要事先采取单纯超滤，接着再进行相关的血液透析。

（3）增强营养。引导血液透析患者学会自我调整，保证每天身体都能及时吸收必要的营养元素。护士须指导患者尽量多进食一些优质的动物蛋白质、应用促红细胞生成素，这对于贫血的改善很有帮助。透析时运用白蛋白、血浆、浓缩红细胞等有助于提升血浆渗透压。透析时容易出现低血压的患者，在透析时可以静脉滴注 5% 葡萄糖 250 mL 加参附注射液 40 mL。

（4）药物控制。高血压患者进行透析前与透析中尽量不要服用大剂量及长效或快速降压药。高血压严重的患者可以使用小剂量、作用温和的降压药，同时每隔一段时间对血压进行测量，间隔在 20～30 分钟，遇到低血压倾向须立刻采取措施处理。若患者在透析出现低血压频率过高，则要求其在透析前禁止使用降压药，而基础血压偏低、透析中存在低血压的，需在透析前 30 分钟使用管通（盐酸米多君片）5 mg 口服，和（或）多巴胺 5～10 μg/（kg·h）静脉滴注升压。

（5）观察病况。透析时要时刻注意患者的情况变化，做好各方面的检查工作，对生命体征定期观察。对于异常情况须尽早采取措施处理，避免患者的病情发生变化。而对于一些低血压的先兆症状，包括视物模糊、打哈欠、抽搐、腹痛、便意等，则要重点采取措施防范低血压的出现。对穿刺部位严格固定，防范渗血、穿刺针脱出；对透析器、透析管路的裂缝、松动等问题加以关注。护士须引导患者在完成透析后的起床动作不宜过快，防止造成直立性低血压。

（6）透析器选择。主要是结合患者的具体状况使用透析器，体质弱、病情重、年龄小的则尽量以小面积透析器为主。透析器的透析膜需具备理想的生物相容性，如血仿膜、聚砜膜等。若患者对新透析器或复用透析器的消毒液出现过敏则选择其他消毒液。而低血钙患者选择高钙透析液透析，这样能够调整患者血钙，使患者血钙达到正常或轻度平衡，进而增强心脏收缩力，使心输出量增加且缓解血管紧张性。

五、血透患者低血压的护理要点

（1）加强患者的健康教育。帮助患者适应角色，培养其有益于健康的生活习惯。透析间期控制饮水量，体重增加不超过干体重的 5%。每日体重增加不超过 1 kg，注意休息，避免劳累，预防感冒。

（2）定时测量脉搏及血压。患者上机前测生命体征 1 次，上机后每 1 小时测量 1 次血压、脉搏，经常询问患者的感觉，加强巡视与观察，及时发现异常征兆并对症处理，防止不良事件和紧急情况的发生。

（3）根据病史识别低血压，准确评估干体重，对长期糖尿病、严重营养不良、贫血、心功能不全、透析间期体重超过 5% 干体重等患者应提高警惕。

（4）加强血透过程中的巡视护理，避免由于意外事件而导致的休克。选用生物相容性好的透析器，积极防治首次使用综合征和透析失衡综合征。

（詹江红）

第九节　药物性肾损害

一、概述

药物性肾损害是指由各类中西药物引起的肾脏损害。肾脏是机体主要的排泄器官，除了承担机体物质代谢终产物的排泄外，人体服用的各种药物主要也是通过肾脏以原形或其代谢产物排出体外。药物的排泄过程包括肾小球滤过、肾小管分泌和肾小管重吸收三个环节，因此，肾脏功能的正常与否将直接影响药物的疗效。同时，药物在排泄过程中与肾脏组织接触，也可造成对肾组织的毒性损害。药物引起的肾损害主要表现为肾毒性反应及过敏反应，临床上约25%的肾衰竭与应用肾毒性药物有关。

二、常见肾毒性药物

（一）有肾毒性的西药

随着生活水平的提高，服药的随意性增加，药物性肾损害的发生倾向也越来越高。抗生素、免疫抑制剂、造影剂、镇痛剂等均可导致肾损害。当前抗生素药物的广泛应用，尤其是大剂量和联合应用时，对肾脏的毒性作用更应该引起关注。因此，了解抗生素的肾毒性作用，加强药物肾毒性的防治措施应放在使用抗生素时的首要位置。

临床上比较常见的、能损害肾脏的药物主要下几种：

（1）抗生素及其他抗菌药物：

1）常出现损害的：两性霉素 B、新霉素、头孢霉素 Ⅱ 等。

2）较常出现损害的：庆大霉素、卡那霉素、链霉素、妥布霉素、阿米卡星（丁胺卡那霉素）、多黏菌素、万古霉素及磺胺类药物等。

3）偶见损害的：新青霉素（Ⅰ、Ⅱ、Ⅲ）、氨苄西林、羧苄西林、金霉素、土霉素、头孢霉素（Ⅳ、Ⅴ、Ⅵ）、利福平、乙胺丁醇等。

（2）非类固醇抗炎镇痛药：吲哚美辛（消炎痛）、布洛芬、保泰松、吡罗昔康（炎痛喜康）、阿司匹林、复方阿司匹林（APC）、非那西丁、安替比林、氨基比林、对乙酰氨基酚（扑热息痛）及萘普生等。

（3）肿瘤化疗药：顺铂、氨甲蝶呤、普卡霉素（光辉霉素）、丝裂霉素 C、亚硝基脲类、5－氟尿嘧啶等。

（4）抗癫痫药：三甲双酮、苯妥英钠等。

（5）麻醉剂：乙醚、甲氧氟烷等。

（6）金属及络合剂：青霉胺、依他酸盐等。

（7）各种血管造影剂。

（8）其他：环孢霉素 A、西咪替丁（甲氰咪呱）、别嘌呤醇、甘露醇、汞撒利、海洛因、低分子右旋糖酐等。

（二）有肾毒性的中草药

中草药是中医学的宝贵财富，对许多疾病的治疗都有独特的优势和较好的临床疗效，在肾脏疾病的治疗过程中也应用得比较普遍。由于中草药是天然药品，不经化学合成，许多中草药甚至可被当成食品食用，故大多数人都认为中药的副作用小，甚至无副作用。

随着科学技术的进步，人们对一些中草药进行了先进的生化分析和实验研究，中药使用不当所致的肾损害也不断被发现。近年来，国内外临床医学杂志上报道了个别中草药会引起肾脏损害后，有关中草药的毒性作用也越来越被人们所重视。中草药引起的肾损害主要表现为肾小管间质损伤或急性肾小管坏死，其临床表现多种多样，多数病例出现慢性间质性肾炎症状，表现为贫血和肾功能衰竭，2/3 的患者有高血压而没有明显的蛋白尿，尿沉渣检查无任何异常发现，但病情严重时可危及患者生命。

根据近年来的相关报道，对肾脏有毒性作用的中草药有如下几种：

（1）马兜铃科植物。这些年，马兜铃酸导致慢性肾功能衰竭的报道较多，包括马兜铃、关木通、广防己、天仙藤、青木香、寻骨风、朱砂莲等，其性味功能各异，但都含有马兜铃酸，对细胞有直接毒性作用，可引起肾小管上皮细胞的毒性损伤和持续修复不良，导致肾小管间质缺血。

（2）川乌、草乌。性味辛温，有毒，能祛风湿，散寒止痛。其中含乌头碱、次乌头碱，以乌头碱毒性最强，口服 0.2 mg 即可中毒，服 3～4 mg 可致死。乌头碱主要经肾脏及唾液排出，生用易引起急性肾功能衰竭，故多经过炮制后入药。久煎（3～4 小时）后乌头碱被水解为乌头原碱，其毒性仅为原生物碱的 0.02%～0.05%，故川乌、草乌入药前应先炮制，熬药时应先煎半小时左右。

（3）雷公藤。味苦，有大毒，有杀虫、消炎、解毒的功效。其根茎及嫩枝叶均有毒，根皮的毒性较木质部大。其毒性成分为混合 5 种生物碱的雷公藤碱及 3 种有显著细胞毒性作用的二萜环氢化物。该药的中毒剂量可引起肾小管细胞的变性及坏死，肾曲小管上皮轻度脂肪变性，患者往往死于急性肾功能衰竭。雷公藤总苷为雷公藤的水－氯仿提取物，其肾毒性大大降低。

（4）益母草。性味辛、微苦、微寒，有活血调经、利水消肿、凉血消疹的功效。其含益母草碱、水苏碱等多种生物碱。该药毒性较低，临床用量常偏大，患者中毒后可出现多器官出血性休克及肾功能衰竭。

（5）苍耳子。性味辛、苦、温。有解表、通鼻窍、祛风除湿、止痒等功效。苍耳子全株有毒，以果实毒性最大，嫩叶比老叶毒性大。其主要毒性成分可能是果实中的一种苷类物质，它含有毒蛋白，能损害肾脏及心、肝等内脏的实质性细胞，使之发生浑浊、肿胀、坏死，还能使毛细血管的渗透性增高，引起广泛出血。临床用药中，若干品大于 30 g 或苍耳子多于 10 枚均可引起中毒。

（6）天花粉。性味苦、微甘、寒。有清泄肺胃之热、生津止渴、消肿排脓的功效。其含有皂苷、蛋白质等物质。实验证明，天花粉蛋白可使肾实质细胞变性，肾脏近曲小管大片坏死，且剂量越大上述损害越严重，故有肾脏疾病时应慎用。

（7）蜈蚣。性味辛温，有毒。能息风解痉，祛风止痛，攻毒散结。其含有 2 种类似蜂毒的有毒成分，即组胺样物质及溶血性蛋白质，患者常因异体蛋白过敏或超量服药而出现肾脏损害甚至肾功能衰竭。

除上述中药外，还有苦楝皮、牵牛子、金樱根、土贝母、土荆芥、使君子、威灵仙、大风子、芦荟等药物可引起肾脏损害，临床用药需加以注意。

三、药物性肾损害的防治与护理

药物性肾损害的诊断，目前主要根据与发病密切相关的服药史、具有可疑药物所致肾损害的主要临床特征、停药后肾脏病变可完全或部分恢复等线索来做出临床诊断。具有特征性的病理改变有助于确诊，也需特别注意鉴别其他原因所致的类似病变及同时存在的其他伴随疾病的影响。一旦怀疑药物肾损害，就应注意尽可能寻找致病药物种类。

药物性肾损害主要治疗措施包括：①立即停用可疑药物并积极治疗并发症；②支持治疗，病情危重者及时透析；③由过敏引起者若停药后病情在 1 周内未见缓解，可酌情给予糖皮质激素；④治疗期间避免应用其他可能过敏或肾毒性药物。

我们要充分认识滥用药物的危害，尽量防止和减少药物性肾损害的发生，一旦发生就要对其做出正确的判断，最大限度地减少它的影响。对于慢性肾脏病患者，应注意专科门诊随诊，定期复查。早期应积极治疗肾脏原发病，预防肾功能衰竭的发生；对早期肾功能衰竭患者要及时发现，并采取有效的治疗措施，以防其进入尿毒症期。对于尿毒症患者则应积极防治其并发症，以延缓其进入透析期。

（詹江红）

第七章 慢性肾脏病透析患者常见临床问题

第一节 矿物质及骨代谢异常

肾脏具有调节矿物质和骨代谢的功能，肾功能衰竭打乱了钙磷稳态，从而影响骨、胃肠道和甲状旁腺，造成矿物质及骨代谢异常（CKD-MBD）的发生。CKD-MBD 是全身性疾病，常具有下列一个或一个以上表现：①钙、磷、PTH 或维生素 D 代谢异常；②骨转化、矿化、骨容量、骨骼线性生长或骨强度的异常；③血管或其他组织的钙化。

一、矿物质及骨代谢异常的诊断

肾脏是维持体内矿物质代谢和各种相关激素作用平衡的器官，慢性肾脏病会导致这种自身平衡的紊乱，引起 PTH 和维生素 D 等多种激素分泌功能异常，临床上表现为钙磷代谢紊乱、异位钙化、肾性骨病等。

许多检测方法可以评价患者是否存在骨病及鉴别骨病类型，包括血清钙、磷、PTH、ALP、影像学检查、去铁胺试验以及骨活检。

慢性肾脏病时血钙、磷、PTH 及维生素 D 等代谢紊乱导致骨骼病变发生，骨形成与骨吸收的动态平衡被破坏，通过一些生化检查并对这些指标进行综合分析，能够了解骨的形成与吸收情况，对诊断肾性骨病的类型具有较好的参考价值，尤其在骨活检不能普遍开展的情况下。另外，这些生化标志物应用方便、无创，适用于多次测定，对指导治疗有重要意义。

（一）生化检查

1. 甲状旁腺激素（PTH）

PTH 测定对于诊断和治疗骨性营养不良非常重要。早在 1977 年，PTH 就被认为是一种尿毒症毒素，参与了 CKD 多脏器功能损害的发生。造成 PTH 分泌增多的主要因素有：血磷升高，低钙血症，$1,25 -$ 二羟维生素 $[1, 25\text{-}(OH)_2D]$ 水平降低，甲状旁腺维生素 D 受体、钙敏感受体、FGF 受体和 Klotho 蛋白表达降低。尿毒症的许多临床表现均与 PTH 密切相关，包括心脏传导阻滞、心肌病、高血压、血管粥样硬化、贫血、血小板功能异常（出血倾向）、免疫功能紊乱、周围神经病变、高血糖、高甘油三酯、性功能低下等。纠正继发性甲状旁腺功能亢进，予以切除甲状旁腺或 1, 25 – 二羟维生素 D_3 治疗，或应用钙离子拮抗剂阻断 PTH 介导的细胞内钙中毒可以改善上述异常。

2. 血清钙

钙元素仅 1% 存在于细胞外间隙，余均在骨骼系统中，只有血清离子钙是有生物活性的，占血清总钙的 40%～50%。故检测到的血清总钙可能会低估血清中离子钙的生理活性，因此，改善全球肾脏病预后组织（Kidney Disease Improving Global Outcomes，KDIGO）在其 2009 年的指南中建议采用校正钙来评价血钙水平。是否治疗要基于化验结果及所有 CKD-MBD 的指标，而不是某一次、某一项指标结果。

3. 血清磷

无机磷参与很多正常生理功能，主要存在于细胞内，细胞内的 pH 和糖浓度可影响磷的细胞内外转移，改变血清磷浓度。目前，还没有关于不同血磷目标值对临床重要结局影响的随机对照研究。一些流行病学及观察性研究表明，高于正常水平甚至是在正常值高限都会增加 CKD 3～5 期患者的心血管疾病及死亡的风险。在终末期肾病患者中，单独血清磷的持续升高与死亡率上升相关。尽管在透析患者中，很多患者很难将血清磷控制在正常范围，按照 KDIGO 的建议，仍应以"尽量接近正常范围"作为治疗的目标。

4. 碱性磷酸酶（ALP）

ALP 起蛋白、核酸的去磷酸化作用，总碱性磷酸酶（t-ALP）以各种同工酶的形式存在于全身，肝脏、骨骼浓度最高。特殊 ALP 同工酶可用于明确 ALP 的组织来源。骨特异性 ALP（b-ALP）可用免疫放射法进行检测。常见引起 t-ALP 升高的情况有：肝功能异常、骨活性增加或骨转移。t-ALP 和 b-ALP 在原发和继发性甲状旁腺功能亢进、骨软化、骨转移及佩吉特病中均有升高。检测 t-ALP 可以作为诊断、治疗 CKD-MBD 的一个辅助方法。KDIGO 指南中建议 CKD 3 期患者要监测 ALP，CKD 4 期患者的检测频率为 6～12 个月，CKD 5 期或透析患者要求每 3～6 个月进行检测。

b-ALP 反映了成骨细胞的活性，是被广泛认可、最有临床价值的反映骨形成的指标，且与其他反映骨转化的指标比较，b-ALP 也是唯一没有日间波动的指标，低 b-ALP 结合低 PTH 提示骨骼低重塑，高 b-ALP 或同时有 PTH 水平升高对诊断高转化骨病有高敏感性和特异性。

5. 维生素 D

维生素 D 是脂溶性维生素，其来源主要是皮肤的 7 – 脱氢胆固醇经紫外线照射转化为胆骨化醇（即维生素 D_3）。25 – 羟维生素 D［25-(OH)D］是经肝脏羟化的 25 – 羟维生素 D_2［25-(OH)D_2］和 25 – 羟维生素 D_3［25-(OH)D_3］的总和，是最好的评价维生素 D 状态的指标，反映了体内多种来源的维生素 D（包括食物摄入和皮肤合成的）。

维生素 D 缺乏或不足在 CKD 患者中可能会加快肾脏病的进展、导致继发性甲状旁腺功能亢进、加重血管钙化的发生，另外，低 25-(OH)D 水平与患者的死亡率也相关。因此，应基于指标是否异常、异常程度以及 CKD 的进展情况来个体化决定，纠正维生素 D 缺乏或不足。

（二）骨活检和骨病理

骨活检是诊断肾性骨病的"金指标"，通过骨的组织形态学观察可了解骨的病理改变，指导临床治疗，但由于骨活检属于创伤性检查，而且骨组织学检测要求较高，目前尚不能在临床上广泛应用。在 2009 年的 KDIGO 指南中，骨活检指征为：不能解释的骨折、高钙血症和不能解释的高磷血症、持续骨痛、怀疑铝中毒、二磷酸盐治疗前。

慢性肾功能衰竭患者中主要有五种骨病类型：继发性甲状旁腺功能亢进导致的高转运骨病纤维囊性骨炎，低转化性骨软化，混合型骨病，骨软化以及无动力型骨病，其他类型骨病如铝沉积骨病、骨质疏松等。

1. 纤维囊性骨炎

正常骨由类骨质和矿化骨组成。纤维囊性骨炎发生于继发性甲状旁腺功能亢进，表现为高转化、正常矿化，骨容量根据疾病严重程度可表现为中到高。继发性甲状旁腺功能亢进，通常发生于 CKD 3 期以后。

2. 无动力骨病

无动力或再生不良型骨病发生率越来越高，是腹膜透析和血液透析患者骨病的主要类型，特别是糖尿病患者。无动力骨病已基本替代了骨软化所致骨病，并超过了继发性及甲状旁腺功能亢进导致的肾性骨病。无动力型骨病的发生与多种因素有关，PTH 释放的过度抑制是最主要因素，其他还包括高龄、糖尿病等。造成 PTH 释放受抑的因素主要为相对大剂量的维生素 D 类似物的使用、含钙磷结合剂的使用等。这些患者 PTH 水平正常或轻微升高，由于骨骼钙沉积减少，有发生高钙血症的倾向，发生髋部骨折的风险显著升高。在儿童，无动力骨病与其他骨病类型相比，生长延缓更明显。

3. 混合型骨病

混合型骨病包括高转化纤维囊性骨炎和低转化骨软化，光镜下表现类似纤维囊性骨炎，与之比较有更大程度的类骨质聚积。荧光下可见矿化异常，表现为弥漫的四环素沉积及在某些骨表面形成无四环素沉积，也存在矿化延迟时间缩短。

4. 骨软化

骨软化表现为低转化和骨矿化障碍。低转化即骨形成和骨吸收细胞数目减少，成骨细胞或骨吸收细胞缺失；骨矿化障碍表现为类骨质表面增宽，荧光显微镜下很少或无四环素沉积。铝抑制骨矿化、铝中毒是最常见的造成终末期肾病患者骨软化的原因。由于水处理技术的改进，含钙及其他不含铝磷结合剂的广泛使用，铝相关骨病已明显减少。

5. 骨质疏松

目前还没有病理诊断骨质疏松的定量标准，骨质疏松在病理上主要表现为低骨容量，皮质骨变薄，骨小梁减少、变薄且互相不连接，骨转化上既可表现为低转化亦可表现为高转化。在 CKD 4～5 期患者，若骨密度检测 T 值低，还有脆性骨折，骨病理上如果除外其他类型的肾性骨病，即可诊断为骨质疏松。

二、矿物质及骨代谢异常的防治与护理

透析患者 CKD-MBD 治疗比较理想的靶目标范围：①血清 25 - 羟维生素 D ≥ 50 nmol/L；②血钙 8.4～10.0 mg/dL（2.1～2.5 mmol/L）；③血磷水平控制在正常值范围或接近正常值；④iPTH 水平控制在 150～300 pg/mL；⑤碱性磷酸酶 80～120 IU/L；⑥骨密度正常或接近正常水平；⑦血管钙化总评分无明显进展。

结合 CKD-MBD 的病理生理，合理管理 CKD-MBD 的重点有以下四方面：①尽量控制血磷在正常范围内；②限制过量钙负荷；③控制 iPTH 在目标范围，避免过高、过低的 iPTH 水平；④维持骨健康，避免骨折。

管理 CKD-MBD 可分为以下五步骤进行：①按前述进行血钙、血磷、25－羟维生素 D、iPTH 及 ALP 的检测；②CKD-MBD 的启动因素为高磷血症，因此首先控制血磷；③控制血磷后仍有 PTH 水平增高，决定进一步是否使用维生素 D 类似物或拟钙剂；④调整磷结合剂、活性维生素 D 及其他药物的剂量，控制各项指标在目标范围内；⑤前述治疗失败，决定是否进行甲状旁腺切除治疗。

（一）管理血磷

CKD 患者要根据血磷水平决定治疗方案，对于血磷 1.13 ～ 1.78 mmol/L 的患者，控制饮食磷的摄入，出现血磷持续、进行性升高时口服磷结合剂，尽可能控制血磷小于 1.45 mmol/L。血磷小于 1.13 mmol/L 的患者，改善营养，调整饮食结构；血磷大于 1.78 mmol/L 的患者，应限制饮食磷的摄入，使用磷结合剂及加强透析清除。

1. 限制饮食磷的摄入

CKD 患者要适度限制饮食磷的摄入。控制每日摄入磷在 800 ～ 1 000 mg，限制饮食磷摄入的措施如下：

（1）了解哪些食物是高磷食物，限制这些食物的总量，如肉、土豆、面包，及其他谷物等。

（2）限制饮食磷的摄入，除了要考虑食物的磷含量，还要考虑胃肠道对不同食物中磷的吸收能力，在食物中自然存在的磷是有机结合的，仅 40% ～ 60% 可在胃肠道吸收。

（3）充分重视许多加工食品含有的含磷食物添加剂或防腐剂。典型的含有大量磷酸盐添加剂的食物包括快餐、加工的肉类、火腿、香肠、罐头鱼、烘焙食物、可乐及其他软性饮料。很多人没有充分意识到食物添加剂是很重要的饮食磷来源，因此，应教育患者阅读食物标签，避免摄入这些食物。

2. 使用磷结合剂

绝大部分透析患者需要口服磷结合剂以控制血磷。要根据患者的 CKD 分期、是否有其他的 CKD-MBD 情况、伴随用药以及药物副作用等来选择磷结合剂。

（1）优选不含钙且不含铝的磷结合剂，磷结合剂需要随餐服用，合并低钙血症患者选择含钙制剂，根据血磷水平决定使用剂量，并定期复查。

（2）使用含钙磷结合剂应首先评估患者血钙水平及钙化情况，若患者合并高钙血症、动脉钙化、异位钙化、无动力性骨病或血清 iPTH 水平持续过低，应限制含钙磷结合剂的使用。使用含钙磷结合剂的过程中严密监测上述指标变化，每日摄入元素钙总量不超过 1 500 mg。

（3）含铝磷结合剂使用不能超过 4 周，儿童禁用。

（4）磷结合剂种类：根据是否含钙可将降磷药分为含钙磷结合剂和不含钙磷结合剂两大类。含钙磷结合剂主要包括碳酸钙、醋酸钙、枸橼酸钙、乳酸钙、葡萄糖酸钙和酮酸钙等；非含钙磷结合剂主要包括含铝磷结合剂（氢氧化铝和碳酸铝）、金属磷结合剂（包括碳酸镧、聚苯乙烯磺酸镧、羟基氧化蔗糖铁、枸橼酸铁和镁盐等）、不含金属磷结合剂（包括司维拉姆和考来替兰等）。这些药物降磷效果都不错，但就临床益处如降低死亡率或骨折发生情况而言，哪种更好尚没有明确的结论。

1）碳酸钙：500 mg 剂型含元素钙 200 mg，元素钙占 40%。用于降磷时，餐中服用，从每餐 1～2 片开始，根据血磷和血钙水平调整剂量，用于升高血钙时两餐中间或空腹服用。优点是价格便宜，易于购买；缺点是易发生高钙血症。高钙血症是含钙磷结合剂的一个常见并发症，易发生于同时服用维生素 D 制剂或因骨软化或无动力骨病导致骨转化降低限制骨骼多余钙摄取时。为了限制钙负荷，对有血管钙化证据的患者应限制含钙磷结合剂的剂量。长期使用含钙磷结合剂时，要注意监测血清钙浓度，对于血液透析患者，可以通过调整透析液钙离子浓度配合含钙磷结合剂的使用。

2）醋酸钙：常见 667 mg 剂型含元素钙 169 mg，元素钙占 25%。服用方法同碳酸钙。与碳酸钙比较，同样剂量的元素钙，醋酸钙降磷效果优于碳酸钙，升高血钙的作用更小。醋酸钙主要缺点是价格较高，胃肠道副作用较碳酸钙可能要多一些。

3）司维拉姆：盐酸司维拉姆和碳酸司维拉姆都是阳离子聚合物，通过离子交换结合磷，不含钙、铝，不被吸收，可以有效降低血磷水平，且不会升高血钙。其剂型为 400 mg/片或 800 mg/片，800～1 600 mg/次，一日 3 次，餐中服用。可根据血磷水平增减剂量。司维拉姆与其他降磷药物的比较，其优势在于其对死亡率、血管钙化、骨病和生化指标特别是高钙血症方面的益处；最大缺点就是价格较昂贵，很大程度上限制了其广泛临床使用。其主要副作用为恶心、腹泻、消化不良和便秘，此外，如果患者发生低钙血症还应同时补充钙剂。

4）碳酸镧：碳酸镧是不含钙、铝的磷结合剂，其在消化道酸性环境下解离，与食物中的磷酸盐结合形成磷酸镧抑制磷的吸收，可有效降低血磷，高钙血症发生率低，不容易发生低 PTH，主要副作用为胃肠道反应，价格较为昂贵。

3. 加强透析清除

对于口服降磷药等控制效果不佳的严重高磷血症患者，可以通过增加透析次数或延长透析时间来达到降低血磷的目的。不管透析前血清磷水平如何，每次血液透析通常除去约 800 mg 磷。高通量的透析器和具有较大表面积的透析器，以及使用血液透析过滤法，可以将磷的去除效果提高到一个合适的程度。对于血液透析，每周的透析总时间是影响除磷效果最重要的因素。由于体内的磷主要存在于细胞内，需要不断的细胞内磷流向细胞外，才能实现透析清除磷的目的。因此，采用大透析器、高效透析器等方法并不能增加磷的清除，但是有证据表明，长时透析或短时每日透析可以明显增加磷的清除。

（二）管理血钙

1. 合理选择透析液钙离子浓度

由于影响透析患者血流动力学耐受性，血液透析中的钙平衡对于短期的心功能很重要，使用低钙离子浓度透析液的患者容易发生心律失常、透析过程中心功能不稳定及透析中低血压。2009 年的 KDIGO 指南建议，为了减低钙负荷，血液透析或腹膜透析患者的透析液中钙离子浓度应为 1.25～1.50 mmol/L。理论上，要对无动力骨病和骨外钙化的患者降低钙负荷，改善骨病，而对低钙血症的患者增加钙负荷。实际透析中，钙离子的体内外流动是有很大的个体差异的，因此，透析液钙离子浓度应根据患者的整体钙负荷进行个体化设定。

2. 合理选择和使用含钙磷结合剂

高钙血症患者如合并持续高磷血症，为了避免骨外软组织钙化，应减少或停用含钙磷结合剂，换用司维拉姆或碳酸镧等不含钙的磷结合剂。低钙血症的患者可增加钙剂用量。需注意的是，如果是以降低血磷为目的，含钙磷结合剂应在餐中服用；若是为了升高血钙，则应空腹或两餐间服用。

（三）管理甲状旁腺激素（PTH）

1. 管理低 PTH 水平

很多原因可以造成 PTH 降低，包括自身免疫性疾病、基因异常、浸润破坏或甲状旁腺全切术后等。CKD-MBD 中的 PTH 水平低于 150 pg/mL，原因大多与过度治疗造成甲状旁腺过度抑制有关。应避免 PTH 水平过低，以避免发生无动力骨病。

2. 管理高 PTH 水平

继发性甲状旁腺功能亢进 PTH 水平高于目标值时，主要通过降低血磷、使用维生素 D 类似物及拟钙剂来降低 PTH。治疗甲状旁腺功能亢进的基本原则如下：

（1）评估和治疗甲状旁腺功能亢进。在 CKD 早期就要进行，当 GFR ≤ 60 mL/min 时，就需检测患者的 PTH 值，如果 PTH 超过正常上限，各种干预步骤必须实施，使其降回希望的目标值，即使血钙、磷正常也不能排除继发性甲状旁腺功能亢进。

（2）测定 25-羟维生素 D。继发性甲状旁腺功能亢进首先要评估患者的维生素 D 状态。维生素 D 降低可引起甲状旁腺功能亢进。假如 25-羟维生素 D ≤ 30 ng/mL，应摄入钙化醇约 50 000 IU，每月 1 次。如果复查结果满意，此治疗应继续。

（3）限制饮食中磷的摄入。当各种维生素 D 缺乏的治疗措施效果不佳时，应减少饮食中蛋白质的摄入，应不超过 1 g/(kg·d)，与营养师制订低磷饮食计划。

（4）给予磷结合剂。假如以上均不能使 PTH 达到满意水平时，应使用磷结合剂，如醋酸钙、碳酸钙等含钙的磷结合剂，混在膳食中给予可减少在小肠中复合磷的吸收。

（5）活性维生素 D。当肾功能衰竭进一步恶化时，应使用活性维生素 D 制剂，如钙三醇等，但要注意剂量，避免过量。

（6）手术治疗。严重继发性甲状旁腺功能亢进患者若内科治疗失败，应及时手术，以免延误手术时机引起不可逆性骨折、异位钙化。掌握手术指征非常重要，既要防止滥施手术，又不能延误手术时机，若等到骨折、严重异位钙化、脏器功能不全后再做手术，就不能扭转病情。

甲状旁腺切除的指征：严重高钙血症；经放射学或组织学证实的进展性甲状旁腺功能亢进骨病；药物或透析治疗无效果的皮肤瘙痒；与高磷血症（对口服磷结合剂无反应）相关的进展性骨外钙化或钙化防御，这种情况下，PTH 诱导的骨磷释放导致血清磷浓度持续升高，甲状旁腺切除可以降低血钙、血磷，减慢钙化；其他不能解释的症状性肌病，且临床上应认为这些异常是由继发性甲状旁腺功能亢进导致的，常伴有 PTH 水平高于 800 pg/mL。

手术方法包括无水乙醇注射或手术切除。手术切除有三种方式：甲状旁腺次全切、甲状旁腺全切加自体移植、甲状旁腺全切。每种术式均有其优缺点，临床上难以给出明确建议。超声引导下无水乙醇注射已被认为是一种安全、简单的治疗继发性甲状旁腺功能亢进的方法，但目前为止，无水乙醇注射的经验有限，并发症风险还不确定，对于单一腺体增大或次全切后复发的患者可能更适用。

（詹江红）

第二节　透析相关性淀粉样变

透析相关性淀粉样变（dialysis-related amyloidosis，DRA）是长期透析患者常见严重的并发症，淀粉样物质的主要成分是 β_2 微球蛋白（β_2-MG），β_2 微球蛋白沉积于骨关节周围组织及消化道和心脏等部位，引起关节和关节周围组织的病变及器官的损害，临床表现为腕管综合征、淀粉样骨关节病、破坏性脊柱关节病、囊性骨损害以及内脏淀粉样物质沉积等严重致残性并发症。其发生率随患者年龄和透析时间增长而增加。随着透析技术普及、治疗水平提高、生存时间延长，防治 DRA、避免致残性严重并发症显得至关重要。

一、透析相关性淀粉样变的临床表现

透析相关淀粉样物质虽然可沉积于人体多个器官，但较多损害骨、关节及周围组织。淀粉样物沉积往往先于临床症状发作许多年，多数患者在血透后 8～12 年才有临床症状，最常见的表现是腕管综合征、肩痛、营养不良性关节病变等。

（一）腕管综合征

腕管综合征（carpal tunnel syndrome，CTS）多为 DRA 的早期临床表现，在开始透析 3～5 年即可出现，随后逐渐上升，在透析 20 年以上的患者发生率几乎达 100%，在透析时间长的高龄患者发生率最高。本病主要由 β_2-MG 淀粉样物质沉积在腕管内的腱鞘、滑膜、屈肌腱或屈肌韧带，造成腕管腔相对狭小，腕管内压上升，正中神经受压，故出现正中神经支配部位的手痛、麻木、感觉迟钝、鱼际肌萎缩和功能障碍。典型疼痛往往在夜间和透析中加重，常累及双手。如病变持续压迫将会发展为掌部关节病变、运动障碍、鱼际肌萎缩，最后手功能丧失。

（二）淀粉样骨关节病

长期血液透析的患者常出现骨关节病，主要表现为以慢性关节疼痛为突出的临床首发症状，最常见于肩关节，多为双侧，夜间和透析中加重。超声检查有助于发现关节周围软组织和滑膜囊增厚，放射线检查显示受累关节的关节面侵蚀、关节腔狭窄。

（三）破坏性脊柱关节病

破坏性脊柱关节病主要累及颈椎，是一种致残性并发症，较少见，通常发生于透析10年以上的患者，骨质破坏呈多发性，发展迅速，以关节间隙变窄为特征，或伴有关节附近的软骨下囊性骨损害。由于本病可在几个月内呈快速进行性加重，因此，早期诊断至关重要。

（四）囊性骨损害与病理性骨折

软骨下骨囊肿的发生是临床 DRA 最常见的表现。骨囊肿常发生在舟状骨、月状骨、肱骨头、股骨头、髋臼上方。囊肿数量和大小随透析时间的延长而增加。淀粉样骨损害的特征为多发性、对称性软骨下溶骨性改变。绝大多数发生于滑膜关节附近，常累及邻近关节囊和韧带，以髋、腕、和肩关节最常见。

（五）全身性 β_2 微球蛋白淀粉样变

透析相关淀粉样物质不仅沉积在骨关节组织，还可沉积在全身内脏组织，如心脏、胃肠道、肺以及内脏器官的中等血管等。透析相关淀粉样物质在内脏沉积并不少见，发生率超过 30%，但程度通常较轻，临床表现不明显。极少数可引起心力衰竭伴肺动脉高压、肠梗阻、胃肠道出血、穿孔、梗死、慢性腹泻等严重并发症。

二、透析相关性淀粉样变的相关危险因素

透析相关性淀粉样变的发病机制目前尚不完全清楚，其发生、发展可能涉及慢性肾功能衰竭时 β_2-MG 的潴留、透析因素的参与、β_2-MG 的结构改变以及某些可能促使淀粉样纤维形成和沉积的因素。透析相关性淀粉样变的相关危险因素如下：

（1）年龄：开始透析的年龄越大，DRA 发病率越高。

（2）透析年限：透析时间越久，DRA 发病率越高。

（3）血液净化模式：高通量血液透析可降低 DRA 的进展风险。

（4）透析膜的类型（膜生物相容性）：合成膜比补体容易激活的膜（铜仿膜、纤维素膜等）作低通量透析膜的 DRA 发生率低。

（5）透析液的组成和纯度：使用超纯透析液被认为是减少淀粉样变的重要因素。

三、透析相关性淀粉样变的防治与护理

DRA 的临床治疗包括透析方式的改进、药物、外科治疗和肾移植，旨在防止和延缓 DRA 的发生发展。

（1）镇痛。镇痛有助于缓解关节周围疼痛及骨痛。肾上腺皮质激素对缓解骨关节病的疼痛非常有效，小剂量皮质激素即可起效，但不能长期使用，否则会发生感染、骨质疏松等严重并发症。

（2）增加 β_2 微球蛋白的清除。可通过改变透析时程、频率和透析治疗的类型实现。长时间、低血流量较短时间、高血流量清除效果好；每日夜间透析较每周 3 次的常规日间透析清除效果好；短时、每日透析也较常规透析清除效果好。血液滤过和血液透析滤过可明显增加 β_2 微球蛋白的清除。

（3）手术。手术治疗主要用于严重关节炎。手术适用于：①腕管综合征，由于DRA 是进展性疾病，早期手术可有效治疗腕管综合征。②骨囊肿导致的关键部位的病理性骨折，如股骨颈，可行淀粉样囊肿刮除术及骨移植，能有效缓解疼痛。

（4）肾移植。成功肾移植后血浆 β_2 微球蛋白水平可恢复正常，淀粉样物质沉积所致关节痛在成功进行肾移植后可迅速缓解，但骨囊肿的恢复要慢很多。随时间延长，淀粉样沉积可能会再反复。

（詹江红）

第三节　透析相关性皮肤问题

慢性肾脏病透析患者相关性皮肤问题主要有皮肤瘙痒、糜烂、溃疡及压疮等。50%～90% 的尿毒症患者会出现皮肤瘙痒，其发生的原因可能与尿毒症代谢终产物累积，皮肤中离子浓度升高，继发甲状旁腺功能亢进，皮肤干燥，周围神经病变，免疫炎症反应，高组胺水平等因素有关。此外，老年人、合并糖尿病、需长期卧床的慢性肾脏病透析患者很容易由于护理不当导致压疮的发生。因此，临床上要重视慢性肾脏病透析患者相关性皮肤问题的预防及护理。

一、皮肤瘙痒的防治与护理

皮肤瘙痒是维持性血液透析治疗尿毒症患者常见的临床症状，由于肾功能受损，需要通过血液透析对患者的血液、透析液等物质进行交换，使体内酸碱和水、电解质达到平衡，但是长时间的透析会造成大量的毒物堆积在患者体内无法排除，从而造成患者出现皮肤瘙痒症状。

（一）透析患者皮肤瘙痒的原因分析

尿毒症皮肤瘙痒的发病机制目前尚不明确，但多项研究显示，尿毒症皮肤瘙痒可能与尿毒症患者体内中、大分子毒素累积相关，相关性较高的可能因素有甲状旁腺功能亢进、钙磷代谢异常、β_2-MG 水平升高等，且中、大分子毒素的累积与甲状旁腺功能亢进、肾性骨营养不良、动脉粥样硬化、淀粉样变等相关。顽固的瘙痒症状往往给患者生理、心理带来较大影响，严重降低患者的生活质量，且与患者的抑郁状态相关，是增加患者死亡率的独立危险因素。随着尿毒症患者透析时间的延长，尿毒症皮肤瘙痒的发生率逐渐增大，病情愈加严重，带给尿毒症患者的生理及心理负担与日俱增。

（二）透析患者皮肤瘙痒的护理措施

（1）改善环境。例如病房的温度与湿度要适宜，根据患者的实际情况适当调节温度与湿度，能够有效地抑制维持性血液透析患者皮肤过快失水的情况，温度不要过高，让患者感觉清凉，这样能够显著地缓解患者的瘙痒症状。若使用空调，必须对空气干燥程度予以高度重视。

（2）严格的用药指导护理。嘱患者严格按照医嘱的规定用药，千万不能自行改变用药剂量或者用药方法。同时要保证用药的合理性，其中包含了外用药以及口服药。对于外用药而言，一般指的就是润肤露。由于润肤露中包含了矿物质与尿素等多种物质，能够实现再水化的目的，且有效地避免水分的蒸发，使得患者皮肤神经末梢敏感程度下降，以达到治疗瘙痒的目的。

（3）不要和过敏原接触。向患者说明过敏原都有什么，让患者尽量不要接触过敏原，以防加重皮肤过敏情况，加重患者的皮肤瘙痒症状。可以选择使用具有较强抗过敏效果的胶布，患者在穿刺的时候尽可能规避针柄与皮肤的接触，也可以选择使用具有良好相容性的透析膜与透析器。相较于复用透析器的方式，一次性透析器引发过敏反应的概率更大，而且患者皮肤瘙痒程度会随之提高。为此，应借助管道预冲方式，尽量降低一次性透析器所形成的过敏反应。

（4）加强对患者透析治疗期间的监督护理。确保透析的安全与有效，如果患者透析的效率高且通量高，即可将体内毒素清除掉，可适当缓解瘙痒程度。另外，适当地增加患者透析频率以及次数，同样可以缓解瘙痒。需要注意的是，透析模式不同，清除毒素的效果也存在差异，改善瘙痒方面的结果也必然有所不同。其中，采用患者血液透析与灌流相结合的净化模式，对改善患者瘙痒十分有效。

（5）外科手术的治疗护理。因甲状旁腺激素和血液透析所引发的瘙痒症之间存在联系，将患者的甲状旁腺切除以后进行血液透析，其瘙痒程度明显降低。在相关研究中，对于尿毒症性皮肤瘙痒的治疗，可以通过肾移植的方式，因而在肾移植患者中，瘙痒症的发生概率是零。

（6）物理治疗护理。在尿毒症性皮肤瘙痒治疗的过程中，可以通过照射紫外线 B 光线的方式对症状进行缓解。然而需要注意的是，因其潜在的致癌性，且抗氧机制也尚未明确，同时难以保证照射时间与治疗周期的一致性，因此，目前并没有广泛应用于临床中。使用波长 4 ～ 1 000 μm 的红外线对皮肤进行照射，是一种全新的热疗方法，能使细胞更好地新陈代谢，在治疗尿毒症瘙痒疾病方面有积极作用。同样，也可以对针灸技术予以有效地改进，电针的应用可以使尿毒症性皮肤瘙痒患者接受治疗，实际效果理想，值得推广使用。

（7）患者饮食与个人卫生护理。通常情况下，长期性的血液透析患者，机体内的营养物质并不充足，且皮肤细胞很难保证自身的代谢。在相关研究中发现，体内累积大量的维生素 A 与磷，会使皮肤过于干燥并引发瘙痒。血液中铁元素缺乏，也是引发瘙痒疾病及皮肤感染的因素。对维持性血液透析患者而言，其饮食护理不仅要保证热量与蛋白质的充足性，也应当尽可能规避对含磷量过高食物的摄入。其中，最典型的忌口食物就是动物的内脏与葡萄干，同样也不应食用刺激性食物和饮料。

（8）对患者进行合理地指导，确保其沐浴的合理性，不应过勤洗澡或用过热的水洗澡，不应过度揉搓皮肤，也不允许使用碱性的肥皂。患者在沐浴以后，应使用凡士林润肤露，以免皮肤出现干燥的情况。所穿内衣应选择棉质，对指甲及时进行修剪，以免

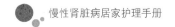

出现抓伤感染的情况。

二、压疮的防治与护理

压疮是由于身体局部组织长期受压，血液循环发生障碍，不能适当供给皮肤和皮下组织所需营养，以致局部组织失去正常功能而形成溃烂和坏死。尿毒症患者免疫功能普遍低下，均存在不同程度的营养不良，还有年龄与并发疾病等因素，老年人、合并糖尿病、需长期卧床的患者很容易由于护理不当导致压疮的发生，因此，临床上应重视慢性肾脏病透析患者出现压疮的预防及护理。

（一）压疮发生的原因分析

1. 压疮发生的原因与诱因

（1）力学因素。造成压疮的三个主要物理力是压力、摩擦力和剪力。①压力：卧床患者长时间不改变体位，局部组织持续受压在 2 小时以上，就可引起组织不可逆损害。②摩擦力：可见于夹板内衬垫放置不当、石膏内侧不平整或有渣屑等；患者长期卧床或坐轮椅时，皮肤可受到表面的逆行阻力摩擦。③剪力：与体位密切相关，是由两层相邻组织表面间的滑行而产生进行性的相对移位所引起的，它是由摩擦力和压力相加而成的。

（2）其他理化因素刺激。长期受压的皮肤经常受到汗液、尿液、各种渗出液、引流液等刺激，角质层受到破坏，皮肤组织损伤，易破溃和感染。

（3）全身营养不良或水肿。常见于年老体弱、水肿、长期发热、昏迷、瘫痪及恶病质患者。营养不良是发生压疮的内在因素。

（4）受限制的患者，使用石膏绷带、夹板及牵引时，松紧不适，衬垫不当。

2. 压疮的好发部位

压疮好发于受压和缺乏脂肪组织保护、无肌肉包裹或肌层较薄的骨隆突处。根据卧位不同，好发部位也有所不同。①仰卧位：枕骨隆突处、肩胛、肘部、脊椎体隆突处、足跟，尤其是骶尾部最易发生压疮。②侧卧位：耳郭、肩峰部、髋部、大转子、膝部（内髁、外髁）、踝部（内踝、外踝）等。③俯卧位：肩峰部、肋缘突出部、髂前上棘、膝前部、足趾等。④坐位：坐骨结节处。

（二）压疮的临床表现及监测

1. 压疮的分期与临床表现

Ⅰ期：表现为局部皮肤完好，出现指压不变白的红斑，常位于骨隆突处。

Ⅱ期：部分皮层缺失，表现为浅表的开放性溃疡，创面呈粉红色，无腐肉。也可表现为完整的或开放/破损的浆液性水疱。

Ⅲ期：全皮层缺失，表现为全层皮肤缺失，可见皮下脂肪，但骨、肌腱、肌肉并未外露，可有腐肉，但并未掩盖组织缺失的深度，可出现窦道和潜行。

不可分期压疮：表现为全层组织缺失，创面基底部覆盖有腐肉（呈黄色、棕褐色、灰色、绿色或者棕色）和/或有焦痂（呈棕褐色、棕色或黑色）。

可疑深部组织损伤：表现为在皮肤完整且褐色的局部区域出现紫色或栗色，或形成充血的水疱，是由压力和/或剪切力致皮下软组织受损导致的。

2. 压疮的监测（实施二级监测，有压疮诊疗常规）

（1）实施护理部—护士长的二级监控，有监控记录。

（2）病区 24 小时内"褥疮预报表"上报护理部。

（3）每班护士在落实预防措施后在护理病程记录中应有描述。

（4）正确评估压疮风险。应用 Braden 压疮风险评估表对压疮高危人群进行评分，判断是否属于高危人群及高危因素。Braden 量表得分 16～18 分提示轻度危险；13～15 分提示中度危险；10～12 分提示高危危险；<9 分提示极度危险。

（5）护士长每周查看监控记录，并指导和督促预防措施的落实，跟踪并记录，高危患者有预报和防范措施，评估分值达到高危值，填写"预报表"并跟踪监护。对预防、发生、治疗压疮的情况，要有登记压疮护理规范及护理措施。

（6）护理部每月科室检查，对疑难问题应组织护理专家会诊，并有记录。

（7）难免压疮必须有预报单，经护理部评估确认，护理措施到位，有监控和记录。

（三）压疮的防治

预防压疮主要在于消除其发生的原因与诱因，因此，护理人员要做到"七勤"，即勤观察、勤翻身、勤擦洗、勤按摩、勤整理、勤更换、勤交班。还应养成在床边交接患者皮肤情况的习惯。

1. 避免局部组织长期受压

（1）鼓励和协助卧床患者经常更换卧位，一般每 2 小时翻身 1 次，必要时可将间隔时间缩短。翻身时应抬起患者，注意避免拖、拉、推等动作。

（2）患者身体空隙处垫软枕、海绵垫，可使用气垫压、水压等，从而降低骨突出处所受的压力。不宜使用可引起溃疡的圈状垫，如橡胶气圈和棉圈。

（3）对使用石膏、夹板、牵引固定的患者，要检查衬垫是否平整、位置是否适当。还应随时观察局部和肢端皮肤颜色改变。

2. 避免局部理化因素的刺激

保持皮肤清洁干燥；床铺要经常整理，及时更换被服；避免潮湿、摩擦、尿便等刺激，分泌物多的患者应及时擦洗；不可让患者直接卧于橡胶单（或塑料布）上，严禁使用破损的便盆。

3. 增进局部血液循环

经常查看受压部位，定期按摩。

（1）手法按摩。

全背按摩：协助患者俯卧或侧卧，暴露并观察背及臀部，先用热水擦洗。做全背按摩，从患者骶尾部开始，双手沿脊柱两侧向上至肩部后环形向下按摩，回到尾骨处。如此反复数次。

局部按摩：用手掌大小鱼际紧贴患者皮肤呈环形按摩，压力由轻到重，再由重到轻，每次 3～5 分钟。

（2）使用电动按摩器按摩。

4. 改善营养状况

病情许可应给予患者高蛋白、高维生素膳食，同时适当补充矿物质，如口服硫酸锌以增强机体抵抗力和组织修复能力，还可促进慢性溃疡的愈合。

（四）压疮的护理宣教

（1）告知患者及家属压疮的发生、发展、预防知识和护理措施，向患者及家属讲解压疮各期进展规律、临床表现及治疗、护理要点，使之能重视和参与压疮早期的各项护理，积极配合治疗。

（2）指导患者自我护理，采取有效的预防措施。

1）加强日常的皮肤护理：注意保暖，保护隐私，保持皮肤清洁、干爽、舒适，使用合适的尿布、尿垫，保持床单及衣裤清洁、平整。积极治疗皮肤疾病（湿疹、汗疹等），及时治疗腹泻、大小便失禁。尿失禁者，要指导进行膀胱功能训练或采用尿套、留置尿管等方法保持皮肤清洁干燥，及时更换尿布或床单，使用鞣酸软膏等保护肛周皮肤，必要时采用人工肛袋贮便以减少大便对肛周皮肤的刺激。

2）减轻压力：患者允许的情况下，使用气垫床、水垫床、海绵垫、水垫等预防用具，减轻局部皮肤压力。避免被褥过重造成足跟的压力，足趾紧密者可扑爽身粉及以软纸间隔开以保持干洁，按需使用减压贴、透明贴。协助患者卧床或坐起时保持正确体位（侧卧时身体与床成 30°，避免 90°），座椅高度适宜。侧卧时用软垫或枕头支持，床与躯干约 30°，避免骨隆突处负荷过重。无论是在床、椅或轮椅上都应每 2 小时更换姿势。

3）避免剪切力：卧床时，床头避免超过 45°，需在床上坐起时，应给予足够的承托物，保持正确姿势。

4）避免摩擦：运用转移技巧，减少转移时造成摩擦或皮肤受损，可使用辅助工具协助转移或翻身（如翻身单、过床板等），翻身时抬高离床，避免拖拉。使用便器时，需将患者臀部抬起，避免便器刮伤。

5）勤观察：每日观察皮肤状况，如有异常及时处理。对使用夹板、石膏、牵引固定的患者，应随时观察局部皮肤、指（趾）甲的颜色、温度，听取患者主诉。及时调整器械松紧，合理使用衬垫。

6）改善营养状态：合理配置食物中的营养，选择富含优质蛋白、高热量、高维生素、矿物质的新鲜食物，纠正贫血和低蛋白血症，控制糖尿病等压疮易发的危险因素。避免进食辛辣物、刺激物和一些发物，可选利水健脾、益气补肾等药膳食品，纠正偏食、挑食。

7）鼓励患者积极活动：长期卧床患者应每天进行全范围关节运动，维持关节的活动和肌张力，促进肢体的血液循环，未发生压疮的高危患者可进行按摩，但不恰当按摩可能导致深部组织损伤，应避免对骨突处及已发红的皮肤按摩。避免组织细胞代谢及需氧量增加进而造成细胞缺血、甚至坏死，如烤红外线灯。

8）加强心理护理疏导，鼓励患者树立信心，勤翻身，重视压疮的预防，积极支持配合治疗。

（詹江红　陈四英）

第四节 神经系统和睡眠障碍

尿毒症患者常有中枢神经和周围神经系统功能障碍。充分透析的患者也有明显的神经系统紊乱症状，肾移植后才能缓解。由于代谢紊乱和内环境紊乱，透析患者神经系统病变的发生率高。

一、中枢神经系统异常

透析患者的中枢神经紊乱可表现为：①与透析无关的神志障碍，如尿毒症脑病；②透析过程或透析后很快发生的神志障碍；③透析痴呆；④亚临床认知障碍。

1. 与透析无关的神志障碍

（1）尿毒症性脑病。严重的尿毒症患者在未治疗前可发生中枢神经系统功能异常，即尿毒症性脑病。根据肾功能衰竭发生的程度和速度，症状有轻有重，主要有精神、神经及运动异常。

（2）急性铝中毒。表现为精神异常、昏迷、癫痫发作，有高死亡率。常因透析液含高浓度铝导致。

（3）其他可能的原因包括中枢神经系统感染、高血压脑病、脑出血、药物过量（如使用经肾排泄药物未减量）、促红细胞生成素治疗及韦尼克脑病等。可以通过详细地询问病史、体格检查及相关辅助检查等确定诊断。

2. 透析过程或透析后很快发生的神志障碍

（1）透析失衡综合征（dialysis disequilibrium syndrome，DDS）：属于中枢神经系统异常，可能由脑水肿引起，常发生于刚开始透析的患者，特别是尿素氮水平过高的患者（≥60 mmol/L）。其他因素还有严重代谢性酸中毒、老龄、儿童患者及伴有其他中枢神经系统疾病等。临床表现为头痛、恶心、方向障碍、坐立不安、视觉障碍及扑翼样震颤等，严重者出现意识模糊、癫痫发作、昏迷，甚至死亡。要预防 DDS 的发生，尿毒症患者首次透析的时间不宜过长，应使血清中尿素氮水平在数天内缓慢下降，以免诱发平衡失调。

（2）颅内出血：透析抗凝可诱发或加重颅内出血，典型的是自发性硬膜下出血，颅内或蛛网膜下腔出血也不少见。颅内出血与透析失衡综合征早期均表现为头痛，但二者病程完全不同，对于临床过程不典型的 DDS 应做进一步检查以排除颅内出血可能。透析患者发生颅内出血与普通颅内出血患者治疗相同，出血后应行无肝素透析。

（3）注意鉴别高渗状态、高钙血症、低血糖症、低钠血症等代谢异常，脑梗死，因过量超滤或心律失常、心肌梗死及过敏导致的低血压，慢性铝中毒等。

3. 透析痴呆

透析痴呆是仅在透析患者中发生的一种进展性神经系统疾病，铝蓄积是主要原因，其临床表现为计算障碍、读写困难、运动障碍、书写困难、记忆力受损、肌阵挛性抽搐甚至癫痫等。脑电图可显示铝中毒的相关改变。透析患者出现进行性的痴呆时，要注意排除活动性脑血管疾病的可能，头颅 CT 的检查有助于诊断。此外，还要仔细询问用药史和相关实验室检查，排除因代谢紊乱和药物中毒所致的慢性痴呆。

4. 亚临床认知障碍

慢性透析患者如果透析不充分可能会发生亚临床尿毒症脑病，各种造成透析不充分的原因均可引起，如依从性差、血管通路功能不良等。此外，严重抑郁焦虑状态会损伤认知功能，铝蓄积、贫血也可引起，应注意鉴别。

二、睡眠障碍

有超过 50% 的透析患者存在睡眠障碍，包括失眠、过量睡眠、睡眠呼吸暂停、不安腿综合征（restless legs syndrome，RLS）、周期性肢体运动（periodic limb movement，PLM）等。

1. 失眠

失眠患者可表现为入睡、维持睡眠困难及早醒。造成失眠的因素包括 RLS、PLM、睡眠呼吸暂停、代谢因素（如尿毒症、贫血、高钙血症、骨痛、皮肤瘙痒）、焦虑和抑郁、昼夜节律异常、一些药物的影响以及不良睡眠习惯（包括日间透析时睡觉）等。

2. 睡眠呼吸暂停

睡眠呼吸暂停是指患者在睡眠中停止呼吸的一种慢性疾病，包括阻塞性睡眠呼吸暂停和中枢性睡眠呼吸暂停两种。其临床表现为打鼾、呼吸暂停、晨起头痛、白天瞌睡及精神不集中等。终末期肾病患者比普通人群更容易出现睡眠呼吸暂停，对高度怀疑患者应进行客观监测来明确诊断。治疗方法：对阻塞性睡眠呼吸暂停可考虑正压通气或手术治疗气道阻塞；中枢性睡眠呼吸暂停者可给予低流量吸氧治疗；此外，改变肾脏替代治疗的方式（如改为夜间透析）可能有助于改善呼吸暂停。

3. 不安腿综合征（RLS）

不安腿综合征是指自发的、持续的肢体运动，伴感觉不适。患者有强烈的活动下肢的意愿，且症状在休息时或晚上加重，活动后缓解，常伴有睡眠障碍，睡眠时不自主下肢急速伸直运动，即睡眠中周期性肢体运动（PLMS）。

发病机制：本病发病机制尚不明确，有一定的遗传学因素，脑铁代谢也有一定影响，继发性 RLS 可继发于铁缺乏、尿毒症、糖尿病、风湿性疾病和静脉功能不全等。透析患者发生 RLS 还可能与贫血、铁缺乏、低血清 PTH 水平有关。

治疗方法：有铁缺乏的患者要补充铁剂，避免各项加重因素（吸烟、饮酒、咖啡等）；下肢按摩、运动、热疗；肾功能衰竭患者调整透析模式（如每日短时透析、增加对流清除或吸附清除等）；透析患者肾移植等。

三、神经病变

1. 尿毒症性神经病变

尿毒症性神经病变是指侵及神经远端，对称性、混合性的运动和感觉神经病变，下肢多于上肢。其临床表现为足部感觉异常、痛觉减退、共济失调和无力，患者的位置觉和振动觉也可受损。其原因与尿毒症毒素的毒性作用和透析不充分有关，合并糖尿病的患者其神经病变进展更迅速。本病应与一些系统性疾病（如淀粉样变或糖尿病）所致的周围神经病变相鉴别。

2. 单神经病变

透析患者肢端感觉异常也可能是由于单神经病变所致。腕部正中神经（腕管综合征）受累最常见，常发生于患者内瘘侧。透析过程中长期侧卧可导致尺神经和腓神经麻痹。

四、癫痫

透析患者常发生癫痫。癫痫是晚期尿毒症患者发生尿毒症脑病的特征性表现，也可见于严重的平衡失调综合征。

1. 诱发因素

癫痫是铝中毒和重度高血压的特征性表现。儿童肾功能衰竭患者发病率高于成人患者。透析前低血钙的患者在透析过程中或透析后可发生癫痫；无糖透析时的低血糖状态也可诱发癫痫发作；应用促红细胞生成素也可诱发癫痫；服用致癫痫药物（如青霉素、头孢菌素）的患者更易诱发癫痫发作，尤其是在大剂量应用时；透析患者发生食物中毒（如摄食阳桃过量），也可出现癫痫症状。

2. 治疗

透析患者发生癫痫的紧急处理为停止透析、开放气道、稳定循环。要留取血样，监测血糖、血钙、血钠、镁和其他电解质，以寻找病因。如癫痫持续，可使用苯二氮䓬类药物，如地西泮5～10 mg缓慢静推，但要注意准备地西泮的拮抗药氟马西尼，以防发生呼吸抑制。对于反复癫痫发作的患者，可使用苯妥英钠、卡马西平或丙戊酸维持用药治疗。

3. 预防

癫痫的预防要做到识别和尽量减轻或去除以下危险因素。

（1）尿毒症脑病：进展性尿毒症脑病是开始透析的绝对指征，但一旦发生，就有致命的危险，因此，应在发生前就开始透析。

（2）透析失衡综合征：特别是对于新入高危透析患者，要合理诱导透析，如低血流量、短时、小透析器等，逐渐下调尿素氮水平。

（3）避免透析后酸碱和渗透压快速改变。

（4）避免或及时纠正容量超负荷及潜在的心肺疾病，以防发生缺氧。

（5）要尽量避免低血压和血流动力学不稳定。

（6）透析中清除了抗癫痫药［如苯巴比妥、扑米酮（去氧苯比妥）］，为了维持治疗浓度，要在透析后补充。其他常用抗癫痫药如苯妥英钠、卡马西平和丙戊酸不能被透析清除。

（7）促红细胞生成素要根据治疗指南用药，有高血压或癫痫史的高危患者用药后应严密监测，且应缓慢增加用量。

（詹江红）

第五节　透析患者性功能和生育问题

尿毒症患者在长期慢性肾脏疾病、慢性肾功能不全影响下，生殖系统受到多种代谢废物、毒性物质作用，必然在形态与功能两方面受到损害，因性别不同损伤各异。婚恋、性生活、生育问题是困扰尿毒症患者的一大难题，透析治疗效果不大，只有肾移植能使部分患者的这一问题得到解决，这也是中青年患者选择替代疗法时必须慎重考虑的。无论是男性还是女性终末期肾脏病患者，成功的肾移植是恢复正常性功能最有效的手段。

一、尿毒症对性功能及生育功能的影响

（1）尿毒症对性功能的影响：尿毒症患者由于性激素分泌减少、神经系统损害、精神抑郁等因素，90%的男性和80%的女性均有性欲减退。80%的男性阴茎不能勃起或不能维持；75%的女性难以性兴奋，50%的女性性高潮频度、强度下降，出现闭经，乳房变小。

1）男性性功能变化。性功能减退，睾丸缩小，血浆睾酮水平降低。引起性功能减退的原因可能为：①下丘脑－垂体功能异常，男性尿毒症患者血清促黄体生成素（LH）水平常升高，而促卵泡激素（FSH）升高并不常见，垂体分泌功能一般正常。②睾丸功能异常，表现为原发性性腺功能减退。③高催乳素血症。④锌缺乏，有实验证实，缺锌可引起睾丸萎缩。⑤其他因素，如尿毒症患者服用多种药物，药物对性功能亦有影响。

2）女性性功能变化。包括月经失调、闭经、不育，血浆雌激素、孕激素水平降低，而催乳素、黄体生成素升高。其原因可能为：①下丘脑－垂体－卵巢轴功能异常，女性尿毒症患者正常月经周期应形成的LH、FSH、雌激素、孕激素高峰均不能产生，黄体生成素分泌也下降，可造成月经紊乱或闭经。②高催乳素，可形成闭经、溢乳。

（2）尿毒症对生育功能的影响：育龄女性患者因卵巢功能低下、无排卵、月经紊乱、性欲缺乏，导致生育能力低下，即使怀孕也容易流产、早产、胎儿发育不良或畸形。男性患者睾丸萎缩，阳痿，精子减少，因此生育功能同样下降。

二、透析患者性功能障碍的发生机制与防治

透析患者长期接受血液透析，连续循环腹透或间断腹透的患者被紧紧束缚在机器上。每周 2～3 次、每次 3～5 小时长时间地进行血透而不能参与正常的生活，所有透析患者都发现自己无奈地依从一个生活程序的限制，依靠医疗设备或医务人员而生存，同时也面临其他许多问题，经受着多种压力。总的来说，患者在治疗过程中的心理状态是极为复杂的，取决于其患病前的性格、家庭和朋友对他的态度以及原发病和疾病治疗的情况。

透析患者遇到的最重要的问题是意志消沉、不合作、性功能障碍及康复困难。男女透析患者均有可能出现性功能障碍的问题，大约 70% 的男性患者会出现阳痿，女性患者也会出现性欲降低、性高潮迟缓或消失，部分患者甚至为交媾困难者。有研究表明，男性与女性透析患者性功能障碍的患病率均在 80% 以上。目前，性功能障碍尚无统一的诊断标准，诊断主要依据各种不同的量表，如国际勃起功能指数、女性性功能简明指数等。

透析患者发生性功能障碍的机制，包括生理因素、心理因素及治疗相关因素等多种因素。

女性患者性功能障碍的原因：女性患者在开始透析后出现交媾困难的原因，一方面是内分泌紊乱所致，直接原因是阴道干燥；另一方面是透析患者血清催乳素水平升高，亦可导致性功能降低。除了肾功能衰竭与透析原因外，心理因素也是一个重要的方面，较大的心理压力、悲观与抑郁，均可导致和加重性功能紊乱。

治疗：对于高催乳素患者，可给予溴隐亭进行治疗，有改善性功能的作用。对于交媾困难者，口服或阴道内应用雌激素，可得到一定程度的改善。

男性患者性功能障碍的原因：透析患者的阳痿多是器质性的，尿毒症时，相关激素水平的改变、糖尿病动脉硬化患者供血不足、降压药的应用、下丘脑 - 垂体异常、甲状旁腺疾病、维生素 D 和锌的代谢紊乱往往可以引起阳痿，阳痿还与男性透析患者的精神、心理因素有关。国际上评价阴茎勃起功能用指数评分，评价内容包括勃起功能、高潮、性行为、性欲和综合分，如果评分小于 25 分考虑为勃起功能障碍。

治疗：透析患者阳痿的治疗应是综合治疗，包括充分透析、纠正贫血、治疗相关疾病、激素替代和排除一些药物影响等。少数阳痿发病与使用降压药如肼屈嗪、哌唑嗪、米诺地尔、卡托普利有关，可换其他降压药，如改用甲基多巴、可乐定等。血管扩张药特别是一氧化氮类药物如伟哥（万艾可），在医生指导下可用于阳痿的治疗。

三、透析患者性功能障碍的调护

性生活成了透析患者的难言之苦，有的顾虑性生活会加重病情而放弃性生活。专家认为：只要没有严重的心力衰竭、贫血，慢性肾功能衰竭患者是可以过性生活的，这样不仅可改善患者的心理状态，增加信心，也可增进夫妻感情。

慢性肾功能衰竭患者由于长期受到疾病的折磨，往往会产生悲观失望情绪，以至于忧郁、绝望。因此，作为医护人员，应该经常与患者交流，了解患者的内心世界，用理

论和事实说服患者，使其以科学的态度对待疾病，创造一个和谐的生活环境，增添生活的勇气和力量。

此外，医护人员还要做好患者家属的配合工作，不要将悲观不安的情绪感染给患者，要用喜悦之情唤起患者的愉快情绪。作为周围的人，也不应该对其有任何的歧视，应让患者仍感到是社会有用的一员，而不是社会、家庭的负担。

总之，透析患者生殖功能障碍是影响透析患者生活质量的重要问题，许多透析患者生殖功能障碍的临床表现在心理调整及相应治疗后是可以改善的。

（詹江红）

第八章 慢性肾脏病居家中医特色护理技术

第一节 穴位敷贴

穴位敷贴是将药物制成一定剂型，敷贴到人体穴位，通过刺激穴位，激发经气，达到通经活络、清热解毒、活血化瘀、消肿止痛、行气消痞、扶正强身等目的的一种操作方法。

一、适用范围

穴位敷贴适用于恶性肿瘤、各种疮疡及跌打损伤等疾病引起的疼痛，消化系统疾病引起的腹胀、腹泻、便秘，呼吸系统疾病引起的咳喘等症状。穴位敷贴也适用于慢性肾脏病，用以消肿、扶正强身。

二、电话评估及居家现场评估

（1）居室环境，温度适宜。

（2）主要症状，既往史，药物及敷料过敏史，是否妊娠。

（3）敷药部位的皮肤情况。

三、告知

（1）出现皮肤微红为正常现象，若出现皮肤瘙痒、丘疹、水疱等，应立即电话告知护士。

（2）穴位敷贴时间一般为 6～8 小时。可根据病情、年龄、药物、季节调整时间，小儿酌减。

（3）若出现敷料松动或脱落及时电话告知护士，根据电话指引，进行初步处理。

（4）局部贴药后可能出现药物颜色、油渍等污染衣物，需要提前做好防范。

四、物品准备

棉纸或薄胶纸，遵医嘱配制的药物，压舌板，无菌棉垫或纱布，胶布或绷带，生理盐水棉球。

五、基本操作方法

（1）确认医嘱及核对病情，评估居家患者，做好解释。

（2）根据敷药部位，协助患者取适宜的体位，充分暴露患处，注意保暖。

（3）更换敷料，以生理盐水或温水擦洗皮肤上的药渍，观察创面情况及敷药效果。

（4）根据敷药面积，取大小合适的棉纸或薄胶纸，用压舌板将所需药物均匀地涂抹于棉纸上或薄胶纸上，厚薄适中。

（5）将药物敷贴于穴位上，做好固定。为避免药物受热溢出污染衣物，可加敷料或棉垫覆盖。以胶布或绷带固定，松紧适宜。

（6）温度以患者耐受为宜。

（7）观察患者局部皮肤，询问有无不适感。

（8）操作完毕后擦净局部皮肤，协助患者着衣，安排舒适体位，记录贴敷的穴位、时间及患者感受等。

六、注意事项

（1）孕妇的脐部、腹部、腰骶部及某些敏感穴位，如合谷、三阴交等处都不宜敷贴，以免局部刺激引起流产。

（2）药物应均匀涂抹于棉纸中央，厚薄一般以 $0.2 \sim 0.5 \mathrm{~cm}$ 为宜，并保持一定的湿度，覆盖敷料大小适宜。

（3）敷贴部位应交替使用，不宜单个部位连续敷贴。

（4）除拔毒膏外，患处有红肿及溃烂时不宜敷贴药物，以免发生化脓性感染。

（5）对于残留在皮肤上的药物不宜采用肥皂或刺激性物品擦洗。

（6）敷药后，观察局部及全身情况，如出现红疹、瘙痒、水疱等过敏现象，应暂停使用，报告医师，配合处理。

（7）贴敷期间，应避免食用寒凉、过咸的食物，避免烟酒、海味、辛辣及牛羊肉等食物。

（吴胜菊）

第二节　耳穴贴压

耳穴贴压是采用王不留行籽、莱菔子等丸状物贴压于耳郭上的穴位或反应点，通过其疏通经络，调整脏腑气血功能，促进机体的阴阳平衡，达到防治疾病、改善症状目的的一种操作方法，属于耳针技术范畴。

一、适用范围

耳穴贴压适用于减轻各种疾病及术后所致的疼痛、失眠、焦虑、眩晕、便秘、腹泻等症状。

二、电话评估及居家现场评估

（1）主要症状，既往史，是否妊娠。

（2）对疼痛的耐受程度。

（3）有无对胶布、药物等过敏的情况。

（4）耳部皮肤情况。

三、告知

（1）耳穴贴压的局部感觉：热、麻、胀、痛，如有不适及时电话通知护士。

（2）每日自行按压 3～5 次，每次每穴 1～2 分钟。

（3）耳穴贴压脱落后，应通知护士，根据情况再次予以治疗。

四、物品准备

治疗盘、王不留行籽或莱菔子等丸状物、胶布、75% 乙醇、棉签、探棒、止血钳或镊子、弯盘、污物碗，必要时可备耳穴模型。

五、基本操作方法

（1）再次核对医嘱，评估居家患者，做好解释。

（2）检查备齐用物。

（3）协助患者取合理、舒适体位。

（4）遵照医嘱，用探针时力度应适度、均匀，准确探寻穴区内敏感点，确定贴压部位。

（5）用 75% 乙醇自上而下、由内到外、从前到后消毒耳部皮肤。

（6）选用质硬而光滑的王不留行籽或莱菔子等丸状物黏附在 0.7 cm×0.7 cm 大小的胶布中央，用止血钳或镊子夹住贴敷于选好耳穴的部位上，并给予适当按压（揉），使患者有热、麻、胀、痛感觉，即"得气"。

（7）观察患者局部皮肤，询问有无不适感。

（8）常用按压手法。

1）对压法：用食指和拇指的指腹置于患者耳郭的正面和背面，相对按压，至出现热、麻、胀、痛等感觉，食指和拇指可边压边左右移动，或做圆形移动，一旦找到敏感点，则持续对压 20～30 秒。对内脏痉挛性疼痛、躯体疼痛有较好的镇痛作用。

2）直压法：用指尖垂直按压耳穴，至患者产生胀痛感，持续按压 20～30 秒，间隔少许，重复按压，每次按压 3～5 分钟。

3）点压法：用指尖一压一松地按压耳穴，每次间隔0.5秒。本法以患者感到胀而略沉重刺痛为宜，用力不宜过重。一般每次每穴可按压27下，具体可视病情而定。

（9）操作完毕，安排舒适体位，记录耳穴埋豆的部位、时间及患者感受等情况。

六、注意事项

（1）耳郭局部有炎症、冻疮或表面皮肤有溃破者、有习惯性流产史的孕妇不宜施行。

（2）耳穴贴压每次选择一侧耳穴，双侧耳穴轮流使用。夏季易出汗，留置时间1～3天，冬季留置3～7天，指导患者正确按压。

（3）观察患者耳部皮肤情况，留置期间应防止胶布脱落或污染；对普通胶布过敏者改用脱敏胶布。

（4）患者侧卧位耳部感觉不适时，可适当调整。

（5）日常观察：①耳穴贴是否固定良好。②症状是否缓解或减轻。③耳部皮肤有无红、肿、破溃等情况。

（吴胜菊）

第三节　穴位注射

穴位注射技术又称水针，是将小剂量药物注入腧穴内，通过药物和穴位的双重作用，达到治疗疾病目的的一种操作方法。

一、适用范围

穴位注射适用于多种慢性疾病引起的眩晕、呃逆、腹胀、尿潴留、疼痛等症状。

二、电话评估及居家现场评估

（1）主要症状、既往史、药物过敏史、是否妊娠。

（2）注射部位局部皮肤情况。

（3）对疼痛的耐受程度及合作程度。

三、告知

告知患者注射部位出现疼痛、酸胀的感觉属于正常现象，如有不适及时告知护士。

四、物品准备

药物、一次性注射器、无菌棉签、皮肤消毒剂、污物碗、利器盒。

五、基本操作方法

（1）评估居家患者，再次核对医嘱，做好解释，嘱患者排空二便。

（2）配制药液，备齐用物。

（3）协助患者取舒适体位，暴露局部皮肤，注意保暖。

（4）遵医嘱取穴，通过询问患者感受确定穴位的准确位置。

（5）常规消毒皮肤。

（6）再次核对医嘱，排气。

（7）一手绷紧皮肤，另一手持注射器，对准穴位快速刺入皮下，然后用针刺手法将针身推至一定深度，上下提插至患者有酸胀等"得气"感应后，回抽无回血，即可将药物缓慢推入。

（8）注射完毕拔针，用无菌棉签按压针孔片刻。

（9）观察患者用药后症状改善情况，安置舒适体位。记录穴位注射的部位、药物、剂量及患者感受。

六、注意事项

（1）局部皮肤有感染、瘢痕、有出血倾向及高度水肿者不宜进行注射。

（2）孕妇下腹部及腰骶部不宜进行注射。

（3）严格执行"三查七对"及无菌操作规程，防止感染。

（4）遵医嘱配置药物剂量，注意配伍禁忌。

（5）注意针刺角度，观察有无回血。避开血管丰富部位，避免药液注入血管内，患者有触电感时，针体往外退出少许后再进行注射。

（6）注射药物时患者如出现不适症状时，应立即停止注射并观察病情变化。

（吴胜菊）

第四节　艾　灸

艾灸是采用点燃的艾条悬于选定的穴位或病痛部位之上，通过艾的温热和药力作用刺激穴位或病痛部位，达到温经散寒、扶阳固脱、消瘀散结、防治疾病目的的一种操作方法。

一、适用范围

艾灸适用于各种慢性虚寒型疾病及寒湿所致的疼痛，如胃脘痛、腰背酸痛、四肢凉痛、月经寒痛等，及中气不足所致的急性腹痛、吐泻、四肢不温等症状。

二、电话评估及居家现场评估

（1）居室环境及温度。

（2）主要症状、既往史及是否妊娠。

（3）有无出血病史或出血倾向、哮喘病史或艾绒过敏史。

（4）对热、气味的耐受程度。

（5）施灸部位皮肤情况。

三、告知

（1）施灸过程中出现头昏、眼花、恶心、颜面苍白、心慌出汗等不适现象，及时告知护士。

（2）在治疗过程中，个别患者的艾灸部位可能出现水疱。

（3）灸后注意保暖，饮食宜清淡。

四、物品准备

艾条、打火机、弯盘、广口瓶、纱布、必要时备浴巾、计时器。

五、基本操作方法

（1）评估居家患者，核对医嘱，做好解释。

（2）检查备齐用物。

（3）协助患者取合理、舒适体位，注意保暖。

（4）遵照医嘱确定施灸部位，充分暴露施灸部位，注意室内温度的调节，保持室内空气流通。

（5）点燃艾条，进行施灸。

（6）常用施灸方法。

1）温和灸：将点燃的艾条对准施灸部位，距离皮肤 2～3 cm，使患者局部有温热感为宜，每处灸 10～15 分钟，至皮肤出现红晕为度。

2）雀啄灸：将点燃的艾条对准施灸部位 2～3 cm，一上一下地进行施灸，如此反复，一般每穴灸 10～15 分钟，至皮肤出现红晕为度。

3）回旋灸：将点燃的艾条悬于施灸部位上方约 2 cm 处，反复旋转移动范围约 3 cm，每处灸 10～15 分钟，至皮肤出现红晕为度。

（7）及时将艾灰弹入弯盘，防止灼伤皮肤。

（8）施灸结束，立即将艾条插入广口瓶，熄灭艾火。

（9）施灸过程中询问患者有无不适，观察患者皮肤情况，如有艾灰，用纱布清洁，协助患者穿衣，取舒适卧位。

（10）酌情开窗通风，注意保暖，避免吹对流风。

（11）操作完毕后，记录患者施灸的方式、部位、施灸处皮肤及患者感受等情况。

六、注意事项

（1）大血管处、孕妇腹部和腰骶部、皮肤感染、溃疡、瘢痕处，有出血倾向者不宜施灸。空腹或餐后一小时左右不宜施灸。

（2）一般情况下，施灸顺序自上而下，先灸头顶、胸背，后灸腹部、四肢。

（3）施灸过程中询问患者有无灼痛感，调整施灸距离，及时将艾灰弹入弯盘，防止艾灰脱落烧伤皮肤或衣物。

（4）注意观察皮肤情况，对糖尿病、肢体麻木及感觉迟钝的患者，尤应注意防止烧伤。

（5）施灸后局部皮肤出现微红灼热，属于正常现象。如局部出现小水疱，无须处理，让其自行吸收；若水疱较大，可用无菌注射器抽吸疱液，用无菌纱布覆盖。

（6）注意施灸的时间，如失眠症要在临睡前施灸，不要在饭前空腹或饭后立即施灸。

（7）初次使用灸法时，以小剂量、短时间为宜，待患者耐受后，逐渐增加剂量。

（吴胜菊）

第五节　中 药 灌 肠

中药灌肠是将中药药液从肛门灌入直肠或结肠，使药液保留在肠道内，通过肠黏膜的吸收起到清热解毒、软坚散结、泄浊排毒、活血化瘀等作用的一种操作方法。

一、适用范围

中药灌肠适用于慢性肾功能衰竭、慢性疾病所致的腹痛、腹泻、便秘、发热、带下等症状。

二、电话评估及居家现场评估

（1）居室环境、温度适宜。

（2）主要症状、既往史、排便情况、有无大便失禁、是否妊娠。

（3）肛周皮肤有无红肿、破溃。

（4）有无药物过敏史。

（5）近期有无实施肛门、直肠、结肠等手术，有无大便失禁。了解病变的部位，以便掌握灌肠时的卧位和肛管插入的深度。

（6）心理状况、合作程度。

三、告知

（1）操作前排空二便。

（2）局部感觉：胀、满、轻微疼痛。

（3）如有便意或不适，应及时告知护士。

（4）灌肠后体位视病情而定。

（5）灌肠液保留 1 小时以上为宜，因保留时间长，利于药物吸收。

四、物品准备

弯盘、煎煮好的药液、一次性灌肠袋、水温计、纱布、一次性手套、垫枕、中单、石蜡油、棉签等，必要时备便盆。

五、基本操作方法

（1）核对医嘱，评估居家患者，做好解释，调节室温。嘱患者排空二便。

（2）再次检查备齐的用物。

（3）关闭居家门窗。

（4）协助患者取左侧卧位（必要时根据病情选择右侧卧位），充分暴露肛门，垫中单于臀下，置垫枕以抬高臀部 10 cm。

（5）测量药液温度（39～41 ℃），液面距离肛门不超过 30 cm，用石蜡油润滑肛管前端，排液，暴露肛门，插肛管时，可嘱患者张口呼吸以使肛门松弛，便于肛管顺利插入。肛管插入 10～15 cm 后缓慢滴入药液（滴入的速度视病情而定），滴注时间 15～20 分钟。滴入过程中随时观察、询问患者耐受情况，如有不适或便意，及时调节滴入速度，必要时终止滴入。中药灌肠药量不宜超过 200 mL。

（6）药液滴完，夹紧并拔除肛管，协助患者擦干肛周皮肤，用纱布轻揉肛门处，协助取舒适卧位，抬高臀部。

（7）记录灌肠时间、保留时间及患者排便的情况。

六、注意事项

（1）肛门、直肠、结肠术后，大便失禁，孕妇急腹症和下消化道出血的患者禁用。

（2）慢性痢疾，病变多在直肠和乙状结肠，宜采取左侧卧位，插入深度以 15～20 cm 为宜；溃疡性结肠炎病变多在乙状结肠或降结肠，插入深度宜 18～25 cm；阿米巴痢疾病变多在回盲部，应取右侧卧位。

（3）应在居室使用水温计测量灌肠液温度，使药液温度保持在 39～41 ℃，温度过低可使肠蠕动加强，腹痛加剧；过高则引起肠黏膜烫伤或肠管扩张，产生强烈便意，致使药液在肠道内停留时间短，吸收少。

（4）操作前嘱患者排空大便，必要时遵医嘱先行清洁灌肠。

（5）操作时注意保暖及保护患者隐私。

（6）操作过程中询问患者的感受，并嘱患者深呼吸，可减轻便意，延长药液的保留时间。应注意观察用药后的反应，如出现灼热、发红、瘙痒、刺痛，或灌肠时出现腹部疼痛、局部压痛、反跳痛等局部症状时，应及时报告医师，协助处理；如出现头晕、恶心、心慌、气促等症状，应立即停止用药，同时采取必要的处理措施，并报告医师协助处理。

（7）在晚间睡前灌肠，灌肠后不再下床活动。药液灌注完毕后，协助患者取舒适卧位，并尽量保留药液 1 小时以上，以提高疗效。

（8）中药保留灌肠后，患者大便次数增加，需注意对肛周皮肤进行观察及保护，必要时可局部涂抹油剂或膏剂。

（9）过敏体质者慎用。

（吴胜菊）

第六节　中药冷敷

中药冷敷是将中药洗剂、散剂、酊剂冷敷于患处，通过中药透皮吸收，同时应用低于皮温的物理因子刺激机体，达到降温、止痛、止血、消肿、减轻炎性渗出目的的一种操作方法。

一、适用范围

中药冷敷适用于外伤、骨折、脱位、软组织损伤的初期，可用于血液透析造瘘患者穿刺部位外渗 24 小时内。

二、电话评估及居家现场评估

（1）居室环境，温度适宜。
（2）当前主要症状、既往史及药物过敏史。
（3）患者体质是否适宜中药冷敷。
（4）冷敷部位的皮肤情况。

三、告知

（1）冷敷时间为 20～30 分钟。
（2）局部皮肤出现不适时，及时告知护士。
（3）中药可致皮肤着色，数日后可自行消退。

四、物品准备

中药汤剂（8～15 ℃）、敷料（或其他合适材料）、水温计、纱布、治疗巾，必要时备冰敷袋、凉性介质贴膏等。

五、基本操作方法

（1）再次核对医嘱，评估居家患者，做好解释。

（2）备齐用物，携至床旁。协助患者取合理、舒适体位，暴露冷敷部位。

（3）测试药液温度，用敷料（或其他合适材料）浸取药液，外敷患处，并及时更换（每隔 5 分钟重新操作 1 次，持续 20～30 分钟），保持患处低温。

（4）观察患者皮肤情况，询问有无不适感。

（5）其他湿冷敷方法。

1）中药冰敷。将中药散剂敷于患处，面积大于病变部位 1～2 cm。敷料覆盖，将冰敷袋放置于敷料上保持低温。

2）中药酊剂凉涂法。将中药喷剂喷涂于患处，喷 2～3 遍，面积大于病变部位 1～2 cm。敷料覆盖，将冰敷袋放置于敷料上保持低温。

3）中药散剂冷敷法。将中药粉剂揉于患处或均匀撒在有凉性物理介质的膏贴上，敷于患处，面积大于病变部位 1～2 cm，保留膏贴 1 小时。

（6）操作完毕，清洁皮肤，协助患者取舒适卧位。

六、注意事项

（1）阴寒证及皮肤感觉减退的患者不宜冷敷。

（2）操作过程中观察皮肤变化，特别是创伤靠近关节、皮下脂肪少的患者，注意观察患肢末梢血运，定时询问患者局部感受。如发现皮肤苍白、青紫，应停止冷敷。

（3）冰袋不能与皮肤直接接触。

（4）注意保暖，必要时遮挡，保护患者隐私。

（吴胜菊）

第七节 中药湿热敷

中药湿热敷是将中药煎汤或以其他溶媒浸泡，根据治疗需要选择常温或加热，将中药浸泡的敷料敷于患处，通过疏通气机、调节气血、平衡阴阳，达到疏通腠理、清热解毒、消肿止痛目的的一种操作方法。

一、适用范围

中药湿热敷适用于软组织损伤、骨折愈合后肢体功能障碍，肩、颈、腰腿痛，膝关节痛，类风湿性关节炎，强直性脊柱炎等，可用于血液透析造瘘患者穿刺部位外渗 24 小时以后。

二、电话评估及居家现场评估

（1）居室环境，温度适宜。

（2）主要症状、既往史及药物过敏史。

（3）对热的耐受程度。

（4）局部皮肤情况，药物或皮肤过敏者慎用，疮疡脓肿迅速扩散者不宜湿热敷。

三、告知

（1）湿热敷时间 20～30 分钟。

（2）如皮肤感觉不适，过热、瘙痒等，应及时告知护士。

（3）中药可致皮肤着色，数日后可自行消退。

四、物品准备

药液、敷料、水温计、镊子 2 把、纱布，必要时备中单、屏风等。

五、基本操作方法

（1）再次核对医嘱，评估居家患者，做好解释。

（2）检查备齐用物。取合理体位，暴露湿热敷部位。

（3）测试温度，将 5～6 层纱布敷料浸于 38～43 ℃药液中，将敷料拧至干湿度适中，不滴水为宜，敷于患处。

（4）及时更换敷料或频淋药液于敷料上，以保持湿度及温度，观察患者皮肤反应，询问患者的感受，防止烫伤。

（5）操作完毕，清洁皮肤，协助患者取舒适体位。

（6）记录湿敷部位、时间、温度及患者感受等。

六、注意事项

（1）外伤后患处有伤口、皮肤急性传染病等忌用中药湿热敷技术，过敏体质者慎用。

（2）湿敷液应现配现用，注意药液温度，防止烫伤。

（3）治疗过程中观察局部皮肤反应，如出现水疱、痒痛或破溃等症状时，立即停止治疗，报告医师。如出现灼热、发红、瘙痒、刺痛等局部症状，应及时报告医师，以便医师协助处理；如出现头晕、恶心、心慌、气促等症状，应立即停止用药，同时采取必要的处理措施，并报告医师。

（4）如有特殊专科用药，遵医嘱给予相应护理。

（5）注意消毒隔离，避免交叉感染。

（6）注意患者保暖。

（吴胜菊）

第八节 中 药 涂 药

中药涂药是将中药制成水剂、酊剂、油剂、膏剂等剂型，涂抹于患处或涂抹于纱布后外敷于患处，达到祛风除湿、解毒消肿、止痒镇痛目的的一种操作方法。

一、适用范围

中药涂药适用于跌打损伤、烫伤、烧伤、疖痈、静脉炎等，可用于血液透析造瘘患者穿刺部位外渗部位。

二、电话评估及居家现场评估

（1）居室环境，温度适宜。
（2）主要症状、既往史、药物过敏史、是否妊娠。
（3）对疼痛的耐受程度。
（4）涂药部位的皮肤情况。

三、告知

（1）涂药后如出现痛、痒、胀等不适，应及时告知护士，勿擅自触碰或抓挠局部皮肤。
（2）涂药后若敷料脱落或包扎松紧不适宜，应及时告知护士。
（3）涂药后可能出现药物颜色、油渍等污染衣物的情况。
（4）中药可致皮肤着色，数日后可自行消退。

四、物品准备

中药制剂、治疗碗、弯盘、涂药板（棉签）、镊子、生理盐水棉球、纱布或棉纸、胶布或弹力绷带、治疗巾等，必要时备中单、大毛巾。

五、基本操作方法

（1）再次核对医嘱，评估居家患者，做好解释，调节病室温度。
（2）检查备齐用物。根据涂药部位，取合理体位，暴露涂药部位，必要时屏风遮挡。
（3）患处铺治疗巾，用生理盐水棉球清洁皮肤并观察局部皮肤情况。
（4）将中药制剂均匀涂抹于患处或涂抹于纱布后外敷于患处，范围超出患处1～2 cm为宜。

（5）各类剂型用法。

1）混悬液先摇匀后再用棉签涂抹。

2）水、酊剂类药物用镊子夹棉球蘸取药物涂擦，干湿度适宜，以不滴水为度，涂药均匀。

3）膏状类药物用棉签或涂药板取药涂擦，涂药厚薄均匀，以 2～3 mm 为宜。

4）霜剂应用手掌或手指反复擦抹，使之渗入肌肤。

5）对初起有脓头或成脓阶段的肿疡，脓头部位不宜涂药。

6）乳痈涂药时，在敷料上剪一缺口，使乳头露出，利于乳汁的排空。

（6）根据涂药的位置、药物的性质，必要时选择适当的敷料覆盖并固定。

（7）涂药过程中随时询问患者有无不适。

（8）操作完毕，协助患者着衣，安排舒适体位。

六、注意事项

（1）婴幼儿颜面部、过敏体质者及妊娠患者慎用。

（2）涂药前需清洁局部皮肤，遵医嘱执行涂药次数。

（3）局部涂药不宜过多、过厚，以免堵塞毛孔。

（4）涂药后，观察局部及全身的情况，如出现丘疹、瘙痒、水疱或局部肿胀等过敏现象，停止用药，将药物擦洗干净并报告医生，配合处理。

（5）患处若有敷料，不可强行撕脱，可用生理盐水棉球沾湿敷料后再揭，并擦去药迹。

（6）水剂、酊剂用后须塞紧瓶盖；悬浮液须先摇匀后涂擦；霜剂则应用手掌或手指反复摩擦，使之渗入肌肤。

（吴胜菊）

第九节 经穴推拿

经穴推拿是以按法、点法、推法、叩击法等手法作用于经络腧穴，具有减轻疼痛、调节胃肠功能、温经通络等作用的一种操作方法。

一、适用范围

经穴推拿适用于各种急慢性疾病所致的痛症，如头痛、肩颈痛、腰腿痛、痛经以及失眠、便秘等症状。

二、评估

（1）居室环境，保护患者安全。

（2）主要症状、既往史、是否妊娠或月经期，女性患者月经期或妊娠期禁用。

（3）推拿部位皮肤情况。

（4）对疼痛的耐受程度。

三、告知

（1）推拿时及推拿后局部可能出现酸痛的感觉，如有不适，及时告知护士。

（2）推拿前后局部注意保暖，可喝少量温开水。

四、物品准备

治疗巾，必要时备纱块、介质。

五、基本操作方法

（1）再次核对医嘱，评估居家患者，做好解释，调节室温。腰腹部推拿时嘱患者排空二便。

（2）检查备齐用物。

（3）协助患者取合理、舒适体位。

（4）遵医嘱确定腧穴部位、选用适宜的推拿手法及强度。

（5）推拿时间一般宜在饭后 1～2 小时进行。每个穴位施术 1～2 分钟，以局部穴位透热为度。

（6）操作过程中询问患者的感受。若有不适，应及时调整手法或停止操作，以防发生意外。

（7）常见疾病推拿部位和穴位。

1）头面部：取穴印堂、太阳、头维、攒竹、上睛明、鱼腰、丝竹空、四白等。

2）颈项部：取穴风池、风府、肩井、天柱、大椎等。

3）胸腹部：取穴天突、膻中、中脘、下脘、气海、关元、天枢等。

4）腰背部：取穴肺俞、肾俞、心俞、膈俞、华佗夹脊、大肠俞、命门、腰阳关等。

5）肩部及上肢部：取穴肩髃、肩贞、手三里、天宗、曲池、极泉、小海、内关、合谷等。

6）臀及下肢部：取穴环跳、居髎、风市、委中、昆仑、足三里、阳陵泉、梁丘、血海、膝眼等。

（8）头痛、失眠常用穴位。

1）上星：前发际正中直上 1 寸。

2）印堂：两眉头连线的中点。

3）头维：额角发际直上 0.5 寸。

4）攒竹：眉头凹陷中。

5）丝竹空：眉梢处凹陷中。

6）百会：后发际直上7寸（两耳尖直上、头顶正中）。

7）太阳：眉梢与目外眦之间后约1寸凹陷处。

8）风池：胸锁乳突肌与斜方肌之间、平风府穴处。

9）风府：后发际正中直上1寸。

10）肩井：大椎穴与肩峰连线中点。

（9）胃痛、腹胀、便秘的相关穴位。

1）中脘：定位在前正中线脐上四寸。

2）气海：定位在前正中线脐下1.5寸。

3）天枢：定位在脐旁2寸，左右各一。

4）足三里：定位在膝前、膝眼下三寸、胫骨旁一寸。

5）三阴交：内踝尖上三寸，胫骨内侧面后缘。

（10）常用的推拿手法。

1）点法：用指端或屈曲的指间关节部着力于施术部位，持续地进行点压，称为点法。此法包括拇指端点法、屈拇指点法和屈食指点法等，临床以拇指端点法常用。

拇指端点法：手握空拳，拇指伸直并紧靠于食指中节，以拇指端着力于施术部位或穴位上。前臂与拇指主动发力、进行持续点压。亦可采用拇指按法的手法形态、用拇指端进行持续点压。

屈拇指点法：屈拇指，以拇指指间关节桡侧着力于施术部位或穴位，拇指端抵于食指中节桡侧缘以助力。前臂与拇指主动施力，进行持续点压。

屈食指点法：屈食指，其他手指相握，以食指第一指间关节突起部着力于施术部位或穴位上，拇指末节尺侧缘紧压食指指甲部以助力。前臂与食指主动施力，进行持续点压。

2）揉法：以一定力按压在施术部位，带动皮下组织做环形运动的手法。

拇指揉法：以拇指螺纹面着力按压在施术部位，带动皮下组织做环形运动的手法。以拇指螺纹面置于施术部位上，余四指置于合适的位置以助力，腕关节微屈或伸直，拇指主动做环形运动，带动皮肤和皮下组织，每分钟操作120～160次。

中指揉法：以中指螺纹面着力按压在施术部位，带动皮下组织做环形运动的手法。中指指间关节伸直，掌指关节微屈，以中指螺纹面着力于施术部位上，前臂做主动运动，通过腕关节使中指螺纹面在施术部位上做轻柔灵活的小幅度的环形运动，带动皮肤和皮下组织，每分钟操作120～160次。为加强揉动的力量，可以食指螺纹面搭于中指远侧指间关节背侧进行操作，也可用无名指螺纹面搭于中指远侧指尖关节背侧进行操作。

掌根揉法：以手掌掌面掌根部位着力按压在施术部位，带动皮下组织做环形运动的手法。肘关节微屈，腕关节放松并略背伸，手指自然弯曲，以掌根部附着于施术部位上，前臂做主动运动，带动腕掌做小幅度的环形运动，使掌根部在施术部位上环形运动，带动皮肤和皮下组织，每分钟操作120～160次。

在临床治疗的实际运用中，上述这些基本操作方法可以单独或复合运用，也可以选用属于经穴推拿技术的其他手法，如按法、点法、弹拨法、叩击法、拿法、掐法等，视具体情况而定。

3）叩击法：用手的特定部位，或用特制的器械，在治疗部位反复拍打、叩击的一类手法，称为叩击类手法。操作各种叩击法时，用力应果断、快速，击打后将术手立即抬起，叩击的时间要短暂。击打时，手腕既要保持一定的姿势，又要放松，以一种有控制的弹性力进行叩击，使手法既有一定的力度，又感觉缓和舒适，切忌用暴力打击，以免造成不必要的损伤。

（11）操作结束后协助患者穿衣，安置舒适卧位，记录按摩穴位、手法、按摩时间及患者感受等。

六、注意事项

（1）肿瘤或感染患者、女性经期腰腹部慎用，妊娠期腰腹部禁用。

（2）操作前应修剪指甲，以防损伤患者皮肤。

（3）操作时用力要均匀、柔和，注意为患者保暖。

（4）使用叩击法时，有严重心血管疾病禁用、心脏搭桥患者慎用。

（5）操作时要密切观察患者的反应，如有不适，应停止按摩并做好相应的处理。

（吴胜菊）

第九章　慢性肾脏病居家实用护理技术

第一节　手　卫　生

一、手卫生定义

（1）手卫生：医务人员洗手、卫生手消毒和外科手消毒的总称。

（2）洗手：医务人员用肥皂（皂液）和流动水洗手，去除手部皮肤污垢、碎屑和部分致病菌的过程。

（3）卫生手消毒：医务人员用速干手消毒剂揉搓双手，以减少手部暂居菌的过程。

（4）外科手消毒：外科手术前医务人员用肥皂（皂液）和流动水洗手。再用手消毒剂清除或者杀灭手部暂居菌和减少常居菌的过程，使用的手消毒剂具有持续抗菌活性。

（5）常居菌：能从大部分人体皮肤上分离出来的微生物，是皮肤上持久的固有寄居菌，不易被机械的摩擦清除，如凝固酶阴性葡萄球菌、棒状杆菌类、丙酸菌属、不动杆菌属等。一般情况下不致病。

（6）暂居菌：寄居在皮肤表层。常规洗手容易被清除的微生物。直接接触患者或被污染的物体表面时可获得，可随时通过手传播，与医院感染密切相关。

二、一般洗手

（一）目的

去除手部皮肤污垢、碎屑和部分致病菌。

（二）实施要点

1. 洗手指征

（1）直接接触患者前后。

（2）无菌操作前后。

（3）处理清洁或者无菌物品之前。

（4）穿脱隔离衣前后，摘手套后。

（5）接触不同患者之前或者从患者身体的污染部位移动到清洁部位时。

（6）处理污染物品后。

（7）接触患者的血液、体液、分泌物、排泄物、黏膜皮肤或伤口敷料后。

2. 洗手要点

（1）清洗双手，将洗手分为七步。

七步洗手法步骤：

第一步：洗手掌。流水湿润双手，涂抹洗手液（或肥皂），掌心相对，手指并拢相互揉搓。

第二步：洗背侧指缝。手心对手背沿指缝相互揉搓，双手交换进行。

第三步：洗掌侧指缝。掌心相对，双手交叉沿指缝相互揉搓。

第四步：洗拇指。一手握另一手大拇指旋转揉搓，双手交换进行。

第五步：洗指背。弯曲各手指关节，半握拳把指背放在另一手掌心旋转揉搓，双手交换进行。

第六步：洗指尖。弯曲各手指关节，把指尖合拢在另一手掌心旋转揉搓，双手交换进行。

第七步：洗手腕、手臂。揉搓手腕、手臂，双手交换进行。

（2）流动水下彻底冲洗，然后用一次性纸巾或毛巾彻底擦干，或者用干手机干燥双手。

（3）如水龙头为手拧式开关，则应采用防止手部再污染的方法关闭水龙头。

（三）注意事项

（1）认真清洗指甲、指尖、指缝和指关节等易污染的部位。

（2）手部不佩带戒指等饰物。

（3）应当使用一次性纸巾或者干净的小毛巾擦干双手，毛巾应当"一用一消毒"。

（4）手未受到患者血液、体液等物质明显污染时，可以使用速干手消毒剂消毒双手代替洗手。

（吴胜菊）

第二节　生命体征的观测护理

体温、脉搏、呼吸及血压是评估生命活动质量的重要征象，也是护士评估患者身心状态的基本资料，临床上称为生命体征。

一、体温的评估及护理

体温是指人体内部的温度，是人体新陈代谢和骨骼肌运动等过程中不断产生热能的结果。成人安静状态下，舌下温度为 36.3～37.2 ℃，直肠温度为 36.5～37.7 ℃，腋下温度为 36.0～37.0 ℃。体温可随昼夜、年龄、性别、运动、用药等因素而出现生理性波动，但其变化范围很小，一般不超过 1.0 ℃。

（一）体温过高

发热：由于致热原作用于体温调节中枢或体温中枢功能障碍等原因导致体温超出正常范围。当体温上升超过正常值的 0.5 ℃ 或一昼夜体温波动在 1 ℃ 以上即可称为发热。

（1）腋下温度程度判断：低热，37.3～38 ℃；中度热，38.1～39.0 ℃；高热，39.1～41.0 ℃；超高热，41.0 ℃ 以上。

（2）发热过程：分为体温上升期、高热持续期、退热期。

（3）热型：包括稽留热、弛张热、间歇热、不规则热。

（4）护理措施：

1）降低体温，可选用物理降温或药物降温方法。

2）加强病情观察，应每 4 小时测量 1 次。

3）维持水、电解质平衡，鼓励患者多饮水。

4）补充营养，给予高热量、高蛋白、高维生素、易消化的流质或半流质食物。

5）休息，能减少能量的消耗，有利于机体康复。

6）预防并发症。

7）心理护理。

（二）体温过低

体温低于正常范围称为体温过低。若体温低于 35 ℃ 以下称为体温不升。体温过低是一种危险的信号，常提示疾病的严重程度和不良预后。

（1）临床表现：体温过低时，患者常有体温不升、皮肤苍白、四肢冰冷、呼吸减慢、脉搏细弱、血压下降，感觉和反应迟钝、嗜睡、甚至昏迷等。

（2）护理措施：

1）环境温度：提供合适的环境温度，维持室温在 22～24 ℃。

2）保暖措施：给予毛毯、棉被、电热毯、热水袋，添加衣服，防止体热散失。

3）加强监测：观察生命体征，持续监测体温的变化，至少每小时测量 1 次，直至体温恢复至正常且稳定。同时注意呼吸、脉搏、血压的变化。

4）病因治疗：去除引起体温过低的原因，使体温恢复正常。

（三）体温计的居家消毒

用后的体温计应进行消毒处理。消毒剂可用 75% 乙醇或 0.1% 过氧乙酸，体温计浸泡于消毒液中 30 分钟，取出用清水冲净、擦干、置于清洁盒内。

（四）体温测量

1. 居家评估及准备

（1）护士衣帽整洁，修剪指甲，洗手。

（2）患者了解测量体温的目的、方法、注意事项及配合要点。测量前 20～30 分钟无剧烈运动、进食、洗澡、灌肠等影响体温的因素。

（3）居室安静、整洁，光线充足，必要时拉上窗帘或用屏风遮挡。

（4）测量盘内备清洁干燥的容器，容器内放置清洁体温计、消毒液纱布、弯盘、记录本、记录笔及有秒针的表，如测肛温可另备润滑油、棉签、卫生纸。

2. 操作步骤

（1）核对解释：核对患者姓名及年龄，解释目的、配合方法及注意事项，取得患者合作。

（2）选择部位：根据患者情况选择合适测量部位。

口温测量法：将口表水银端斜放于舌下热窝处，此处靠近舌动脉，是口腔中温度最高的部位。嘱患者闭唇含住口表，勿用牙咬体温计，用鼻呼吸，测量 3 分钟，获得准确的测量结果，擦净体温计，正确读数并告知测量结果，感谢患者合作，将测量结果记录在居家护理记录单上。整理衣被，协助患者取舒适体位。

腋温测量法：擦干汗液，将腋表水银端放于腋窝处，指导患者夹紧体温计，紧贴皮肤，屈臂过胸，测量 10 分钟，获得准确的测量结果，擦净体温计，正确读数并告知测量结果，感谢患者合作，将测量结果记录在居家护理记录单上。整理衣被，协助患者取舒适体位。

肛温测量法：患者取侧卧、俯卧或屈膝仰卧位，暴露测温部位便于测量，润滑肛表水银端，轻轻插入肛门 3～4 cm。护士注意固定肛表，测量 3 分钟，获得准确的测量结果，擦净体温计，正确读数并告知测量结果，感谢患者合作，将测量结果记录在居家护理记录单上。为患者擦净肛门，整理衣被，协助患者取舒适体位。

3. 注意事项

（1）测量体温前，应认真检查体温计是否完好，水银柱是否在 35 ℃的刻度以下。

（2）精神异常、昏迷、口腔疾患、口鼻手术或呼吸困难及不能合作者，不宜测口温；进食或面颊部冷、热敷后，应间隔 30 分钟后测量。

（3）腋下出汗较多、腋下有创伤、手术、炎症者，肩关节受伤或极度消瘦夹不紧体温计者不宜测腋温。

（4）腹泻、直肠或肛门手术者禁忌测肛温；心肌梗死患者不宜测肛温，以免刺激肛门引起迷走神经反射，导致心动过缓；坐浴或灌肠者须待 30 分钟后方可测直肠温度。

（5）如患者不慎咬破体温计，应立即清除玻璃碎屑以免损伤唇、舌、口腔、食管和胃肠道黏膜，再口服蛋清或牛奶以延缓汞的吸收。若病情允许，可服用粗纤维食物，以促进汞的排出。

（6）发现体温与病情不相符合时，应在床边监测，必要时测口温和肛温以做对照。

（7）严格做好体温计的清洁消毒工作，防止交叉感染。传染患者的体温计应专人专用。

（8）向患者及家属讲解监测体温的重要性，影响体温的因素；学会体温的正确测量方法和异常体温的护理；增强自我护理能力。

二、脉搏的评估及护理

在每一个心动周期中，随着心脏的节律性收缩和舒张，动脉内的压力发生周期性变化，导致动脉管壁产生有节律的搏动，称为动脉脉搏，简称脉搏。

（一）正常脉搏

成人安静状态下脉率为 60～100 次／分，脉律跳动均匀、间隔时间相等，脉搏的强弱取决于动脉充盈程度及脉压大小。脉率随年龄的增长而逐渐减低，到老年时轻度增加。女性脉率比男性稍快，通常相差 5 次／分。活动、运动、兴奋、恐惧、愤怒、焦虑使脉率增快；休息使脉率减慢。药物、进食、使用兴奋剂、浓茶或咖啡能使脉率增快；禁食、使用镇静剂、洋地黄类药物能使脉率减慢。

（二）异常脉搏的评估及护理

1. 脉率异常

（1）速脉：指在安静状态下成人脉率每分钟超过 100 次，又称心动过速。

（2）缓脉：指在安静状态下成人脉率每分钟少于 60 次，又称心动过缓。

2. 节律异常

（1）间歇脉：在一系列正常均匀的脉搏中，出现一次提前而较弱的脉搏，其后有一较正常延长的间歇（即代偿性间歇），称间歇脉，亦称期间收缩（过早搏动）。

（2）绌脉：在同一单位时间内脉率少于心率，称脉搏短绌或绌脉。

3. 强弱异常

（1）洪脉：当心输出量增加，周围动脉阻力较小，动脉充盈度和脉压较大时，脉搏搏动强大有力，称洪脉。

（2）丝脉：当心输出量减少，周围动脉阻力较大，动脉充盈度降低时，脉搏搏动细弱无力，扪之如细丝，称丝脉。

（3）交替脉：指节律正常而强弱交替出现的脉搏。

（4）奇脉：当平静吸气时脉搏明显减弱或消失称为奇脉。

（5）水冲脉：脉搏骤起骤落，急促而有力，如潮水涨落样称水冲脉。

4. 动脉壁异常

正常动脉用手指压迫时，其远端动脉管不能触及，若仍能触到者，提示动脉硬化。

（三）异常脉搏的护理措施

（1）休息与活动。

（2）密切观察病情。

（3）备齐急救物品和急救仪器。

（4）心理护理。

（5）健康教育。

（四）脉搏测量

1. 居家评估及准备

（1）判断脉搏有无异常；监测脉搏变化，间接了解心脏的状态；为疾病的诊断、治疗、护理和预防提供依据。

（2）护士衣帽整洁，修剪指甲，洗手，戴口罩。

（3）患者了解测量脉搏的目的、方法、注意事项及配合要点。测量前 20～30 分钟无剧烈运动、情绪激动等影响脉搏的因素。

（4）用物准备：有秒针的表、记录本和笔，必要时备听诊器。

（5）居室安静、整洁，光线充足。

2. 操作步骤

（1）核对患者姓名及年龄，解释测量目的、配合方法及注意事项，取得患者合作。

（2）根据患者情况选择合适的测量部位：取卧位或坐位，手腕伸展，手臂取舒适位置，便于护士测量。

（3）护士以食指、中指、无名指的指端放在桡动脉搏动处，压力大小以能清晰触及脉搏搏动为宜，测量30秒，将所测得数值乘以2，即为脉率。异常脉搏、危重患者应测1分钟。如触摸不清可用听诊器测心率。

（4）绌脉测量：应教会患者家属测量脉率，由护士和家属同时测量。护士听心率，家属测脉率以做参考。由护士发出"起"与"停"的口令，计数1分钟。

（5）记录数值：方式是次/分，如70次/分；绌脉记录为心率/脉率，如100/70次/分，将脉搏测得的数值写在居家护理记录单上。

3. 注意事项

（1）选择合适的测量部位。

（2）不可用拇指诊脉，因拇指小动脉搏动较强，易与患者的脉搏相混淆。

（3）为偏瘫或肢体有损伤的患者测脉率应选择健侧肢体。

（4）测量脉率的同时，还应注意脉搏的节律、强弱、动脉管壁的弹性、紧张度等，发现异常及时报告医生并详细记录。

（5）异常脉搏应测量1分钟。

三、呼吸的评估及护理

为确保新陈代谢的正常进行和内环境的相对稳定，机体需要不断地从外界环境中摄取氧气，并把自身产生的二氧化碳排出体外，这种机体与环境之间进行气体交换的过程，称为呼吸。

（一）正常呼吸

成人安静状态下呼吸次数为16～20次/分，节律规则，呼吸运动均匀平稳，无声且不费力。呼吸与脉搏的比例为1:4至1:5。一般情况下，男性及儿童以腹式呼吸为主；女性以胸式呼吸为主。呼吸次数与年龄、性别、运动、情绪及血压有关。环境温度升高，可使呼吸加深加快。

（二）异常呼吸

1. 频率异常

（1）呼吸过速：也称气促，指成人在安静状态下呼吸频率超过24次/分。

（2）呼吸过缓：成人在安静状态下呼吸频率低于12次/分，称为呼吸过缓。

2. 深浅度异常

（1）深度呼吸：又称库斯莫呼吸，是一种深而规则的大呼吸，可伴有鼾音。

（2）浅快呼吸：是一种浅表而不规则的呼吸，有时呈叹息样。

3. 节律异常

（1）潮式呼吸：又称陈－施氏呼吸，是一种周期性的呼吸异常，其表现为呼吸由浅慢逐渐变为深快，再由深快转为浅慢，经过一段时间的呼吸暂停（5～30 秒）后，又开始重复以上的周期性变化。

（2）间断呼吸：又称毕奥呼吸。表现为有规律的呼吸几次后，突然停止，间隔一段时间后又开始呼吸，如此反复交替。

4. 声音异常

（1）蝉鸣样呼吸：即吸气时产生一种极高的音响，似蝉鸣样。产生机制是由于声带附近阻塞。

（2）鼾声呼吸：即呼吸时发出一种粗大的鼾声，是由于器官或支气管内有较多的分泌物积蓄所致。多见于昏迷患者。

5. 呼吸困难

呼吸困难是指呼吸频率、节律和深浅度的异常。临床上可分为三种：

（1）吸气性呼吸困难：患者表现为吸气困难，吸气时间延长，伴有明显的三凹症（胸骨上窝、锁骨上窝、肋间隙凹陷）。

（2）呼气性呼吸困难：患者表现为呼气费力、呼气时间延长。

（3）混合性呼吸困难：患者表现为吸气、呼气均感费力、呼吸表浅、频率增加。

（三）异常呼吸护理措施

（1）保持呼吸道通畅，必要时给予氧气吸入。

（2）改善环境：保持环境清洁、安静、舒适，室内空气流通、清新，温度、湿度适宜，有利于患者放松和休息。

（3）加强观察：观察呼吸的频率、深度、节律、声音、形态有无异常。

（4）心理护理：维持良好的护患关系，稳定患者情绪，保持良好心态。

（5）健康教育。

（四）呼吸测量

1. 居家评估及准备

（1）评估患者的年龄、病情、治疗情况，心理状态及合作程度。判断呼吸有无异常；监测呼吸变化，间接了解呼吸系统功能状态；为疾病的诊断、治疗、护理和预防提供依据。

（2）护士衣帽整洁，修剪指甲，洗手。向患者及家属解释呼吸测量的目的、方法、注意事项。

（3）患者体位舒适，情绪稳定，保持自然呼吸状态。测量前20～30分钟无剧烈运动、情绪激动等影响呼吸的因素。

（4）用物准备：有秒针的表、记录本和笔，必要时备棉花。

（5）居室安静、整洁，光线充足。

2. 操作步骤

（1）携用物至患者身旁，核对患者姓名及年龄。

（2）患者体位舒适，精神放松，避免引起患者的紧张。

（3）护士将手放在患者的诊脉部位似诊脉状，眼睛观察患者胸部或腹部的起伏，女性以胸式呼吸为主；男性和儿童以腹式呼吸为主。

（4）护士观察呼吸频率（一起一伏为一次呼吸）、深度、节律、音响、形态及有无呼吸困难，便于协助诊断，为预防、治疗、康复、护理提供依据。

（5）正常呼吸测 30 秒，乘以 2，异常呼吸患者或婴儿应测 1 分钟。

（6）将所测呼吸值记录在居家护理记录单上。

3. 注意事项

（1）呼吸受意识控制，测呼吸时应转移患者注意力，使其处于自然呼吸状态，以保持测量的准确性。

（2）幼儿宜先测量呼吸后测量体温，因幼儿测量体温易哭闹不配合而影响呼吸测量。

（3）呼吸不规则患者及婴儿应测 1 分钟。

（4）测量呼吸的同时应观察呼吸的深浅度、节律，有无异常声音等。

（5）危重患者呼吸微弱，可用少许棉花置于患者鼻孔前，观察棉花被吹动的次数，计时 1 分钟。及时协助家属转送医院做进一步诊治。

（五）居家促进呼吸功能的护理

1. 清除呼吸道分泌物的护理

（1）有效咳嗽：咳嗽是一种防御性呼吸反射，可排出呼吸道内的异物、分泌物，具有清洁、保护和维护呼吸道通畅的作用，适用于神志清醒尚能咳嗽的患者。护士应对患者进行指导，帮助患者学会有效咳嗽的方法。促进有效咳嗽的主要措施是：

1）改变患者姿势，使分泌物流入大气道内便于咳出。

2）鼓励患者做缩唇呼吸，即鼻吸气，口缩唇呼气，以引发咳嗽反射。

3）在病情许可情况下，增加患者活动量，有利于痰液的松动。

4）双手稳定地按压胸壁下侧，提供一个坚实的力量，有助于咳嗽。有效咳嗽的步骤为：患者取坐位或半卧位，屈膝，上身前倾，双手抱膝或在胸部和膝盖上置一枕头并用两肋夹紧，深吸气后屏气 3 秒（有伤口者，护士应将双手压在切口的两侧），然后腹肌用力，两手抓紧支持物（脚和枕），用力做爆破性咳嗽，将痰液咳出。

（2）叩击：指用手叩打胸背部，借助震动，使分泌物松脱而排出体外。适用于长期卧床、久病体弱、排痰无力的患者。叩击的手法是：患者取坐位或侧卧位，操作者将手固定成背隆掌空状，即手背隆起，手掌中空，手指弯曲，拇指紧靠食指，有节奏地从肺底自下而上，由外向内轻轻叩打。边叩击边鼓励患者咳嗽。注意不可在裸露的皮肤、肋骨上下、脊柱、乳房等部位叩击。

（3）体位引流：置患者于特殊体位，使肺与支气管所存积的分泌物借助重力作用流入大气管并咳出体外，称体位引流。适用于痰量较多、呼吸功能尚好的支气管扩张、肺脓肿等患者，可起到重要的治疗作用。对严重高血压、心力衰竭、高龄、极度衰弱、意识不清等患者应禁用。其实施要点为：

1）患者体位要求是患肺处于高位，其引流的支气管开口向下，便于分泌物顺体位引流而咳出。临床上常根据病变部位不同采取相应的体位进行引流。

2）嘱患者间歇深呼吸并尽力咳痰，护士轻叩相应部位，提高引流效果。

3）痰液黏稠不易引流时，可给予蒸气吸入、超声雾化吸入、祛痰药，有利于排出痰液。

4）宜选用空腹时体位引流，每日 2～4 次，每次 15～30 分钟。体位引流时应监测：①患者的反应，如出现头晕、面色苍白、出冷汗、血压下降等，应停止引流。②引流液的色、质、量，并予以记录。如引流液大量涌出，应注意防止窒息；如引流液每日小于 30 mL，可停止引流。

叩击与体位引流后，遂即进行深呼吸和咳嗽，有利于分泌物的排出。

（4）吸痰法：指经口、鼻腔、人工气道将呼吸道的分泌物吸出，以保持呼吸道通畅，预防吸入性肺炎、肺不张、窒息等并发症的一种方法。临床上主要用于年老体弱、危重、昏迷、麻醉未清醒前等各种原因引起的不能有效咳嗽、排痰者。其目的是清除呼吸道分泌物，保持呼吸道通畅，促进呼吸功能，改善肺通气，预防并发症的发生。

（六）氧气疗法

氧是生命活动所必需的物质，如果组织得不到足够的氧或不能充分利用氧，组织的代谢、功能、甚至形态都可能发生异常变化，这一过程称为缺氧。氧气疗法指通过给氧，提高动脉血氧分压和动脉血氧饱和度，增加动脉血氧含量，纠正各种原因造成的缺氧状态，促进组织的新陈代谢，维持机体生命活动的一种治疗方法。

随着便携式供氧装置的面世和家庭用氧源的发展，一些慢性呼吸系统疾病和持续低氧血症的患者可以在家中进行氧疗。家庭氧疗一般采用制氧器、小型氧气瓶及氧气枕等方法，对改善患者的健康状况，提高他们的生活质量和运动耐力有显著疗效。

1. 缺氧分类和氧疗适应证

（1）低张性缺氧。

（2）血液性缺氧。

（3）循环性缺氧。

（4）组织性缺氧。

以上四种缺氧中，低张性缺氧治疗效果最好。

2. 缺氧程度判断

根据临床表现及动脉血氧分压（PaO_2）和动脉血氧饱和度（SaO_2）来确定。

（1）轻度低氧血症 $PaO_2 > 6.67$ kPa（50 mmHg），$SaO_2 > 80\%$，无发绀，一般不需氧疗。如有呼吸困难，可给予低流量低浓度（氧流量 1～2 L/min）氧气。

（2）中度低氧血症 PaO_2 为 4～6.67 kPa（30～50 mmHg），SaO_2 为 60%～80%，有发绀、呼吸困难，需氧疗。

（3）重度低氧血症 $PaO_2 < 4$ kPa（30 mmHg），$SaO_2 < 60\%$，显著发绀、呼吸极度困难，出现三凹症，是氧疗的绝对适应证。

血气分析检查是监测用氧效果的客观指标，当患者 PaO_2 低于 6.61 kPa（50 mmHg）时，应给予吸氧。

3. 氧气浓度与流量的关系

吸氧浓度（％）＝21＋4×氧流量（L/min）。

4. 居家常用给氧方法

鼻氧管给氧法：将鼻氧管前端插入鼻孔内约 1 cm，导管环固定稳妥即可。此法比较简单，患者感觉比较舒适，容易接受，也是目前临床上常用的给氧方法之一。

氧气枕：是一长方形橡胶枕，枕的一角有一橡胶管，上有调节器可调节氧流量，氧气枕充入氧气，接上湿化瓶即可使用。此法可用于家庭氧疗、危重患者的抢救或转运途中，以枕代替氧气装置。

5. 居家吸氧注意事项

（1）用氧前，检查氧气装置有无漏气，是否通畅。

（2）严格遵守操作规程，注意用氧安全，切实做好"四防"，即防震、防火、防热、防油。氧气瓶搬运时要避免倾倒撞击。氧气筒应放在阴凉处，周围严禁烟火及易燃品，距明火至少 5 m，距暖气至少 1 m，以防引起燃烧。氧气表及螺旋口勿上油，也不用带油的手装卸。

（3）使用氧气时，应先调节流量后应用。停用氧气时，应先拔出导管，再关闭氧气开关。中途改变流量，先分离鼻氧管与湿化瓶连接处，调节好流量再接上。以免一旦开关出错，大量氧气进入呼吸道而损伤肺部组织。

（4）氧气筒内氧勿用尽，压力表至少要保留 0.5 mPa（5 kg/cm²），以免灰尘进入筒内，再充气时引起爆炸。

6. 氧疗的副作用

当氧浓度高于 60%、持续时间超过 24 小时，可出现氧疗副作用。常见的副作用有：

（1）氧中毒。其特点是肺实质的改变，表现为胸骨下不适、疼痛、灼热感，继而出现呼吸增快、恶心、呕吐、烦躁、断续的干咳。预防措施是避免长时间、高浓度氧疗，经常做血气分析，动态观察氧疗的治疗效果。

（2）肺不张。吸入高浓度氧气后，肺泡内氧气被大量置换，一旦支气管有阻塞时，其所属肺泡内的氧气被肺循环血液迅速吸收，引起吸入性肺不张。其表现为烦躁，呼吸、心率增快，血压上升，继而出现呼吸困难、发绀、昏迷。预防措施是鼓励患者做深呼吸，多咳嗽和经常改变卧位、姿势，防止分泌物阻塞。

（3）呼吸道分泌物干燥。氧气是一种干燥气体，吸入后可导致呼吸道黏膜干燥，分泌物黏稠，不易咳出，且有损纤毛运动。因此，氧气吸入前一定要先湿化再吸入，以此减轻刺激作用，并定期雾化吸入。

（4）晶状体后纤维组织增生。仅见于新生儿，以早产儿多见。由于视网膜血管收缩、视网膜纤维化，最后出现不可逆失明，因此新生儿应控制氧浓度和吸氧时间。

（5）呼吸抑制。见于 II 型呼吸衰竭者（PaO_2 降低、$PaCO_2$ 增高），由于 $PaCO_2$ 长时期处于高水平，呼吸中枢失去了对二氧化碳的敏感性，呼吸的调节主要依靠缺氧对外周化学感受器的刺激来维持，吸入高浓度氧，解除缺氧对呼吸的刺激作用，使呼吸中枢抑制加重，甚至呼吸停止。因此，对 II 型呼吸衰竭患者应给与低浓度、低流量（1～2 L/min）持续吸氧，维持 PaO_2 在 8 kPa 即可。

四、血压的评估及护理

血压是血管内流动着的血液对单位面积血管壁的侧压力（压强）。根据不同血管，血压被分为动脉血压、毛细血管压和静脉血压，而一般所说的血压是指动脉血压。

（一）正常血压

以肱动脉血压为标准，正常成人安静状态下的血压范围为收缩压 90～139 mmHg（12.0～18.6 kPa），舒张压 60～89 mmHg（8.0～12.0 kPa），脉压 30～40 mmHg（4.0～5.3 kPa）。血压的计量单位有 kPa 和 mmHg 两种，kPa 和 mmHg 之间的换算关系是：1 mmHg = 0.133 kPa，1 kPa = 7.5 mmHg。血压值与年龄、性别、昼夜、睡眠、环境温度、体位改变、部位有关，如果情绪激动、紧张、恐惧、兴奋、剧烈运动、吸烟可使血压升高。

（二）异常血压的评估及护理

1. 异常血压

（1）高血压：指正常状态下，成人收缩压 ≥ 140 mmHg，和（或）舒张压 ≥ 90 mmHg。

（2）低血压：指正常状态下，成人收缩压低于 90 mmHg，舒张压低于 60 mmHg，称为低血压。

（3）脉压变化：脉压增大常见于主动脉硬化、主动脉瓣关闭不全、动静脉瘘、甲状腺功能亢进。脉压减小常见于心包积液、缩窄性心包炎、末梢循环衰竭。

2. 异常血压的护理措施

（1）监测血压。

（2）劳逸结合。

（3）心理护理。

（4）健康教育。

（三）血压测量

1. 血压计的种类

常用的血压计主要有水银血压计、表式血压计和电子血压计三种。

2. 血压计的构造

血压计主要由三个部分组成：①输气球及调节空气压力的阀门；②袖带，由内层长方形扁平的橡胶气囊和外层布套组成；③测压计。

3. 居家评估及准备

（1）评估患者的年龄、病情、治疗情况，心理状态及合作程度。判断血压有无异常，监测血压变化，间接了解循环系统的功能状况，为诊断、治疗、护理和预防提供依据。

（2）护士衣帽整洁，修剪指甲，洗手，戴口罩。向患者及家属解释血压测量的目的、方法、注意事项及配合要点。

（3）患者了解测量血压的目的、方法、注意事项及配合要点。体位舒适、情绪稳定。测量前 15～30 分钟无运动、吸烟、情绪变化等影响血压的因素。

（4）准备血压计、听诊器、记录本及笔。

（5）居室安静、整洁，光线充足。

4. 操作步骤

（1）测血压前，患者应至少坐位安静休息 5 分钟，30 分钟内禁止吸烟或饮咖啡，排空膀胱，携用物至患者身旁，核对患者姓名及年龄。

（2）测量血压（肱动脉测量法）。

体位：手臂位置（肱动脉）与心脏呈同一水平。坐位：平第 4 肋；仰卧位：平腋中线。若肱动脉高于心脏水平，测得血压值偏低；肱动脉低于心脏水平，测得血压值偏高。

手臂：卷袖，露臂，手掌向上，肘部伸直。必要时脱袖，以免衣袖过紧影响血流，影响血压测量值的准确性。

血压计：打开，垂直放妥，避免倾倒，开启水银槽开关。

缠袖带：驱尽袖带内空气，平整置于上臂中部，下缘距肘窝 2～3 cm，松紧以能插入 1 指为宜，袖带缠得太松，充气后呈气球状，有效面积变窄，使血压测量值偏高；袖带缠得太紧，未注气已受压，使血压测量值偏低。

充气：触摸肱动脉搏动，将听诊器胸件置肱动脉搏动最明显处，避免听诊器胸件塞在袖带下，以免局部受压较大和听诊时出现干扰声。一手固定，另一手握加压气球，关气门，充气至肱动脉消失（肱动脉搏动消失表示袖带内压力大于心脏收缩压，血流被阻断。）再升高 20～30 mmHg，注意充气不可过猛、过快，以免水银溢出和患者不适。充气不足或充气过度都会影响测量结果。

放气：缓慢放气，速度以水银柱下降 4 mmHg/秒为宜，注意水银柱刻度和肱动脉声音的变化，放气太慢，使静脉充血，舒张压值偏高；放气太快，未注意到听诊间隔，影响测量结果。

判断：眼睛视线保持与水银柱弯月面同一水平。视线低于水银柱弯月面读数偏高，反之，读数偏低。听诊器出现的第一声搏动音，表示袖带内压力降至与心脏收缩压相等，血流能通过受阻的肱动脉，此时水银柱所指的刻度，即为收缩压；当搏动音突然变弱或消失，水银柱所指的刻度即为舒张压（WHO 规定成人应以动脉搏动音的消失作为判断舒张压的标准）。

5. 注意事项

（1）需长期观察血压的患者应做到四定：定时间、定部位、定体位、定血压计。

（2）为偏瘫、肢体外伤或手术的患者测血压时应选择健侧肢体测量。

（3）排除影响血压的因素：

1）袖带过宽使大段血管受压，致搏动音在到达袖带下缘之前已消失，故测得血压值偏低；反之，袖带过窄测得的血压值偏高。

2）袖带过紧使血管在未充气前已受压，测得血压值偏低；袖带过松使橡胶袋呈球状，以致有效测量面积变窄，导致测得血压值偏高。

3）肱动脉高于心脏水平，测得血压值偏低；肱动脉低于心脏水平，测得血压值偏高。

4）视线低于汞柱，使血压读数偏高；视线高于汞柱，使血压读数偏低。

（4）发现血压异常或听不清时，应重新测量。重测时，应先将袖带内空气驱尽，汞柱降至"0"点，稍待片刻后再测量，一般连测 2～3 次，取其最低值，必要时可行双侧肢体对照。

（吴胜菊　熊凤珍）

第三节　快速微量血糖测定仪的使用

一、血糖监测基本知识

血糖监测（self-monitoring of blood glucose，SMBG）就是对于血糖值的定期检查。居家血糖监测方便、经济、准确、及时，是患者全面了解自己血糖情况而需要掌握的必要技能。正确的血糖监测，可以更好地掌控糖尿病患者的血糖变化，帮助患者随时发现问题，及时到医院就医，降低糖尿病并发症风险，保证患者安全。通过居家血糖监测，还能及时评价各种治疗的疗效，对患者的运动、饮食及合理用药都具有重要指导意义。良好的血糖控制可以提高患者生活质量，改善身体状况。

血糖值表示法有两种单位，一种是旧制单位，表示为 mg/dL；另一种是新制单位，表示为 mmol/L。两种单位的换算公式为：mg/dL ÷ 18 = mmol/L，mmol/L × 18 = mg/dL。例如，100 mg/dL 换算成以 mmol/L 为单位的数值时，应除以 18，即 100 mg/dL ÷ 18 = 5.56 mmol/L；5.56 mmol/L 换算成以 mg/dL 为单位的数值时，应乘以 18，即 5.56 mmol/L × 18 = 100 mg/dL。

不同时间点检测的血糖值意义不一样，血糖监测时间一般为每天监测 4 次，分别是三餐前及睡前。如果需要增加监测密度，也可以安排为每天监测 7 次，分别是三餐前、三餐后 2 小时及睡前，必要时下半夜还要再监测 1 次。如果采用 5 点检测法，分别是空腹检测 1 次，三餐后 2 小时共 3 次，睡前 1 次。若需要采用 8 点检测法，分别是三餐前共 3 次，三餐后 2 小时共 3 次，睡前 1 次，夜间 1 次。

对于刚刚被诊断为糖尿病，接受胰岛素治疗或正在使用胰岛素泵的患者，建议每天监测 4～7 次。1 型糖尿病患者空腹血糖 >12 mmol/L，每天监测 4～7 次。2 型糖尿病患者空腹血糖 > 16.2 mmol/L，每天监测 4 次。反复出现低血糖，需调整胰岛素用量时，要及时监测血糖。

不同时间段监测血糖有不同的意义：

（1）空腹血糖：主要反映在基础状态下（最后一次进食后 8～10 小时）没有饮食负荷时的血糖水平，是糖尿病诊断重要依据。

（2）餐后 2 小时的血糖：反映胰岛 B 细胞储备功能的重要指标，即进食后食物刺激 B 细胞分泌胰岛素的能力。测餐后 2 小时血糖能发现可能存在的餐后高血糖，能较好反映进食与使用降糖药是否合适，有利于检测出高血糖，是糖尿病控制达标的敏感指标。

（3）睡前血糖：反映胰岛 B 细胞对进食晚餐后高血糖的控制能力，是指导夜间用药或注射胰岛素剂量的依据。

（4）随机血糖：可以了解机体在特殊情况下对血糖的影响，如进餐的多少、饮酒、劳累、生病、情绪变化、月经期等。

二、居家血糖监测实施步骤

市面上血糖仪的种类繁多，价格不等，建议患者及家属购买知名品牌。在最初的监测过程中，定期与正规医院血糖值检查进行对比。居家血糖监测步骤：

（1）洗手，调整血糖仪的代码与现在使用试纸的代码相同，注意不同时间购买的试纸有不同代码。一般试纸盒里都带有自动核对代码的试纸，只需插入血糖仪校正即可，从血糖试纸包装盒中取出血糖试纸备好。

（2）从采血针包装盒中取出一次性采血针头备好，拧下采血笔调节头，露出采血笔底座，将之前备好的采血针按纹路塞入底座，顺时针拧下采血针上的保护帽，给血糖笔装上针头，调整进针深浅刻度，一般刻度调到 3 即可，若末梢循环不好，采不到血，可以调到 5 左右。

（3）再次洗手，开启试纸瓶，需在瓶身标注开启日期，如果非第一次开启，需确认试纸是否在有效期内。取出一片血糖试纸插入机器，再次核对试纸和血糖仪屏幕显示的代码，试纸上横向黑色条为采血处，待血糖仪指示取血。

（4）用75%的乙醇消毒手指指腹，将调整好的笔垂直刺入，用另一只手的大拇指和食指立刻捏住被测手指的上方。

（5）将血液自然滴到试纸横向黑色条采血处，机器收到采样信号开始分析。

（6）用棉棒按压刺破口，等待血糖仪数值出现。

三、居家血糖监测操作细节

（1）物品准备：包括采血笔、采血针头、血糖监测仪、血糖试纸、75%乙醇、棉棒。

采血针一般分为两种：一种为直接实用型，把笔帽拧开露出笔头，将笔头对准需要扎的部位，按下笔尾部开关，采血针随即弹出，不同颜色代表不同采血量的采血针，通用型为黄色；另一种则为装填型采血针，这种采血针需要借助采血笔才能完成采血操作过程。

（2）操作者准备：包括修剪指甲、洗手、准备笔及日常监测记录本。将用物放置床旁桌，核对血糖仪上的号码与试纸是否一致，打开血糖仪电源，将试纸接触条朝上，插入测量口直达底部，正确调校血糖仪代码。

（3）患者准备：确认是否空腹或餐后 2 小时，用温热肥皂水清洗手指，待皮肤完全干后，采血前手臂下垂 10 秒左右以方便采血。选择活动少、感染率低、痛感轻的中指、无名指和小指，避免食指和拇指。

（4）如果采用装填型采血针，需要正确安装采血笔，调节好采血笔穿刺深度。装填采血针具体步骤为：①将采血笔的笔盖拧开，将采血针装入采血笔内；②拧开采血针的保护盖，将笔盖装回采血笔；③选择扎针深度。

（5）使用75%乙醇消毒。2016年9月发布的《便携式血糖仪临床操作和质量管理规范中国专家共识》中给出的血糖检测操作规范指出：选用75%乙醇消毒采血部位，待乙醇干后，方可进行采血，不能使用含碘的试剂。

四、居家血糖监测操作注意事项

（1）每年需接受医生或糖尿病教育者检查居家自我监测技术1～2次，尤其当自我监测结果与糖化血红蛋白或临床情况不相符时，必须及时到医院接受自我监测技术的质量控制，包括对照静脉血浆葡萄糖水平监测与医院血糖监测的一致性。

（2）血浆葡萄糖水平比全血葡萄糖水平高10%～15%，在解释血糖水平时应注意所采用的仪器是检测的血浆葡萄糖还是全血葡萄糖。

（3）血糖试纸需保管在清洁干燥的环境。

（4）患者应做好血糖监测日记，包括：血糖测定时间、血糖值、进餐时间、进餐量、运动时间、运动量、用药量、用药时间以及一些特殊事件的记录。

五、血糖监测常见情况自我辨识应对

（1）饥饿感：有些患者由于存在胰岛素抵抗，自身血糖很高但不能被身体利用，会产生饥饿感。因此，患者感到饥饿特别明显时要及时监测血糖，避免盲目施治。

（2）口渴：口渴是高血糖的症状之一，因此，在喝水前要分辨口渴原因，如血糖高或体内缺水。

（3）疲劳：血糖波动时，患者易感疲劳。如果发现全身没劲，应及时监测血糖并采取相应措施。

（4）开车需要：患者在高血糖或低血糖时开车都很危险，如果监测血糖过低，应先吃几颗糖，15分钟后再检测，确认血糖正常后再开车。如果监测血糖过高，则禁止开车。

（5）脾气大：低血糖的症状包括易怒、焦虑、颤抖、心慌、出汗、饥饿等，每个人的感觉不一样，因此，出现情绪变化时，应及时监测血糖值。

（6）压力骤增：家庭变故、工作压力使血糖水平升高，如果压力来源持续存在，需要坚持监测血糖。

（7）忙碌：忙碌会使血糖升高，因为忙碌可能忘记监测血糖，或三餐不定时。因此，需用闹钟或便条来提醒自己及时监测血糖，按时就餐。

（8）锻炼：运动会使血糖短暂升高，应咨询医生，了解个人运动前的适宜血糖水平。锻炼前准备好应急的甜食，带上手机、血糖仪，以便及时应对突发情况。

（9）感觉任何不适：糖尿病肾病患者应该对身体的暗示保持敏感，出现任何不适都要尽快监测血糖，做好应对处理。

（吴胜菊）

第四节　胰岛素注射

胰腺是人体重要的器官，它可以帮助人体分泌胰岛素，对人体新陈代谢有促进作用。糖尿病肾病患者一般需要定时注射胰岛素，它能保护胰岛细胞，有效控制血糖，且不良反应少，适用于肝肾功能不全、不能口服药物治疗的患者。

一、胰岛素的分类

根据来源和结构，可以分为动物胰岛素、人胰岛素和胰岛素类似物三种。

（1）动物胰岛素：大多是从猪或者牛胰腺中提取、纯化等一系列处理后生产出来的提取物。动物胰岛素对于人来说属于异种蛋白，有较强的免疫原性，容易出现过敏反应和注射部位脂肪萎缩。如果长期使用，可能产生抗体，导致疗效降低。

（2）人胰岛素：与动物胰岛素相比较而言，人胰岛素的过敏反应和注射部位脂肪萎缩的发生率都更低。

（3）胰岛素类似物：是利用重组 DNA 技术，对人胰岛素进行测序后制成的一类胰岛素。

根据胰岛素起效快慢和维持时间，胰岛素（包括人胰岛素和动物胰岛素）又可以分为短效胰岛素、中效胰岛素、长效胰岛素和预混胰岛素等；胰岛素类似物可分为速效、长效和预混胰岛素类似物。

不同的胰岛素，起效的时间和维持的时间不同，在选择胰岛素时需要注意。

1. 超短效胰岛素

（1）种类：超短效胰岛素均为胰岛素类似物，包括门冬胰岛素和赖脯胰岛素。

（2）特点：门冬胰岛素皮下注射后，10～20 分钟起效，最大作用时间为注射后 1～3 小时，降糖作用持续 3～5 小时。赖脯胰岛素皮下注射后 15～20 分钟起效，达峰时间 30～60 分钟，降糖作用持续 4～5 小时。

与普通胰岛素相比，超短效胰岛素具有如下特点：①更加符合胰岛素的生理分泌模式，餐前注射吸收迅速，皮下吸收较人胰岛素快 3 倍，达峰时间短，能更加有效地控制餐后血糖。②用药时间灵活，餐前或餐后立刻给药可以达到与餐前 30 分钟注射正（常）规胰岛素相同的降糖效果，有利于增加患者的依从性，通常与中效或长效胰岛素合并使用。

（3）注意事项：一般须餐前注射，用药 10 分钟内须进食含碳水化合物的食物，否则易导致低血糖发生。

2. 短效胰岛素

（1）种类：包括动物来源的正规胰岛素、中性胰岛素、可溶性胰岛素等普通胰岛素。

（2）特点：动物胰岛素皮下注射，0.5～1.0 小时起效，2～4 小时达峰，作用维持 8 小时；人胰岛素皮下注射，0.5 小时内起效，1～3 小时达峰，作用持续时间大约 8 小时。用法一般为餐前 30 分钟皮下注射。通常与中效胰岛素或长效胰岛素合并使用，用药后 30 分钟内须进食含碳水化合物的食物。

该类胰岛素的缺点是：①由于在皮下存在一个吸收过程，不如超短效胰岛素峰型尖锐，和人的正常生理分泌模式有一定差异。②餐前 30 分钟用药不易把握，进餐时间提前容易导致血糖控制不佳，进餐时间延后容易发生低血糖。

3. 中效胰岛素

（1）种类：最常见的是低精蛋白锌胰岛素，是将胰岛素混合到锌和鱼精蛋白磷酸缓冲液复合物中得到的混悬剂，包括动物来源的低精蛋白锌胰岛素和重组人胰岛素。

（2）特点：皮下注射低精蛋白锌胰岛素，平均 1.5 小时起效，4～12 小时达峰，作用维持 18～24 小时。优点是皮下注射后缓慢平稳释放，引起低血糖的危险较短效制剂小。

中效胰岛素可于每日早餐前 0.5～1.0 小时皮下注射，若每日用量超过 40 IU，则分 2 次注射。另外，中效胰岛素最常用于皮下胰岛素强化治疗方案中睡前给予，以控制空腹血糖。

4. 长效胰岛素

（1）种类：主要是动物来源的精蛋白锌胰岛素。

（2）特点：精蛋白锌胰岛素是在低精蛋白锌的基础上加大鱼精蛋白的比例，更接近人体的 pH 值，溶解度更低，释放更加平稳缓慢，作用持续时间更长。用法一般为每天注射 1 次，满足糖尿病患者的基础胰岛素需要量。早餐前 0.5～1.0 小时皮下注射，皮下注射后 3～4 小时起效，12～20 小时达峰，作用维持 24～36 小时。一般和短效胰岛素配用。缺点是由于长效制剂多是混悬液剂型，可能造成吸收和药效的不稳定。

5. 超长效胰岛素

（1）种类：包括甘精胰岛素和地特胰岛素。

（2）特点：用法一般为每天傍晚注射 1 次，皮下注射起效时间为 1.5 小时，有效作用时间达 22 小时，无明显峰值出现，作用平稳，适合用于基础胰岛素替代治疗。

6. 预混胰岛素

（1）种类：主要包括预混人胰岛素和预混胰岛素类似物。

预混人胰岛素是指将短效胰岛素与中效胰岛素按一定比例混合而成的胰岛素。包括低预混人胰岛素和中预混人胰岛素。低预混人胰岛素主要为 70/30 剂型（30% 短效 + 70% 中效）。起效时间为 0.5 小时，峰值时间为 2～12 小时，作用持续时间为 14～24 小时。中预混人胰岛素主要为 50/50 剂型（50% 短效 + 50% 中效）。起效时间为 0.5 小时，峰值时间为 2～3 小时，作用持续时间为 10～24 小时。

预混胰岛素类似物是指将速效胰岛素类似物（赖脯胰岛素或门冬胰岛素）与精蛋白锌速效胰岛素类似物按一定比例混合而成的胰岛素制剂，包括低预混胰岛素类似物和中预混胰岛素类似物。

低预混胰岛素类似物主要为 75/25 剂型和 70/30 剂型，如 25% 赖脯胰岛素 +75% 精蛋白锌赖脯胰岛素，30% 门冬胰岛素 + 70% 精蛋白锌门冬胰岛素。起效时间为 15 分钟，峰值时间为 30～70 分钟，作用持续时间为 16～24 小时；后者起效时间为 10～20 分钟，峰值时间为 1～4 小时，作用持续时间为 14～24 小时。

中预混胰岛素类似物主要为 50/50 剂型，如 50% 赖脯胰岛素 +50% 精蛋白锌赖脯胰岛素和 50% 门冬胰岛素 +50% 精蛋白锌门冬胰岛素。前者起效时间为 15 分钟，峰值时间为 30～70 分钟，作用持续时间为 16～24 小时；后者起效时间为 10～20 分钟，峰值时间为 1～4 小时，作用持续时间为 14～24 小时。

（2）特点：其中短效成分起效迅速，可以较好地控制餐后高血糖，中效成分持续缓慢释放，主要提供基础胰岛素补充。

预混胰岛素的优点是注射次数相对少，使用方便，相对于每天使用 2 次的正规胰岛素与精蛋白锌胰岛素混合的方案，可以减少注射时混合可能造成的剂量不准确及避免相对较复杂的操作。缺点是由于是预混，只有有限的混合方案，对于一些比较特殊的混合要求难以达到。

二、胰岛素的保存

正确储存胰岛素，保证胰岛素的活性。未开封的胰岛素应存储于 2～8 ℃的冰箱内，切勿冷冻。开启后的胰岛素室温下保存（25 ℃以下），4 周内使用完。胰岛素笔芯装入胰岛素笔后，不需要放入冰箱，否则会对胰岛素笔造成损害，只需放入阴暗通风处，避免日晒光照。由于存放时间的延长会导致药效下降，故笔芯开启后需尽快使用。

三、胰岛素注射部位

胰岛素注射部位有腹部（脐周除外）、上臂、大腿、臀部，这些部位有可吸收胰岛素的皮下脂肪组织，且神经分布较少。

（1）腹部：吸收胰岛素最快，且该部位皮下组织比较肥厚，胰岛素注射到肌肉层的概率较小，神经分布相对较少，是胰岛素注射优先选择的部位，腹部注射时应避开肚脐周围 5 cm 范围。

（2）手臂：注射点选择三角肌下外侧，手臂上 1/4 的位置进行胰岛素注射，效果稍逊于上腹部注射。因为手臂周围皮下组织较为薄弱，有些患者手臂血管不明显，自己扎针有可能会注射到血管内。

（3）臀部：选择外上 1/4 处。由于臀部吸收速度慢，吸收效率低，一般较少使用，中长效胰岛素可选择臀部，对于瘦弱的患者不建议采用。

（4）注射部位的轮换。长期反复同一部位注射胰岛素会导致该部位产生红肿、硬结，甚至皮下脂肪萎缩，从而导致胰岛素吸收下降，吸收时间延长，最终使血糖产生波动，不利于血糖的控制，因此，需要轮换注射部位。

具体轮换方法可采用等分法，即腹部等分为四个象限，大腿和臀部等分为两个象限，每周在一个象限内按顺时针方向进行注射，每次注射点离上一次注射点的距离在 1 cm 以上。也可采用左右轮换，比如这一周选择左侧大腿，下一周就换到右侧大腿，避免在 1 个月内使用同一注射点。

遵循每天同一时间，注射同一部位的原则，如早晨的胰岛素是选择腹部注射，那么当天就一直选择腹部注射，勿随意更换注射部位。

每次注射前检查注射部位有无皮肤红肿、硬结，有无皮肤感染等现象。

四、注射胰岛素注意事项

（1）需要选择常温的胰岛素。避免将放在冰箱的胰岛素直接拿出来注射，因为注射温度较低的胰岛素，可能会诱发身体疼痛与不适感，经过冷藏的胰岛素建议先在室温放 15 分钟后，再进行注射。为了使用和携带方便，现在家庭多选择按比例预混的胰岛素笔芯，由于不是单一成分组成，所以外观上并不透明，使用前应将胰岛素笔芯水平滚动和上下翻动各 10 次，使药液充分混匀，变成均匀的云雾状白色液体。

两种胰岛素混合注射时，先抽短效胰岛素，再抽中效胰岛素或长效胰岛素。避免先抽中效胰岛素或长效胰岛素后再抽短效胰岛素时，将其混入短效胰岛素当中，如果将中长效胰岛素混入到短效胰岛素中，则这瓶短效胰岛素不能再使用。

普通胰岛素变质时表现为褪色或悬浮颗粒，中效胰岛素、长效胰岛素变质时表现为摇动后形成均匀的白色或灰色悬浮液，悬浮液呈簇状、渣状或细丝样，出现变质即使在有效期内也不能使用。

（2）在医师指导下使用，避开体毛根部注射。应在医师的指导下合理使用，并定期到医院进行随访，根据血糖变化调整治疗方案，让血糖值稳定在正常或接近正常水平。身体的体毛根部附近，可能会有丰富的神经末梢，若是触碰会增加身体疼痛感，注射时应避免体毛多的地方，避开毛囊部位。

（3）禁止多次使用同一个针头。针头做到一次一换，重复使用针头会影响药液的准确性，不利于控制血糖；易导致针头表面润滑层发生脱落使针尖钝化，增加注射时疼痛感；药液可能堵塞针头，导致胰岛素无法注入体内；反复使用可能导致针头变形，甚至在注射过程中发生在体内折断的严重后果。此外，胰岛素笔针头丢弃前应给针头盖帽，或放于加盖的硬塑料或金属容器中，防止利器被混入生活垃圾，增加他人扎伤和感染的危险。

（4）选择直径小、长度短的针头。较短直径的小针头可以有效降低疼痛感。居家注射胰岛素前，需要先在正规医院进行规范培训，若是贸然动手，一系列不正确操作将达不到注射效果，影响病情控制。

（5）进针的角度。根据不同患者及所使用的针头长度选择不同的进针角度。皮下组织厚度可因性别、身体部位和 BMI 的不同有很大差异。因此，对于肥胖患者可以直接垂直进针；对于一般体型及消瘦患者则要采取捏皮垂直或45°进针。针头的长度也是选择进针角度不可忽略的因素，成人表皮厚度为 1.25～3.25 mm，平均厚度为 2 mm 左右。对于小于 6 mm 的针头可垂直进针（上臂及极度消瘦的患者除外），大于等于 6 mm 的针头要视具体情况采取不同的进针角度。

（6）捏起皮肤的手法。用拇指和食指捏起皮肤和皮下组织形成皮肤褶皱，并轻轻晃动，可帮助皮下组织集中在皮下褶皱内，不带起肌肉层。

（7）选择注射器。胰岛素注射液分 40 IU/mL 和 100 IU/mL 两种剂型，U – 40 注射器表示只可抽取 40 IU/mL 的胰岛素，U－100 表示只可抽取 100 IU/mL 的胰岛素，两种注射器在容量上都是 1 mL，只是单位刻度不同，U－40 注射器有 40 个小格，每小格相当于 40 IU/mL 剂型的胰岛素一个单位，单位刻度小至 0.025 mL；U－100 注射器有 50 个小格，每小格相当于 100 IU/mL 剂型的胰岛素 2 个单位，单位刻度小至 0.02 mL。可见不同剂型的胰岛素要分别应用相应注射器，否则注射剂量会出现错误。U－40 和 U－100 两种注射器不能乱用，只能用于与自己匹配的药物剂型。

（8）消毒酒精挥发 15 秒后再注射。酒精刚消毒皮肤就直接进行注射，消毒酒精会被针头带入皮下造成疼痛感。正确的做法是等酒精挥发 15 秒后再进行注射。

（吴胜菊）

第五节　胰岛素笔的使用

一、用物准备

包括胰岛素笔、胰岛素针头、75% 乙醇、无菌棉棒。

检查胰岛素笔芯外观有无异常、是否有足够量的胰岛素、胰岛素有效期、核对胰岛素的名称、剂型；若从冰箱拿出，需提前 30 分钟取出，室温下回暖。

二、患者准备

注射前要清洁双手，确定吃饭时间，使用短效胰岛素或含短效与中效成分的预混人胰岛素的患者要在注射后 30 分钟以内吃饭，使用超短效胰岛素或含超短效与中效成分的预混人胰岛素的患者要在注射后 15 分钟以内吃饭。

三、胰岛素笔使用口诀

"一摇二装三排气，四调五消六注射，七停八拔九卸十收藏"。

（1）摇：充分摇匀胰岛素。在使用中性鱼精蛋白锌胰岛素（neutral protamine hagedorn，NPH）和预混胰岛素之前，应将胰岛素充分混匀。将胰岛素笔平放在手心中，水平滚动 10 次，然后用双手夹住胰岛素笔，通过肘关节和前臂的上下摆动，上下翻动 10 次，使瓶内药液充分混匀，直至胰岛素转变成均匀的云雾状白色液体。

（2）装：正确安装胰岛素笔用针头。撕开针座上的纸质无菌封口的针座盖贴，将针座内末端针管直径对准笔芯，旋紧于笔上。取下外针帽和内针帽，取下内针帽时切忌使针头弯折。

（3）排气：排尽笔芯内空气。使用前及更换笔芯后均应排尽笔芯内空气。排气步骤：注射前将剂量调节旋钮拨至 2 IU，针尖向上直立，手指轻弹笔芯架数次，使空气聚集在上部后，按压注射键，直至 1 滴胰岛素从针头溢出，即表示驱动杆已与笔芯完全接触，且笔芯内的气泡已排尽。

（4）调：将剂量旋钮旋至所需刻度。

（5）消：注射部位的检查和消毒。注射前检查注射部位是否有硬结、增生、发炎，并用酒精充分清洁注射部分，待酒精干后再注射，以免酒精进入皮肤引发疼痛。

（6）注：注射胰岛素。选择合适的注射手法，确定注射部位是否需要捏皮及选择合适的进针角度。快速进针，缓慢注射。

（7）停：针头留置至少 10 秒。注射完毕后，针头至少再停留 10 秒以免胰岛素残留。

（8）拔：拔出针头。

（9）卸：针头套上外针帽后规范丢弃。

（10）收藏：将胰岛素及笔收藏在安全的地方。已开瓶的胰岛素可用 28 天，室温下存放。

四、注意事项

（1）整体操作时间小于 3 分钟。

（2）注射针头一次一换。

（3）皮肤消毒需选用 75% 乙醇或消毒棉片，不用碘酒或碘附。

（4）检查胰岛素的存储及开瓶后使用时间。

（5）如果使用的胰岛素是混悬胰岛素，则需要在排气前充分混匀。正确使用时，针头或笔芯内会存留少量空气，为了避免将空气注入体内并保证注射剂量正确，在每次注射前应严格按照产品说明书进行排气。

（6）每次注射前，先检查确认有足够剂量的胰岛素，然后旋转剂量调节旋钮，调至所需的单位数。各种胰岛素注射笔的操作方法不同，有的产品调错剂量可直接回调，有的产品则需根据产品说明书进行具体操作。

（7）注射应保证在皮下进行，避免误入肌肉层，否则胰岛素的吸收曲线将不能与血糖吸收曲线相吻合，血糖波动大。保证胰岛素被注射入皮下层而非肌层的最好方法是使用超短超细的专用针头或捏起皮肤注射，注射进针要快，进针要果断迅速，进针越慢，痛感越强。儿童和消瘦成年人进针角度与皮肤呈 45°，正常体重和肥胖的成年人进针角度与皮肤呈 90°，妊娠糖尿病患者一般不推荐在腹部注射。

（8）注射完毕后要用干棉签按压针眼 30 秒以上，若按压时间不足会引起皮下淤血，不要揉或挤压穿刺点，以防影响胰岛素效能。

（9）掌握低血糖的表现及应急处理。

（吴胜菊）

第六节 24 小时出入量测量

一、临床意义

24 小时出入量是反映机体内水、电解质、酸碱平衡的重要指标，可直接反映患者病情变化。准确记录 24 小时出入量可及时了解病情，协助医师明确诊断、制订治疗方案、提高疗效。

二、适用范围

适用于不能进食需要通过补液维持生命的重症患者，以及有过多体液丧失需要及时补充和纠正者。

三、记出入量的内容

（一）入量：即进入患者体内的所有液体量，包括饮水量、食物中含水量、输液量、输血量等。

（二）出量：即从体内排出的所有液体。

显性失水：大小便量、出血、呕吐量、胃肠减压、穿刺抽出液体（如腹水、胸腔积液等）、各种引流量（如腹腔引流液、胆汁、尿液）等。

非显性失水（隐性失水）：指皮肤不显汗或出汗及呼吸道呼出水分。隐性失水量 850 mL：皮肤蒸发 350 mL，体温每升高 1 ℃，皮肤蒸发增加 3 ～ 5 mL/kg；呼吸失水 500 mL，气管切开后呼吸道蒸发量是正常的 2 ～ 3 倍。

出量记录还需要观察出量颜色、性质并记录。如化脓性感染患者，可能引流液为黄色脓性液体，红色、淡红色血性液体等；消化道出血患者，可能引流液为鲜血、咖啡色液体、或草绿色胃液等；泌尿系手术后患者可能引流液为鲜红色血液、暗红色、淡红色血性液体或引流液为清亮尿液等。

不同性质的引流液反映病情的不同状态，还要结合病理情况考虑剧烈腹泻、大量呕吐、肠瘘、高热、出汗、气管切开等，护理记录单均应详细记录。

四、水的摄入与排出

正常成人 24 小时出入水量为 2 000 ～ 2 500 mL。

（1）摄入量：饮水量 1 000 ～ 1 500 mL、固体食物水约 700 mL、代谢氧化内生水约 300 mL，共计 2 000 ～ 2 500 mL。

（2）排出量：肾排出 1 000 ～ 1 500 mL、大肠排出约 150 mL、呼吸蒸发约 350 mL、皮肤蒸发约 500 mL，共计 2 000 ～ 2 500 mL。

正常成人 24 小时尿量为 1 000～2 000 mL。每日尿量大于 2 500 mL 称为多尿，每日尿量少于 400 mL 或 17 mL/h 称为少尿，每日尿量少于 100 mL 则为无尿。

五、出入量的测量方法

（一）称重法

（1）固体食物含水量：用标准秤取得食物重量，参考食物含水量表。

（2）尿量：使用尿垫的患者，称湿尿布的重量，再减去干尿布的重量。

（3）伤口渗液或汗液：先称得湿床单或湿纱布总重量，再减去干纱布、干床单等的重量即得液体重量，然后换算成毫升量。

（4）粪便量、呕吐物、咯血、痰液的称重。

（二）量杯法

（1）饮水量记录，口服水剂药物：用有容量刻度标记的专用器皿记录患者饮水量，若为糊状食物或牛奶应量好水量再加溶质，仅记含水量。

（2）固体药片需水送服时记饮水量及粉针剂需溶媒稀释时记溶媒体含量等。

（3）留置导尿和使用尿袋的患者，需用量杯计量。

（4）胃肠减压抽出液量记录。

（5）胸腹腔抽出液量及各种引流记录。

（6）腹膜透析治疗和血液透析治疗，可用量杯量取透析后总量减去已知药液量。

（三）大便中的水分

（1）便秘：含水量 5%～15%，硬度类似老玉米粒。

（2）正常排便：含水量 20%～30%，硬度类似面团或香蕉肉。

（3）糊状便：含水 50%～80%。

（4）稀便（水样便）：含水量达 80% 以上。

粪便如成形可使用尿垫直接称量，如为糊状便、稀便可使用造口袋配合引流管引流直接测量。其余可将含有出量的容器直接称重，减去基本重量，得到的为实际出量。

（四）常见食物含水量

（1）含水量 100%：鲜奶、饮料、茶水、水。

（2）含水量 >90%：粥、汤、豆腐、新鲜蔬菜和水果。

（3）含水量约 80%：酸奶、冰激凌、稠粥。

（4）含水量约 70%：米饭、薯类、新鲜鱼虾、肉、蛋、豆腐干、摊饼。

（5）含水量约 30%：馒头、饼、面包、火烧、面条、各种肉类熟食、粉丝、腐竹、点心、干货（做熟）。

六、注意事项

（1）出量小于入量常见于肾功能不全、肾功能衰竭或者休克患者，此时患者容易出现心衰、全身水肿或电解质紊乱，应测中心静脉压，观察全身水肿有无加重，呼吸是否浅快或伴有呼吸困难，是否伴有大量粉红色泡沫痰，行血气分析检查，同时及时报告医生。

（2）入量小于出量常见于尿崩症（下丘脑病变）、利尿剂过量、大量呕吐或腹泻、过度换气，此时患者容易出现低血压甚至休克、血液黏稠、脑梗、心梗、肾梗或电解质紊乱，此时应测中心静脉压，观察皮肤颜色及弹性、眼窝是否凹陷、意识情况及肢体是否偏瘫、血压是否下降，同时需要及时报告医生。

七、电解质的平衡

（一）钠的平衡

血清钠正常值为 $135 \sim 145$ mmol/L，正常成人每日需氯化钠 $5 \sim 9$ g，由尿、粪和汗中排出，其中肾脏是排出和调节的主要部位。钠盐摄入过多时肾脏排出增加，摄入过少时肾脏排出减少，禁食时尿钠可减少至最低限度。大量消化液的丢失可导致缺钠，禁食的患者需每日输注等渗盐水 $500 \sim 1\,000$ mL。

根据缺钠程度而有不同，常见症状有头晕、视觉模糊、软弱无力、脉搏细速，严重者神志不清、肌肉痉挛性疼痛、肌腱反射减弱、昏迷等。根据缺钠程度，临床将低渗性缺水分为三度：①轻度缺钠，患者有疲乏感，头晕、手足麻木、口渴不明显。血清钠在 135 mmol/L 以下，尿中钠减少。②中度缺钠，除上述症状外，常有恶心，呕吐，脉搏细速，血压不稳定，视力模糊，尿量少，血清钠在 130 mmol/L 以下。③重度缺钠，患者神志不清、肌腱反射减弱或消失，出现木僵，甚至昏迷。常发生休克，血清钠在 120 mmol/L 以下。

（二）钾的平衡

血清钾正常值为 $3.5 \sim 5.5$ mmol/L。钾能维持细胞膜的应激性，维持细胞的正常代谢，维持细胞内容量，维持心肌的正常功能。钾来源于食物，主要由肾脏排泄，肾对钾的调节能力很低，在禁食和低血钾时，肾脏仍继续排钾。患者禁食 2 天以上，应补充钾，否则将出现低钾。正常人需钾盐 $2 \sim 3$ g/d，相当于 10% 氯化钾 $20 \sim 30$ mL。

低钾的临床表现：

（1）神经肌肉系统：常见症状为肌无力和发作性软瘫。

（2）心血管系统：低钾可使心肌应激性减低和出现各种心律失常和传导阻滞，轻症者有窦性心动过速，房性或室性期前收缩，房室传导阻滞；重症者发生阵发性房性或室性心动过速，甚至心室纤颤，缺钾可加重洋地黄和锑剂中毒，可导致死亡，周围末梢血管扩张，血压可下降；心肌张力减低可致心脏扩大，重者发生心力衰竭，心电图改变出现 U 波，常提示体内失钾至少在 500 mmol/L。

（3）泌尿系统：长期低钾可使肾小管受损而引起缺钾性肾病，肾小管浓缩，氨合成，泌氢和氯离子的重吸收功能均可减退或增强，钠排泄功能或重吸收钠的功能也可减退，结果导致代谢性低钾、低氯性碱中毒。

（4）内分泌代谢系统：低钾血症患者的尿钾排泄量是减少的（24 小时），但由肾小管性酸中毒和急性肾功能衰竭引起低血压的患者的尿钾排泄量是增多的（ >40 mmol/24 h）。

（5）消化系统：缺钾可使肠蠕动减慢，轻度缺钾者只有食欲缺乏、腹胀、恶心和

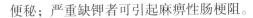

便秘；严重缺钾者可引起麻痹性肠梗阻。

（三）脱水

（1）轻度脱水：失水量占体重的2%～3%或体重减轻5%者仅有一般的神经功能症状，如头痛、头晕无力，皮肤弹性稍有降低。高渗性脱水有口渴。

（2）中度脱水：失水量占体重的3%～6%或体重减轻5%～10%，脱水的体表症状已经明显，并开始出现循环功能不全的症状。

（3）重症脱水：失水量占体重的6%以上或体重减轻10%以上，较前述症状加重，甚至出现休克、昏迷。

所需补液量（mL）＝4×体重（kg）×（血钠 mmol/L－142），应注意补液速度。如系中、重度脱水，可在4～8小时内先补充计算补液量的1/3～1/2；剩余的可在24～48小时内继续补充。同时，应密切观察临床变化，根据补液后的反应来判断补液量是否充足，有条件时可测中心静脉压监护输液速度。

八、记录方法

记录同一时间的摄入量和排出量，在同一横格上开始记录；对于不同时间的摄入量和排出量，应各自另起一行记录。

12小时或24小时做一次小结或总结（7～19时蓝黑笔划线做小结；19时～次日7时红笔划线做总结）。需要时可分类总结，并将结果填写在相应的栏目上。记录24小时出入水量，医嘱时间不满24小时，按照实际记录时间计算。如12点开始记录，至次日早上7点时，记作19小时总结。

（吴胜菊）

第七节 24小时尿蛋白定量测定

24小时尿蛋白定量亦称为24小时尿蛋白排泄率，是通过收集24小时全部尿液，来测定其中蛋白质的含量，进而计算出24小时内蛋白总量。正常尿液中蛋白质含量极微，正常水平在150 mg/24 h以下。尿蛋白持续增多不仅是肾脏损害标志，也是肾功能减退的危险因素。蛋白尿检测对指导慢性肾脏病治疗、评价治疗效果和判断预后都具有重要意义。24小时尿蛋白定量法是最准确测定尿蛋白的方法。肾脏疾病和某些生理情况如剧烈运动等，可致尿蛋白含量显著增加。

一、尿液的保存及留取方法

由于要求留取尿液时间长，常常存在定时不准确、留尿时部分尿样丢失、患者依从性差等的问题，影响结果的判断。指导患者正确留取样本和妥善保存并及时送检是得到准确检验结果的基础。

留尿后提取标本时未充分摇匀、尿液浓缩或稀释、过度活动等均可影响尿蛋白含量，进而影响临床医师的判断。尿液中的尿蛋白成分不稳定，温度对尿蛋白测定影响较大，在室温条件24小时内可致尿蛋白测定假性升高，故测定24小时尿蛋白需将标本放置在2～8℃冰箱保存，一般不应加入防腐剂，如遇特殊情况需加入防腐剂时宜使用二甲苯。

选择合适的留尿容器，容器应抗酸性强，耐腐蚀，容易清洗，进行留尿标本的前一天需要将有盖子的广口容器刷干净，然后备用来储存尿液。

为了准确测得24小时尿蛋白定量，早上8时应把膀胱内的尿液排空并弃去，开始计时，把24小时所排出的尿液全部贮存在容器内（包括次日8时解出的尿液），全部送检，小量尿液不要遗漏。如果在这24小时之内解大便，先解小便收集，然后解大便。

检测前要先用量杯量总尿量，然后搅匀，取出一小杯测定每100 mL的蛋白量，再根据实际尿量进行计算，可计算出24小时的蛋白量。总之，要准确测得24小时尿蛋白量，必须准确收集整日尿量，检测部分是总尿量的混合液，才有代表性。

本试验是计算尿蛋白的绝对值，与饮水量关系不大，所以，测定当天不必限制水分和进食量，可正常进食。

二、测量方法

24小时尿蛋白总量测定主要有尿蛋白沉淀和双缩脲法测定蛋白浓度两个过程。尿蛋白检测过程中有时会受到尿液中诸如盐之类结晶、药物代谢产物、尿液中色素等因素的影响。双缩脲法测定蛋白质具有稳定、可靠、重复性好等优点，是可信的实验室方法，一般用于某些需精确观察蛋白排出量情况的研究。

三、注意事项

（1）为防止标本变质，患者排第一次小便后，在小桶内加入适量甲苯（每100 mL尿液加入甲苯0.5 mL）共10 mL，使其形成一薄膜，覆盖于尿液表面，隔绝空气，达到防腐的目的。

（2）女性月经期，或者患者出现发热等情况不能做此检查。

（3）尿中不能混有异物，尿中混有血、脓或阴道分泌物可引起假性蛋白尿。

（4）使用清洁干燥的有盖小桶或者容器，以防挥发。

（5）小桶或者容器上应贴上标记，标明姓名。

（6）应避免日光直接照射。

（7）必须在尿常规试管上注明尿量，否则全部尿液送检。

（8）在检查当天或者前一天，不要进行剧烈的运动，如跑步或者打篮球等，避免人体内的尿蛋白受到运动的影响。

四、临床意义

正常尿中有少量蛋白，一般不超过 150 mg/24 h，当尿蛋白含量大于 150 mg/24 h，蛋白定性试验阳性反应即称为蛋白尿。

（一）蛋白尿的分类

按蛋白尿的性质分类：生理性蛋白尿、病理性蛋白尿。生理性蛋白尿指在发热、剧烈运动后出现的一过性蛋白尿，患者肾脏无器质性病变；病理性蛋白尿则是肾脏有器质性病变造成的蛋白尿，一般多为持续性蛋白尿。诊断生理性蛋白尿要特别慎重，因为肾脏器质性病变早期也可以有类似的表现，长期对患者进行随访还是非常必要的。

按蛋白尿的来源分类：肾小球性蛋白尿、肾小管性蛋白尿、溢出性蛋白尿、分泌性及组织性蛋白尿。

按蛋白尿的程度分类：轻度蛋白尿（尿蛋白含量 <0.5 g/24 h）；中度蛋白尿（尿蛋白含量为 0.5～2.0 g/24 h）；重度蛋白尿（尿蛋白含量 >2.0 g/24 h）。

按蛋白尿的选择性分类：选择性蛋白尿、非选择性蛋白尿。肾小球滤过膜对蛋白质分子量大小有选择性滤过，当尿中有少量大分子蛋白质排出时，为选择性蛋白尿；当尿中有大量大分子蛋白质排出时，为非选择性蛋白尿。

（二）生理性蛋白尿

生理性蛋白尿指完全没有疾病的症状和其他表现，蛋白尿为唯一症状的状态，可分为功能性蛋白尿及体位性蛋白尿。生理性蛋白尿定性一般不超过（＋），定量常小于 0.5 g/24 h，多见于青少年。

1. 功能性蛋白尿

功能性蛋白尿指机体由于剧烈运动、发热、低温刺激、精神紧张、交感神经兴奋等所致的暂时性、轻度蛋白尿。在临床中颇为常见，在青年人中的发生率可达 5%。功能性蛋白尿本身无须处理，但应注意与肾脏疾病所致病理性蛋白尿相区别。短暂的循环变化可能是造成功能性蛋白尿的主要原因。诱发因素消失，尿蛋白也迅速消失。其中以热性蛋白尿、运动性蛋白尿最为重要。

（1）热性蛋白尿。在急性热病早期出现的蛋白尿，随着发热减轻而消失。除蛋白尿外，尿中还可有白细胞、上皮细胞和管型，但红细胞较少见。尿蛋白量一般小于 0.5 g/24 h。尿蛋白组成成分的特点是球蛋白增加，蛋白电泳中白蛋白/球蛋白比值缩小，α_2 球蛋白明显增加。这是由于在发热性疾病时，血中 α_2 球蛋白增加，并从通透性增强的肾小球滤出所致。

（2）运动性蛋白尿。健康人在剧烈运动后出现的一过性蛋白尿。这种功能性蛋白尿持续的时间与运动强度相关，通常在 24 小时内消失，激烈而长时间的运动（如马拉松等）所引起的蛋白尿可持续 1～3 周，甚至 3 周以上，有时伴有轻度的血尿和管型尿，一般不引起肾实质障碍，尿内增加的蛋白质以白蛋白占主要成分。运动强度大时，分子质量较大的球蛋白相对地增加。虽然运动性蛋白尿存在着缺血、肾毛细血管壁屏障作用或肾组织结构的变化、肾单位出现急性损害等可能原因，但这种情况都是短暂的，不存在持久的病理变化基础。

2. 体位性蛋白尿或直立性蛋白尿

体位性蛋白尿或直立性蛋白尿是指由于直立体位或腰部前突时引起的蛋白尿。发生机制可能与直立时左肾静脉受压（即胡桃夹现象），或直立时肾的位置下移，使肾静脉扭曲而致肾脏处于淤血状态以及淋巴、血流受阻有关。本症常见于青春期青少年，在儿童和青少年中的发生率为 2%～5%，尤其是体型瘦长者，通常尿蛋白小于 1.0 g/d，大于 2.0 g/d 者罕见。其预后良好，随访 20 年约有 80% 以上尿蛋白消失，部分虽有尿蛋白持续存在，但血压、肾功能正常。

体位性蛋白尿有时被分类于生理性蛋白尿之外，许多学者认为，体位性蛋白尿仍有可能隐藏着器质性肾脏病的背景。根据其出现时间的不同，又可区分为一过性（间歇性）及固定再现性两类。前者只是暂时性，变换体位后有时出现、有时不出现；后者每逢体位改变即可出现，这种情况甚至可持续 5～10 年以上。间歇性直立性蛋白尿属于功能性者居多，而固定性直立性蛋白尿有可能包括一部分极早期或轻型的肾小球疾病，需要临床上高度重视。

（二）病理性蛋白尿

病理性蛋白尿主要是肾小球滤过和肾小管重吸收障碍的结果，其特点常为持续性的，蛋白量较多，且常伴有红细胞尿、白细胞尿、管型尿及相应临床表现。可分为肾前性蛋白尿、肾性蛋白尿、肾后性蛋白尿。

（1）肾前性蛋白尿。多为溢出性蛋白尿，是由于血液流经肾脏前的疾病引起，例如多发性骨髓瘤、骨骼肌严重损失、急性溶血等，这些疾病导致尿中出现大量低分子量蛋白，如肌红蛋白及血红蛋白。

（2）肾性蛋白尿。见于肾小球或肾小管疾病。

肾小球性蛋白尿：是因炎症、中毒等原因导致滤过孔径加大或电荷屏障破坏，出现通透性增加致血浆蛋白大量滤出，其中的 70%～80% 是白蛋白大量进入肾小囊，超过近端肾小管对蛋白质的重吸收所致蛋白尿，以白蛋白为主，尿蛋白含量常不小于 2 g/24 h。

肾小管性蛋白尿：是近曲小管对低分子量蛋白重吸收功能减退而致的蛋白尿，以 β_2 微球蛋白、α_1 微球蛋白、视黄醇结合蛋白、溶菌酶等增多为主，一般尿蛋白含量较低，常小于 2 g/24 h。

混合性蛋白尿：肾小球与肾小管同时受累导致的蛋白尿，尿中低分子量和中分子量蛋白同时增多，甚至可见大分子免疫球蛋白。

组织性蛋白尿：是肾小管代谢和肾组织破坏分解产生的蛋白，由于炎症等因素导致此类蛋白排出增多形成的蛋白尿，见于重度肾小管炎症。

（3）肾后性蛋白尿。尿中混有多量血、脓、黏液等成分导致尿蛋白定性阳性，主要见于泌尿道炎症、结石、肿瘤、损伤出血等，一般不伴有肾脏本身损害。

（吴胜菊）

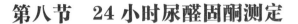

第八节　24 小时尿醛固酮测定

尿液醛固酮检查即测量尿液中的醛固酮（一种肾上腺分泌的激素）含量。醛固酮可以帮助机体调节钠离子和钾离子的含量，也能控制血压，维持血液中液体与电解质的平衡。

肾脏分泌的激素（肾素）可以刺激肾上腺，使它分泌醛固酮。当身体保存水分和盐分（钠离子）时，就会出现肾素和醛固酮都升高的情况。当身体出现肿瘤，醛固酮含量会升高而肾素含量会降低。检查醛固酮含量时，通常也要检查肾素活性。

一、临床意义

醛固酮检查可以检测肾上腺分泌的醛固酮含量；检查肾上腺是否出现肿瘤；寻找高血压或血液钾含量低的原因，可能是由于肾上腺过于活跃，或肾上腺出现异常生长。其正常值为 2.7 ～ 44.3 nmol/24 h。

尿醛固酮降低：见于肾上腺皮质功能减退症、库欣综合征、17α - 羟酶缺乏症、单纯脱氧皮质酮分泌过多、11 - 羟化酶缺乏、利德尔综合征、特纳综合征等。

尿醛固酮升高：见于原发性醛固酮增多症和继发性醛固酮增多症、肾病综合征、出血、充血性心力衰竭、肝硬化、特发性水肿、体位性高血压、肾上腺肿瘤、肾上腺髓质增生、妊娠子痫、肾小管性酸中毒、先天性醛固酮增多症、21 - 羟化酶缺乏症、巴特（Bartter）综合征等。

二、患者准备

（1）检查前 2 周内，患者需要食用常量钠，不要食用过咸的食物，如腊肉、罐装汤、罐装蔬菜、橄榄、肉汤、酱油，及过咸的零食，如薯片和椒盐饼等。饮食中盐量过低也会使醛固酮含量升高，如果检测者近期食盐量较低，请告诉医生。

（2）检查前 2 周内，不要食用黑甘草，即甘草根提取物。

（3）许多药物可能会改变醛固酮检查结果。患者需要告诉医生吃过的所有非处方药和处方药。

（4）在检查前 2 周内，可能会禁止患者服用一些药物，包括激素（如孕酮和雌激素）、皮质激素类、利尿剂，许多药是治疗高血压的，尤其是螺内酯（安体舒通）和依普利酮片。

三、留取 24 小时尿液标本的方法

标本的采集是各项检验的关键环节之一，其采集、保存及送检的方法正确与否关系到检验结果的准确与真实，进行 24 小时尿醛固酮测定需采集 24 小时尿标本，由于标本

留取错误等原因导致 24 小时尿标本送检失败率很高。

（1）早上 7 时将尿液排出，弃之，不管是否有尿意。

（2）7 时后的尿液全部收集于一个大的容器内（如干净的痰盂、广口瓶等，或由实验室提供的特殊容器），至次日 7 时，将最后一次尿液排入容器中。

（3）将全部标本混合均匀。

（4）用量杯量取总尿量并记于化验单之上。

（5）再从混合均匀的尿液中取出 3～5 mL 的标本，放在洁净干燥的试管内尽快送检。

（6）尿量最好在 1 000～2 500 mL，过多或过少可能影响检验结果的准确性。

（7）在留取 24 小时尿液时，尿液标本应置冰箱保存或加入防腐剂。常用的防腐剂有：

1）浓盐酸。浓盐酸使尿液保持酸性，阻止细菌繁殖，同时防止一些化学物质因尿液碱化而分解，通常用量为 0.5～1.0 mL 浓盐酸/100 mL 尿液，适用于 24 小时尿儿茶酚胺、17 - 羟皮质类固醇和 17 - 酮类固醇等定量测定。

2）甲苯。甲苯可在尿液表面形成薄膜，防止细菌繁殖，用量 1.0～2.0 mL 甲苯/100 mL 尿液，适用于尿肌酐、尿糖、蛋白质、丙酮等生化项目的测定。

3）冰醋酸。用量为 5～10 mL 冰醋酸/24 小时尿液，适用于 24 小时尿醛固酮测定。

4）麝香草酚。可抑制细菌生长，用量为 0.1 g 麝香草酚/100 mL 尿液。用 10% 的麝香草酚异丙醇溶液可增加麝香草酚的溶解量，达到抑菌及保护代谢物的作用，适用于尿钾、钠、钙、氨基酸、糖、尿胆原、胆红素等测定。

四、注意事项

（1）检查前：禁止剧烈运动，保持良好的饮食和作息。

（2）检查时：清洁尿道口，第一次尿液需加防腐剂，每次留取全部尿液，累计 24 小时送检。

（3）采集尿液过程中，不要将厕纸、阴毛、大便、经血或其他外界物质混入尿液样本中。

（吴胜菊）

第九节　其他尿标本留取方法

一、尿常规

清洁外阴或尿道口后留取清洁中段尿 10 mL，清晨第一次尿最佳，留取的尿液应在

2 小时内化验。

注意事项：

（1）尿标本必须清洁。女性要清洁外阴，勿混进白带。如尿沉渣中有大量多角形上皮细胞，则可能为已混入白带所致，宜留取清洁尿标本重检。男性患者清洁尿道口周围，避免将前列腺液等混入尿液中。

（2）收集尿液时，要留取中段尿，即开始的一段和最后的一段都不要。按排尿的先后次序，可将尿液分为前段、中段、后段。因前段尿和后段尿容易被污染，因此，做尿常规和尿细菌学检查时，一般都留取中段尿，具体方法是，开始排尿时快速数 1、2、3 后再用尿杯接取尿液。尿常规检查时，尿液不少于 10 mL。

（3）因为夜间饮水较少，肾脏排出到尿液中的多种成分都储存在膀胱内并进行浓缩，提高阳性检出率，所以晨尿最好，但随机留取尿液也可以。

（4）做尿常规检查要用清洁容器留取新鲜尿标本及时送检，尿标本放置时间过长会有葡萄糖被细菌分解，管型破坏，细胞破坏等问题出现，影响检查结果的准确性。

二、尿红细胞

清洁外阴或尿道口后留取新鲜的中段尿（1 小时内送检）10 mL，一般建议留空腹晨尿，尽量与前一次排尿间隔 4 小时，肉眼血尿时可留随机尿。

三、肌酐清除率

留取 24 小时全部尿液，留取标本及记录具体方法同 24 小时尿蛋白定量。送检尿液当天空腹抽血查血肌酐。

四、尿白细胞分类、尿蛋白分子量测定、尿微量白蛋白/肌酐

随机留取清洁中段尿 10 mL 即可，晨尿或非晨尿均可。

五、肾小管三项、尿 β_2 微球蛋白

留取清洁中段尿 10 mL，一般要求不要留晨尿。

六、中段尿培养

需领取无菌容器，清洗外阴或尿道口后留取清洁中段晨尿（清晨第一次尿），留尿前最好停用抗生素至少 3 天。

注意事项：

（1）尿标本必须清洁，留取标本前应充分清洁外阴部、包皮及消毒尿道口，并取中段尿。

（2）应留取清晨第一次尿，保证尿在膀胱内停留 6～8 小时，否则阳性率低。

（3）尿液必须直接尿入无菌容器内，不可接触其他任何容器。

（4）尿标本必须新鲜，否则放置过久易造成污染或细菌繁殖造成假阳性。

（5）应用抗生素后至少停药 3 天再做尿细菌培养，否则会造成假阴性。

（吴胜菊）

第十节　伤　口　换　药

换药前操作者应洗手，并戴好帽子和口罩。

一、一般换药方法

（1）移去外层敷料，将污敷料内面向上，放在弯盘内。

（2）用镊子或血管钳轻轻揭去内层敷料，如分泌物干结黏着，可用生理盐水润湿后揭下。

（3）一只镊子或血管钳直接用于接触伤口，另一镊子或血管钳专用于传递换药碗中物品。

（4）75% 乙醇棉球消毒伤口周围皮肤，生理盐水棉球轻拭去伤口内脓液或分泌物，拭净后根据不同伤口选择用药或适当安放引流物。

（5）用无菌敷料覆盖并固定，贴胶布方向应与肢体或躯干长轴垂直。

二、缝合伤口换药

（1）更换敷料：一般在缝合后第三日检查有无创面感染现象。如无感染，切口及周围皮肤消毒后用无菌纱布盖好。

（2）对有缝线脓液或缝线周围红肿者，应挑破脓头或拆除缝线，按感染伤口处理，定时换药。

三、其他伤口换药

（1）浅、平、洁净伤口：用无菌盐水棉球拭去伤口渗液后，盖以凡士林纱布。

（2）肉芽过度生长伤口：正常的肉芽色鲜红、致密、洁净、表面平坦。如发现肉芽色泽淡红或灰暗，表面呈粗大颗粒状，水肿发亮高于创缘，可将其剪除，再用盐水棉球拭干，压迫止血。也可用 10%～20% 硝酸银液烧灼，再用等渗盐水擦拭。若肉芽轻度水肿，可用 3%～5% 高渗盐水湿敷。

（3）脓液或分泌物较多的伤口：此类创面宜用消毒溶液湿敷，以减少脓液或分泌物。湿敷药物视创面情况而定，可用 1∶5 000 呋喃西啉或漂白粉硼酸溶液等。每天换药 2～4 次，同时可根据创面培养的不同菌种，选用敏感的抗生素。对于有较深脓腔或窦道的伤口，可用生理盐水或各种有杀菌去腐作用的渗液进行冲洗，伤口内适当放引流物。

（4）慢性顽固性溃疡：此类创面由于局部循环不良，营养障碍或切面早期处理不当或由于特异性感染等原因，使创面长期溃烂，久不愈合。处理此类创面时，首先找出原因，改善全身状况，局部用生肌散、青霉素等，可杀灭创面内细菌，促进肉芽生长。

四、注意事项

（1）严格执行无菌操作技术：凡接触伤口的物品，均须无菌。防止污染及交叉感染，各种无菌敷料从容器内取出后，不得放回，污染的敷料须放入弯盘或污物桶内，不得随便乱丢。

（2）换药次序：先无菌伤口，后感染伤口，对特异性感染伤口，如气性坏疽、破伤风等，应在最后换药或指定专人负责。

（3）特殊感染伤口的换药：如气性坏疽、破伤风、绿脓杆菌等感染伤口，换药时必须严格执行隔离技术，除必要物品外，不带其他物品，用过的器械要专门处理，敷料要焚毁或深埋。

（吴胜菊）

第十章　慢性肾脏病居家急救护理技术

第一节　止血技术

居家现场止血技术常用的有五种，使用时要根据具体情况，可选用一种，也可以把几种止血法结合一起应用，以达到最快、最有效、最安全的止血目的。有大出血与伤口时应先处理出血问题，再处理创面。

一、指压动脉止血法

用手指把出血部位近端的动脉血管压在骨骼上，使血管闭塞、血流中断而达到止血目的，病情许可时需抬高患肢。比如手指伤口出血，可用拇指和食指掐住伤指根部两侧的指动脉。这是一种快速、有效的首选止血方法，其操作要点是准确掌握动脉压迫点，压迫力度要适中，常有多处指压部位。

（1）颞浅动脉压迫点：用于头顶部出血。一侧头顶部出血时，在同侧耳屏前上方1.5 cm处，用拇指按压颞浅动脉止血。

（2）肱动脉压迫点：肱动脉位于上臂中段的内侧，位置较深，前臂出血时，在上臂中段的内侧摸到肱动脉搏动后，用拇指按压止血。

（3）桡、尺动脉压迫点：桡、尺动脉在腕部掌面两侧，腕及手出血时，要同时按压桡、尺脉方可止血。

（4）股动脉压迫点：在腹股沟韧带中点偏内侧的下方能摸到股动脉的搏动，用拳头或掌根向外上方压迫，用于下肢大出血。股动脉在腹股沟处位置表浅，该处损伤时出血量大，要用双手拇指同时压迫出血点的两端，因压迫时间偏长，必要时需行加压包扎。

（5）腘动脉压迫点：在腘窝中部摸到腘动脉搏动后用拇指或掌根向腘窝深部压迫，用于小腿及以下部位严重出血。

二、压迫止血法

适用于较小伤口的出血，用无菌纱布直接压迫伤口处止血，压迫时间约10分钟。

三、加压包扎止血法

适用于小动脉以及静脉或毛细血管的出血，是一种比较可靠的非手术止血法。先用无菌纱布覆盖压迫伤口，再用三角巾或绷带用力包扎，包扎范围应该比伤口稍大。这是一种目前最常用的止血方法，在没有无菌纱布时，可使用消毒卫生巾、餐巾等替代。但伤口内有碎骨片时，禁用此法，以免加重损伤。

四、填塞止血法

本法用于伤口较深、中等动脉或大、中静脉损伤出血，还可直接用于不能采用指压止血法或止血带止血法的出血部位。适用于颈部和臀部较大而深的伤口，先用镊子夹住无菌纱布塞入伤口内，如一块纱布止不住出血，可再加纱布，最后用绷带或三角巾绕颈部至对侧臂根部包扎固定。

五、止血带止血法

止血带止血法只适用于发生四肢大出血，而其他止血法不能止血时才用此法。止血带有橡皮止血带（橡皮条和橡皮带）、气性止血带（如血压计袖带）和布制止血带，其操作方法各不相同。布料止血带止血仅限于在没有上述止血带的紧急情况时临时使用，因布料止血带没有弹性，很难真正达到止血目的，如果过紧会造成肢体损伤或缺血坏死，仅可谨慎、短时间内使用。施救者需接受过止血带培训，如使用不当可出现肢体缺血、坏死，以及急性肾功能衰竭等严重并发症，禁忌用铁丝、绳索、电线等当作止血带使用。

上肢止血带绑扎位置在上臂上 1/3，下肢止血带绑扎位置在股中部，用软织物衬垫后再用止血带或类似物绑扎，以出血停止远端不能触及动脉搏动为宜。需记录使用时间，每隔 1 小时松开 2～3 分钟，总时间不宜超过 3 小时，松开期间局部需继续压迫止血。放松止血带期间，要用指压法、直接压迫法止血，以减少出血。

（吴胜菊）

第二节　包扎技术

包扎术是战场救护及家庭医疗救护中的基本技术之一，它可直接影响伤病员的生命安全和健康恢复。

居家现场包扎是为了减少污染、固定敷料、固定骨折部位以及压迫止血等。用纱布、卷轴绷带、三角巾，或现场的干净毛巾、衣物等缠绕包裹。卷轴绷带常有环形、蛇形、螺旋形、回返型、"8"字形包扎法，三角巾有头顶部、头顶风帽式、单肩、双肩、单胸、双胸、腹、臀、手、足包扎法等。

常用包扎方法有三角巾包扎法和绷带包扎法。

一、三角巾包扎

三角巾包扎是广泛用于较大创面的一种包扎方法。三角巾用边长为1 m的正方形白布或纱布，将其对角剪开即分成两块三角巾，90°角称为顶角，其他两个角称为底角，外加的一根带子称为顶角系带，斜边称为底边。为了方便不同部位的包扎，可将三角巾折叠成带状，称为带状三角巾，或将三角巾在顶角附近与底边中点折叠成燕尾式，称为燕尾式三角巾。三角巾包扎要做到：边要固定、角要拉紧、中心伸展、消毒纱布要结实，否则会影响包扎质量。

（1）三角巾头部包扎：将三角巾的底边折叠两层约二指宽，放于前额齐眉以上，顶角拉向后颅部，三角巾的两底角经两耳上方，拉向枕后，先作一个半结，压紧顶角，将顶角塞进结里，然后再将左右底角绕到前额打结。

（2）面部包扎：在三角巾顶处打一结，套于下颌部，底边拉向枕部，上提两底角，拉紧并交叉压住底边，再绕至前额打结，包完后在眼、口、鼻处剪开小孔。

（3）双眼三角巾包扎：适用于双眼外伤，将三角巾折叠成三指宽带状，中段放在头后枕骨上，两旁分别从耳上拉向眼前，在双眼之间交叉，再持两端分别从耳下拉向头后枕下部打结固定。

（4）肩部三角巾包扎：适用于一侧肩部外伤。将燕尾三角巾的夹角对着伤侧颈部，巾体紧压伤口的敷料上，燕尾底部包绕上臂根部打结，然后两个燕尾角分别经胸、背拉到对侧腋下打结固定。

（5）胸背部包扎：取燕尾巾两条，底角打结相连，将连接置于一侧腋下的肋部，另外两个燕尾底边角围绕胸背部在对侧打结，然后将胸背燕尾的左右两角分别拉向两肩部打结。

（6）侧胸部三角巾包扎：适用于单侧胸外伤。将燕尾式三角巾的夹角正对伤侧腋窝，双手持燕尾式底边的两端，紧压在伤口的敷料上，利用顶角系带环绕下胸部与另一端打结，再将两个燕尾角斜向上拉到对侧肩部打结。

（7）腋下三角巾包扎：适用于一侧腋下外伤。将带状三角巾中段紧压腋下伤口敷料上，再将巾的两端向上提起，于同侧肩部交叉，最后分别经胸、背斜向对侧腋下打结固定。

（8）腹部包扎：适用于腹部外伤。双手持三角巾两底角，将三角巾底边拉直放于胸腹部交界处，顶角置于会阴部，然后两底角绕至伤员腰部打结，最后顶角系带穿过会阴与底边打结固定。

（9）臀部三角巾包扎：适用于臀部外伤。方法与侧胸外伤包扎相似。只是燕尾式三角巾的夹角对着伤侧腰部，紧压伤口敷料上，利用顶角系带环绕伤侧大腿根部与另一端打结，再将两个燕尾角斜向上拉到对侧腰部打结。

（10）膝关节包扎：三角巾顶角向上盖在膝关节上，底边反折向后拉，左右交叉后再向前拉到关节上方，压住顶角结。

（11）手、足包扎：手（足）心向下放在三角巾上，手指（足趾）指向三角巾顶角，两底角拉向手（足）背，左右交叉压住顶角绕手腕（踝部）打结。

二、绷带包扎

绷带是用长条纱布制成，长度和宽度有多种规格。常用的有宽 5 cm、长 600 cm 和宽 8 cm、长 600 cm 两种规格。

（1）绷带包扎法：用绷带包扎时，应从远端向近端，绷带头必须压住，即在原处环绕数周，后面每缠一周要盖住前一周 1/3 ～ 1/2。

（2）环形包扎法：在肢体某一部位环绕数周，每一周重叠盖住前一周。常用于手、腕、足、颈、额等处以及在包扎的开始和末端固定时用。

（3）螺旋包扎法：包扎时，作单纯螺旋上升，每一周压盖前一周的 1/2，多用于肢体和躯干等处。

（4）8 字形包扎法：本法是"一圈向上、一圈向下"的包扎方式，每一周在正面和前一周相交，并压盖前一周的 1/2。多用于肘、膝、踝、肩、髋等关节处。

三、包扎注意事项

（1）动作要迅速、准确、轻巧，不要碰撞伤口，不能加重伤员的疼痛、出血和污染伤口。

（2）包扎不宜太紧，以免影响血液循环；而包扎太松会使敷料脱落或移动；打结处应避开伤口和不宜压迫的部位。

（3）接触伤口面的敷料必须保持无菌，以免增加伤口感染的机会。最好用消毒的敷料覆盖伤口，紧急时也可用清洁的布片。

（4）包扎四肢时，指（趾）最好暴露在外面，以便观察。

（吴胜菊）

第三节　异物窒息处理

急性呼吸道异物堵塞在生活中并不少见，由于气道堵塞后患者无法进行呼吸，故可能致人因缺氧而意外死亡。

一、窒息者神志清醒

窒息者神志清醒仍能呼吸时，鼓励患者持续咳嗽，尝试排出异物。

二、窒息者发绀但仍有神志

窒息者发绀但仍有神志时嘱患者弯腰前屈，去除口腔假牙等异物，采取拍背法或海姆立克法（Heimlich Maneuver），以排出异物。如果窒息仍未缓解，再次用手指抠患者口腔，以排出异物，然后持续轮替 5 次拍背法与 5 次海姆立克法，直到好转或丧失神志。

1. 拍背法

施救者站到患者侧后方，一手在患者前胸扶着患者弯腰前屈，另一手掌根快速拍击患者肩胛骨之间的背部，最多 5 次，如果拍背法无效改为腹部冲击的海姆立克法。

2. 海姆立克法

即海姆立克腹部冲击法，也称为海氏手技，是美国医生海姆立克先生发明的。

1974 年，他首先应用该法成功抢救了一名因食物堵塞了呼吸道而发生窒息的患者，从此该法在全世界被广泛应用，拯救了无数患者。

（1）原理：人的肺部可被设想成一个气球，气管就是气球的气嘴，假如气嘴被异物阻塞，可以用手捏挤气球，气球受压球内空气上移，从而将阻塞气嘴的异物冲出，这就是海氏腹部冲击法的物理学原理。急救者环抱患者，突然向其上腹部施压，迫使其上腹部下陷，造成膈肌突然上升，这样就会使患者的胸腔压力骤然增加，由于胸腔是密闭的，只有气管一个开口，故胸腔（气管和肺）内的气体就会在压力的作用下自然地涌向气管，每次冲击将产生 450～500 mL 的气体，从而将异物排出，恢复气道的通畅。

（2）操作方法：

1）施救者首先以前腿弓，后腿蹬的姿势站稳，然后使患者坐在自己弓起的大腿上，并让其身体略前倾。然后将双臂分别从患者两腋下前伸并环抱患者。左手握拳，右手从前方握住左手手腕，使左拳虎口贴在患者胸部下方，肚脐上方的上腹部中央，形成"合围"之势，然后突然用力收紧双臂，用左拳虎口向患者上腹部内上方猛烈施压，迫使其上腹部下陷。这样由于腹部下陷，腹腔内容上移，迫使膈肌上升而挤压肺及支气管，这样每次冲击可以为气道提供一定的气量，从而将异物从气管内冲出。施压完毕后立即放松手臂，然后再重复操作，直到异物被排出，最多 5 次。

2）发生急性呼吸道异物阻塞时如果身边无人，患者也可以自己实施腹部冲击，手法相同，或将上腹部压向任何坚硬、突出的物体上，并且反复实施。

3）对于极度肥胖及怀孕后期发生呼吸道异物堵塞的患者，应当采用胸部冲击法，姿势不变，只是将左手的虎口贴在患者胸骨下端即可，注意不要偏离胸骨，以免造成肋骨骨折。

4）对于意识不清的患者，急救者可以先使患者呈仰卧位，然后骑跨在患者大腿上或在患者两边，双手两掌重叠置于患者肚脐上方，用掌根向前下方突然施压，反复进行。

5）如果患者已经发生心搏停止，此时应按照心肺复苏的常规步骤为患者实施心肺复苏，直到医务人员到来。

（3）并发症及注意事项：海姆立克法虽然有一定的效果，但也可能带来一定的危害，尤其对老年人，因其胸腹部组织的弹性及顺应性差，故容易导致损伤的发生，如腹部或胸腔内脏的破裂、撕裂及出血、肋骨骨折等，故发生呼吸道堵塞时，应首先采用其他方法排出异物，在其他方法无效且患者情况紧急时才能使用该法。

三、窒息者发绀、神志不清

窒息者发绀、神志不清时，使其头部侧偏，从口腔清除可见的梗阻物，仰头抬颏开放气道，开始人工呼吸。若 5 次人工呼吸尝试发现气道能开通，即开始心肺复苏术；若发现气道无法开通，则做 15 次单纯的胸外按压后再查看口腔内梗阻物是否排出，若排出则开始有人工呼吸的心肺复苏术，若没有排出，则重复以上步骤。

（吴胜菊）

第四节　心肺复苏术

心肺复苏术（cardiopulmonary resuscitation，CPR）指对心脏、呼吸骤停所采取的救治措施。心搏骤停（sudden cardiac arrest，SCA）的常见原因：各种心脏病，如冠心病、心肌病及急性心肌炎，电击，药物过量，气道异物，脑血管意外等。有研究发现，40%的院外 SCA 由室颤所致，院外室颤所致 SCA 患者如在 3～5 分钟内得到 CPR 和除颤，生存率可提高到 49%～75%，而 CPR 每延迟 1 分钟，室颤所致 SCA 患者的生存率将下降 7%～10%。

一、基本生命支持

基本生命支持（basic life support，BLS）是心肺复苏第 1 阶段，又称为 I 期复苏或初级复苏，指施救者在院前没有仪器、设备的情况下使用的心肺复苏术，包括识别突发SCA、各类心脏事件、卒中、气道异物梗阻等，应及早心肺复苏。

（一）BLS 流程

确认居家现场安全，保证施救者与患者的安全。判断患者是否无反应，若无反应就呼叫家属帮忙，自己或让家属用电话等方式呼救，启动应急反应系统，并在 10 秒内同时完成呼吸与脉搏检查，若患者存在脉搏和呼吸，可仅先严密监护，摆复苏体位，等待其他救护人员到达。若无呼吸或仅是喘息，但是有脉搏则开始单纯人工呼吸，每分钟10～12 次（每 5～6 秒 1 次），然后每 2 分钟再判断脉搏。若无呼吸或仅是喘息，且无脉搏，就马上开始心肺复苏，每 5 个 CPR 循环后，再次判断呼吸和脉搏。持续行 CPR直到除颤仪到达后，再决定是否需除颤。1 次除颤后再做 5 个 CPR 循环（2 分钟），重新确定是否再次除颤。重复以上周期，直到患者好转或高级复苏生命支持团队到达或已

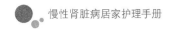

出现可靠的不可逆性死亡征象。

（二）胸外按压要点

CPR 的顺序：采用"CAB"流程，先胸外按压（C，circulation），再开放气道（A，air way），后人工呼吸（B，breath），比例 30∶2。

按压速率：100～120 次/分。

成人按压深度：至少 5 cm，不超过 6 cm。

按压部位及定位：一手掌根放于胸骨下半部，另一手掌平行重叠压在其手背，两手手指相扣，用掌根按压，四指交叉抬起不接触胸壁。

姿势：手掌根长轴和胸骨长轴一致，上肢呈一直线，双肩对双手，手不离胸，臀为关节点；每次按压后使胸廓充分回弹；尽量减少按压中断，限制在 10 秒内。

患者体位：仰卧位，平卧地上或背部置硬板。

（三）开放气道要点

清理气道异物或分泌物，取出假牙；用仰头抬颏法开放气道；怀疑颈椎损伤时，使用托颌法，如果无法开放气道，仍采用仰头抬颏法，于 CPR 中持续开放气道、保证通气很重要。

（四）人工呼吸要点

无论有无人工气道，每次吹气应超过 1 秒，且见胸廓抬起。口对口人工呼吸：一手捏紧患者鼻孔，施救者深吸一口气后，双唇封住患者口外部，吹气，然后离开患者口唇，松开捏紧的鼻孔；简易呼吸器：一手以"CE"手法固定面罩，一手挤压球囊，每次送气 400～600 mL；若与胸外按压配合，简易呼吸器或口对口的人工呼吸按 30∶2 进行；若有气管插管、喉罩、食管气管联合导管等高级气道则无须按率进行，按每分钟 10 次或每 6 秒 1 次的频率行通气。非专业人员做 CPR 时可仅做胸外按压而不要求人工呼吸。

（五）复苏体位

复苏体位（recovery position）实际上是"复苏后"的体位，即侧卧位。对恢复或有呼吸循环体征者，在无脊柱损伤时就可采用，注意防误吸，减少舌根后坠，维持气道开放；也可用于醉酒、脑卒中、心脏病、癫痫、神志不清等情况。

二、高级生命支持

高级生命支持（advanced cardiovascular life support，ACLS）是心肺复苏第二阶段，又称Ⅱ期复苏，即在 BLS 的基础上进行电疗或药物治疗，同时进行病因诊治，消除病因。

（吴胜菊）

附录一　常用药品说明书

药物通用名	药品规格	适应证	用法用量
左卡尼汀注射液	雷卡： 5 mL：1 g/左卡尼汀 可益能： 5 mL：1 g/支	适用于慢性肾功能衰竭长期血透患者因继发性肉毒碱缺乏所产生的一系列并发症状，临床表现有心肌病、骨骼肌病、心律失常、高脂血症，以及低血压和透析中肌痉挛等	每次血透后推荐起始剂量是 10～20 mg/kg，溶于 5～10 mL 注射用水中，2～3 分钟 1 次静脉推注，血浆左卡尼汀波谷浓度低于 40～50 μmol/L 立即开始治疗，在治疗第 3 或第 4 周时调整剂量（如在血透后 5 mg/kg）
蔗糖铁注射液	5 mL：100mg 铁与1600mg 蔗糖	本品适用于口服铁剂效果不好而需要静脉铁剂治疗的患者，如： （1）口服铁剂不能耐受的患者。 （2）口服铁剂吸收不好的患者	（1）静脉滴注：只能用生理盐水稀释 20 倍，滴注速度为 100 mg 铁滴注至少 15 分钟。 （2）静脉注射：不用稀释，推荐速度为每分钟 1 mL，每次最大注射剂量是 10 mL（200 mg 铁）。 直接注射到透析器的静脉端：不用稀释，在新患者第一次治疗前，应按照推荐的方法先给予一个小剂量进行测试。应备有心肺复苏设备。如果在给药 15 分钟后未出现任何不良反应，继续给予余下的药液
重组人促红素（rhEpo）注射液	益比奥： 10 000 IU/支 依博： 3 000 IU/支	（1）肾功能不全所致贫血，包括透析及非透析患者。 （2）外科围手术期的红细胞动员。 （3）治疗非骨髓恶性肿瘤应用化疗引起的贫血。不用于治疗肿瘤患者由其他因素（如铁或叶酸盐缺乏、溶血或胃肠道出血）引起的贫血	肾性贫血：可皮下注射或静脉注射，每周分 2～3 次给药，也可每周单次给药。给药剂量和次数需依据患者贫血程度、年龄及其他相关因素调整使用剂量

续表

药物通用名	药品规格	适应证	用法用量
甲钴胺注射液	1 mL：0.5 mg	（1）周围神经病。 （2）因缺乏维生素 B_{12} 引起的巨红细胞性贫血	（1）周围神经病：通常成人每次 1 安瓿（含甲钴胺 500 μg），每日 1 次，每周 3 次，肌内注射或静脉注射，可按年龄、症状酌情增减。 （2）巨红细胞性贫血：通常成人每次 1 安瓿（含甲钴胺 500 μg），每日 1 次，每周 3 次，肌内注射或静脉注射。给药约 2 个月后，作为维持治疗 1～3 个月可给予 1 次 1 安瓿
注射用尿激酶	10 万 IU/支	主要用于血栓栓塞性疾病的溶栓治疗。溶栓的疗效均需后继的肝素抗凝加以维持	本品临用前应以注射用灭菌生理盐水或 5% 葡萄糖溶液配制
肝素钠注射液	2 mL：12 500 IU	（1）防治血栓形成或栓塞性疾病。 （2）也用于血液透析、体外循环、导管术等操作中及某些血液标本或器械的抗凝处理	静脉注射：首次 5 000～10 000 IU，后按千克体重每 4 小时 100 IU，用氯化钠注射液稀释后应用
依诺肝素钠注射液	克赛： 0.4 mL：4 000 IU（抗 Xa）	预防静脉血栓栓塞性疾病（预防静脉内血栓形成），特别是与骨科或普外手术有关的血栓形成	详见说明书
低分子肝素钙注射液	速碧林： 0.4 mL：4 100 IU（抗 Xa）	（1）在外科手术中，用于静脉血栓形成中度或高度危险的情况，预防静脉血栓栓塞性疾病。 （2）治疗已形成的深静脉血栓。 （3）联合阿司匹林用于不稳定性心绞痛和非 Q 波性心肌梗死急性期的治疗。 （4）在血液透析中预防体外循环中的血凝块形成	（1）手术中预防血栓栓塞性疾病：未显示有严重危险时，每次 2 850 IU（0.3 mL），每天 1 次，至少 7 天。高度危险手术，每天 38 IU/kg，3 日后调整为 57 IU/kg，至少用至第 10 日。 （2）治疗深静脉栓塞：每次 85 IU/kg，每日 2 次，使用不超过 10 天。（详见说明书）

续表

药物通用名	药品规格	适应证	用法用量
达肝素钠注射液	法安明：0.2 mL：5 000 IU（抗 Xa）	（1）急性肾功能衰竭或慢性肾功能不全者进行血液透析和血液过滤期间预防在体外循环系统中发生凝血。 （2）治疗不稳定型冠状动脉疾病，如不稳定型心绞痛和非 Q 波型心肌梗死。 （3）预防与手术有关的血栓形成	患者无已知出血危险，血液透析和血液过滤不超过 4 小时，静脉快速注射 5 000 IU；血液透析和血液过滤超过 4 小时，静脉快速注射 30～40 IU/kg，继以静脉输注每小时 10～15 IU/kg
硫酸鱼精蛋白注射液	5 mL：50 mg×5 支/盒	抗肝素药，用于因注射肝素过量所引起的出血	（1）静脉注射：抗肝素过量，用量与最后 1 次肝素使用量相当（1 mg硫酸鱼精蛋白可中和 100 IU 肝素）。 （2）缓慢静脉注射：一般以 0.5 mL/min 的速度静注，在 10 分钟内注入量以不超过 50 mg 为度。由于本品自身具有抗凝作用，因此 2 小时内（即本品作用有效持续时间内）不宜超过 100 mg
鲑鱼降钙素注射液	1 mL：50 IU×5 支/盒	（1）骨质疏松症：早期和晚期停经后骨质疏松症。为了防止骨质进行性丢失，使用本药的患者必须根据需要补充适量的钙和维生素 D。 （2）Paget 骨病（变形性骨炎）。 （3）高钙血症和高钙血症危象。 （4）痛性神经营养不良症或 Sudeck 骨萎缩（神经营养不良性征候群）	（1）骨质疏松症：每日 50 IU，或隔日 100 IU，皮下或肌内注射，2～4 周后隔日 50 IU。 （2）Paget 氏骨病：每日 100 IU 皮下或肌内注射，临床症状和体征改善之后，可隔日或每日注射 50 IU。 （3）高钙血症：高钙血症危象的紧急处理为每日 5～10 IU/kg，溶于 500 mL 生理盐水中，静脉滴注至少 6 小时，或每日剂量分 2～4 次缓慢静脉注射，同时补充液体。 （4）痛性神经营养不良症：皮下或肌内注射，每日 100 IU，持续 2～4 周，然后每次 100 IU，每周 3 次，维持 6 周以上（皮试）

续表

药物通用名	药品规格	适应证	用法用量
肾康注射液	20 mL×5 支/盒	降逆泄浊、益气活血、通腑利湿。适用于慢性肾功能衰竭，属湿浊血瘀证	静脉滴注。每次 100 mL（5 支），每日 1 次，使用时用 10% 葡萄糖注射液 300 mL 稀释，每分钟 20～30 滴，疗程 4 周
前列地尔注射液	2 mL：10 μg/支	治疗慢性动脉闭塞症（血栓闭塞性脉管炎、闭塞性动脉硬化症等）引起的四肢溃疡及微小血管循环障碍引起的四肢静息疼痛，改善心脑血管微循环障碍	成人每日 1 次，1～2 mL（前列地尔 5～10 μg）/10 mL 生理盐水（或 5% 的葡萄糖）缓慢静脉注射，或直接入小壶静脉滴注
复方氨基酸注射液（9AA）	250 mL/瓶	用于急、慢性肾功能不全患者的肠道外支持和治疗急、慢性肾功能衰竭	—
参附注射液	10 mL/支	回阳救逆，益气固脱。主要用于阳气暴脱的厥脱证（感染性、失血性、失液性休克等）；也可用于阳虚（气虚）所致的惊悸、怔忡、喘咳、胃疼、泄泻、痹证等	肌内注射：每次 2～4 mL。静脉滴注：每次 20～100 mL（用 5～10% 葡萄糖注射液 250～500 mL 稀释后使用）。静脉推注：每次 5～20 mL
葡萄糖注射液	20 mL：10 g/支	（1）补充能量和体液。（2）低糖血症。（3）高钾血症。（4）高渗溶液用作组织脱水剂。（5）配制腹膜透析液。（6）药物稀释剂。（7）静脉法葡萄糖耐量试验。（8）供配制极化液（GIK）液用	低糖血症：重者可先予 50% 葡萄糖注射液 20～40 mL 静脉推注。高钾血症：应用 10%～25% 葡萄糖注射液，每 2～4 g 葡萄糖加 1 IU 正规胰岛素输注，可降低血清钾浓度。用于调节腹膜透析液渗透压时，50% 葡萄糖注射液 20 mL 可使 1 L 腹膜透析液渗透压提高 55 mOsm/kg H$_2$O
缬沙坦胶囊	80 mg×7 粒/盒	治疗轻、中度原发性高血压	推荐剂量为 80 mg，每日 1 次，可以与其他抗高血压药特联合应用
厄贝沙坦片	0.15 g×7 片/盒	（1）治疗原发性高血压。（2）合并高血压的 Ⅱ 型糖尿病肾病的治疗	通常建议的初始剂量和维持剂量为每日 150 mg，饮食对服药无影响。一般情况下，厄贝沙坦 150 mg 每天 1 次比 75 mg 能更好地控制 24 小时的血压

续表

药物通用名	药品规格	适应证	用法用量
坎地沙坦酯分散片	4 mg×16 片/盒	用于治疗原发性高血压。本品可单独使用，也可与其他抗高血压药物联用	口服，一般成人 1 日 1 次，1 次 4～8 mg，必要时可增加剂量至 12 mg
阿托伐他汀钙片	20 mg×7 片/盒	高胆固醇血症	常用的起始剂量为 10 mg，每日 1 次。剂量调整时间间隔应为 4 周或更长。本品最大剂量为每日 1 次，每次 80 mg。可在一天的任何时间一次服用，且不受进餐影响
盐酸贝那普利片	10 mg × 14 片/盒	（1）各期高血压。 （2）充血性心力衰竭。作为对洋地黄和/或利尿剂反应不佳的充血性心力衰竭患者（NYHA 分级 Ⅱ～Ⅳ）的辅助治疗	高血压：通常服用 10 mg，每日 1 次。如血压下降不满意，可加至每日 20 mg 或加服另一种抗高血压药。 充血性心力衰竭：初始剂量为 2.5 mg，可逐渐增至每日 20 mg。 进行性慢性肾功能不全：建议长期使用剂量为每天 10 mg
硝苯地平控释片	拜新同：30 mg×7 片/盒	（1）高血压。 （2）冠心病。 （3）慢性稳定型心绞痛（劳累性心绞痛）	成年人推荐剂量：每次 30 mg（1 片），每日 1 次。通常整片药用少量液体吞服，服药时间不受就餐时间的限制
苯磺酸氨氯地平片	络活喜：5 mg×7 片/盒	（1）高血压。可单独使用本品治疗也可与其他抗高血压药物合用。 （2）慢性稳定型心绞痛及变异性心绞痛。可单独使用本品治疗也可与其他抗心绞痛药物合用	治疗高血压的初始剂量为 5 mg，每日 1 次，最大剂量为 10 mg，每日 1 次。 治疗心绞痛地初始剂量为 5～10 mg，每日 1 次
甲磺酸氨氯地平片	欣络平：5 mg×28 片/盒	高血压	口服：初始剂量为每日 5 mg（1 片），每日 1 次，根据患者的临床反应，可将剂量增加，最大可增至每日 10 mg（2 片），每日 1 次
苯磺酸左旋氨氯地平片	施惠达：2.5 mg×14 片/盒	（1）高血压。 （2）心绞痛	治疗高血压和心绞痛的初始剂量为 2.5 mg，每日 1 次；根据患者的临床反应，可将剂量增加，最大可增至 5 mg，每日 1 次。 本品与噻嗪类利尿剂、β 受体阻滞剂和血管紧张素转换酶抑制剂合用时不需调剂量

续表

药物通用名	药品规格	适应证	用法用量
非洛地平缓释片	波依定：5 mg ×10 片/盒	高血压、稳定型心绞痛	口服，剂量应个体化。服药应在早晨，用水吞服，药片不能掰、压或嚼碎
酒石酸美托洛尔片	25 mg×20 片/盒	用于治疗高血压、心绞痛、心肌梗死、肥厚型心肌病、主动脉夹层、心律失常、甲状腺功能亢进、心脏神经官能症等	治疗高血压：每日 100～200 mg，分 1～2 次服用。心力衰竭：应在使用洋地黄和/或利尿剂等抗心衰的治疗基础上使用本药
琥珀酸美托洛尔缓释片	47.5 mg×7 片/盒	（1）高血压。（2）心绞痛。（3）伴有左心室收缩功能异常的症状稳定的慢性心力衰竭	口服，每日 1 次，最好在早晨服用，可掰开服用，但不能咀嚼或压碎，服用时应该至少半杯液体送服。同时摄入食物不影响其生物利用度。剂量应个体化，以避免心动过缓的发生
富马酸比索洛尔片	5 mg×10 片/盒	（1）高血压。（2）冠心病（心绞痛）	晨服，进餐时服用，用水整片送服，不应咀嚼。本品需按照医生处方使用
复方卡托普利片	100 片/瓶	（1）高血压，可单独应用或与其他降压药合用。（2）心力衰竭，可单独应用或与强心利尿药合用	成人常用量：高血压：口服每次 1 片，每日 2～3 次，按需要 1～2 周内增至 2 片，每日 2～3 次。心力衰竭：开始一次口服 1 片，每日 2～3 次，必要时逐渐增至 2 片，每日 2～3 次
硝苯地平片	心痛定：10 mg×100 片/瓶	（1）心绞痛：变异型心绞痛、不稳定型心绞痛、慢性稳定型心绞痛。（2）高血压（单独或与其他降压药合用）	从小剂量开始服用，一般起始剂量每次 10 mg，每日 3 次口服；常用的维持剂量为口服 10～20 mg/次，每日 3 次。如果病情紧急，可嚼碎服或舌下含服，每次 10 mg，根据患者对药物的反应，决定再次给药
硝酸甘油舌下片	0.5 mg×100 片/瓶	用于预防和迅速缓解因冠状动脉疾病引起的心绞痛发作	在心绞痛急性发作时，应舌下或在口腔颊黏膜处含化 1 片本品。可每 5 分钟重复一次直至症状缓解。如果 15 分钟内给药 3 片胸痛仍不缓解或疼痛较之前加剧，应立即采取其他医疗措施

续表

药物通用名	药品规格	适应证	用法用量
单硝酸异山梨酯缓释片	帅舒：40 mg×24 片/盒	（1）冠心病的长期治疗。 （2）预防血管痉挛型或混合型心绞痛。 （3）心肌梗死后的治疗及慢性心衰的长期治疗	每次 10～20 mg（0.5～1 片），每日 3 次，或遵医嘱
硫酸氢氯吡格雷片	帅泰：25 mg×20 片/瓶	预防和治疗因血小板高聚集状态引起的心、脑及其他动脉的循环障碍疾病	口服，可与食物同服也可单独服用。每日 1 次，每次 2 片
盐酸特拉唑嗪胶囊	2 mg×12 粒/盒	（1）用于轻度或中度高血压的治疗。可以单独用药，或与其他抗高血压药物如噻嗪类利尿剂或 β 受体阻滞剂联合使用。 （2）用于缓解良性前列腺增生梗阻症状	如果盐酸特拉唑嗪停药几天，应重新使用首次给药方案治疗。 用于高血压治疗：本药剂量与用药间隔根据疗效调整。 初始剂量：首次剂量为 1 mg，睡前服药
加巴喷丁胶囊	0.1 g×50 粒/盒	（1）疱疹感染后神经痛：用于成人疱疹后神经痛。 （2）癫痫。 （3）维持性透析患者皮肤瘙痒	遵医嘱用药
碳酸钙 D_3 片	600 mg×30 片/瓶	用于妊娠和哺乳期妇女、更年期妇女、老年人等的钙补充，并帮助防治骨质疏松症	口服，每次 1 片，每日 1～2 次
碳酸镧咀嚼片	500 mg×20 片/瓶	高磷血症。本品为磷结合剂，用于血液透析或卧床腹膜透析的慢性肾功能衰竭患者高磷血症的治疗	本品应随餐或于餐后立即服用。本品应完全咀嚼后再吞咽
复方 α-酮酸片	100 片/盒	配合低蛋白饮食，预防和治疗因慢性肾功能不全而造成蛋白质代谢失调引起的损害。通常用于肾小球滤过率低于 25 mL/min 的患者	口服，每日 3 次，每次 4～8 片，用餐期间整片吞服。必要时遵医嘱
贝前列素钠片	20 μg×10 片/盒	改善慢性动脉闭塞性疾病引起的溃疡、间歇性跛行、疼痛和冷感等	成人饭后口服，每日 3 次，每次 40 μg

附录二 医学检验指标

项目名称	包含内容	临床意义
抗ENA抗体谱	anti-SSA、anti-SSB、anti-JO-1、anti-Sm、anti-nRNP、anti-sc170、anti-rRNP、AHA、anti-CenpB、AnuA	辅助诊断自身免疫性疾病及疗效监测
自身免疫抗体五项	C3、C4、循环免疫复合物（CIC）、抗核抗体（ANA）、抗双链DNA抗体	C3、C4：属急性时相反应蛋白，故在急性炎症、全身性感染、风湿热急性期、皮肌炎、心肌梗死、痢疾后综合征、严重创伤、恶性肿瘤和妊娠等时含量均增高。 CIC：升高最常见于感染性疾病和自身免疫性疾病，主要用于诊断与循环免疫复合物相关的疾病、监测疗效和评估病情严重性。 ANA：美国风湿学会将ANA作为SLE的诊断标准之一，其阳性率大于95%。但ANA并不是SLE的特异性自身抗体，其他自身免疫性疾病如混合性结缔组织病、干燥综合征、进行性系统性硬化、药物性狼疮、类风湿性关节炎及皮肌炎、慢性活动性肝炎等也有一定的阳性检出率。 抗双链DNA抗体：作为SLE的诊断标准之一，是SLE患者的特征性抗体

续表

项目名称	包含内容	临床意义
甲功五项	促甲状腺素（TSH）、游离T3（FT3）、游离T4（FT4）、三碘甲状腺原氨酸（T3）、甲状腺素（T4）	TSH：是诊断原发性甲状腺功能减退症最灵敏的指标，TSH常明显升高。TSH水平降低伴有TT3、TT4升高或FTT3、FT4升高，可诊断为甲状腺功能亢进。 FT3：升高见于甲状腺功能亢进患者，FT3升高是诊断甲亢和T3型甲亢最灵敏的指标。 FT4：升高见于甲状腺功能亢进，降低见于甲状腺功能减低，是诊断甲减最灵敏的指标。 T3：在甲亢患者中升高早于T4的升高，是甲亢诊断敏感的指标。 T4：增高见于甲状腺功能亢进、T3毒血症等，降低见于甲状腺功能低下等
血清蛋白电泳	血清蛋白电泳	分析蛋白成分变化，辅助诊断多种疾病，评估病情和预后
免疫固定电泳	免疫固定电泳	出现单克隆区带，见于浆细胞单克隆性疾病，如多发性骨髓瘤、巨球蛋白血症、轻链病及淋巴瘤、POEMS综合征等
血液分析（含网织红细胞）	WBC、RBC、HGB、PLT、NRBC、网织红细胞、白细胞5分群等	可监测机体在损伤、中毒、感染、手术等情况下血液系统的变化、可在早期发现血液系统的疾病和部分凝血系统的疾病
凝血四项	血浆凝血酶原时间（PT）、国际标准化比（PT-INR）、活化部分凝血活酶时间（APTT）、血浆纤维蛋白原（FIB）	PT：延长见于口服抗凝药物、肝脏疾病、DIC、低（无）纤维蛋白原血症，缩短见于DIC早期、口服避孕药和血栓性疾等。 APTT：延长见于白血病、肝病、维生素K缺乏、DIC、循环中抗凝物质增加等；缩短见于DIC早期、血栓性疾病。 FIB：增高见于高凝状态（如糖尿病、动脉血栓栓塞、心肌梗死、妊娠、血栓），亦见于急性传染病、炎症、休克、肿瘤、肾病、外科大手术后等；减少见于DIC和原发性纤溶症、重症肝炎和肝硬化等，也见于降纤药和溶血栓治疗，故是其监测指标之一
血浆D二聚体（D-Dimer）	血浆D二聚体	增高见于高凝状态、血栓性疾病、DIC、卵巢癌、肺癌、前列腺癌、乳癌等

续表

项目名称	包含内容	临床意义
甲状旁腺激素	甲状旁腺激素（PTH）	PTH 的主要生理作用是拮抗降钙素、动员骨钙释放、加快磷酸盐的排泄和维生素 D 的活化等。升高：PTH 升高同时伴有高血钙和低血磷，则为原发性甲状旁腺功能亢进症，多见于维生素 D 缺乏、肾衰竭、吸收不良综合征等；PTH 升高也可见于肺癌、肾癌致的异源性甲状旁腺功能亢进等。降低：主要见于甲状腺或甲状旁腺手术后等
贫血组合	叶酸（folate）、维生素 B_{12}（Vit-B_{12}）、血清铁蛋白（SFe）、血清转铁蛋白（TF）、血清铁（SI）、转铁蛋白饱和度（TS）	叶酸：缺乏可导致营养性和巨细胞性贫血，怀孕期血清叶酸水平低下可导致胎儿神经管缺损。 维生素 B_{12}：缺乏可见于胃切除患者、胃壁细胞出现自身免疫的患者、老年人、萎缩性胃炎患者等。 血清铁蛋白：在各种恶性肿瘤复发或转移时明显升高。 血清铁蛋白含量低于 12 μg/L 时即可诊断为缺铁
β_2 微球蛋白（β_2-MG）	β_2 微球蛋白	尿 β_2-MG 升高主要见于肾小管重吸收障碍、肾炎、肾衰、体内产生 β_2-MG 过多如恶性肿瘤、自身免疫性疾病、慢性肝炎、糖尿病肾病等。 血 β_2-MG 升高主要见于各种原因引起的体内 β_2-MG 合成增多、排泄减少等。老年人也可见血、尿 β_2-MG 升高
尿本－周氏蛋白定性检查	尿本－周氏蛋白定性	约 50% 的多发性骨髓瘤患者及约 15% 的巨球蛋白血症患者，其尿液可出现本－周氏蛋白。浆细胞恶性增殖、肾淀粉样变、慢性肾盂肾炎及恶性淋巴瘤患者等，亦可出现此蛋白
24 小时尿蛋白定量	尿微量总蛋白（M-TP）	升高见于各种类型的肾脏疾病
尿组合	尿液分析、尿有形成分分析（尿红/白细胞计数、上皮细胞、管型、结晶、小圆细胞、真菌、滴虫）	可早期发现肾脏、膀胱、尿道等部位的疾病、糖尿病、肝性黄疸等，并可通过对红细胞、白细胞、管型的准确定量，对治疗起到监测指导的作用
尿液分析	尿比重（SG）、尿酸碱度（pH）、尿白细胞（LEU）、亚硝酸（NIT）、尿蛋白（PRO）、尿葡萄糖（GLU）、尿酮体（KET）、尿胆原（UBG）、尿胆红素（BIL）、尿隐血（ERY）	可早期发现肾脏、膀胱、尿道等部位的疾病、糖尿病、肝性黄疸等

续表

项目名称	包含内容	临床意义
大便检查	大便常规、隐血试验、寄生虫检查、粪便转铁蛋白测定	通过检测大便外观、镜检寄生虫、隐血试验、转铁蛋白测定等，判断是否存在消化系统病变及寄生虫感染
生化八项	钾（K）、钠（Na）、氯（Cl）、总二氧化碳（TCO₂）、总钙（Ca）、葡萄糖（GLU）、尿素（U-REA）、肌酐（CREA）	K：升高见于肾功能障碍、皮质功能减退、含钾药物影响、潴钾利尿药过度使用等；减低见于钾进食量不足、呕吐、腹泻、急性肾衰多尿期、皮质功能亢进等。 Na：升高见于严重脱水、尿崩症等；降低见于胃肠道钠流失、肾炎、慢性肾功能不全等。 Cl：升高见于高钠血症、失水大于失盐、氯化物相对浓度高等；降低见于严重呕吐、腹泻、胃液、胰液或胆汁大量丢失、长期限盐饮食、艾迪生病、抗利尿素分泌过多的稀释性低钠、氯血症等。 TCO_2：用于各种酸碱代谢失衡诊断。 Ca：升高见于甲状旁腺功能亢进症、多发性骨髓瘤、骨肿瘤等；减低见于婴儿手足抽搐、维生素 D 缺乏症。 GLU：评估机体糖代谢状态、诊断糖代谢紊乱相关疾病病变等。 UREA：升高见于失水、高蛋白饮食、各种肾脏疾病所致肾功能不全或衰竭、尿路梗阻、高蛋白饮食等。 CREA：升高见于各种原因引起的肾小球滤过功能减退；降低见于进食不足、肌萎缩、贫血等
感染四项	乙型肝炎表面抗原（HBsAg）、丙型肝炎抗体（anti-HCV）、人类免疫缺陷病毒抗体（anti-HIV）、梅毒螺旋体特异抗体（TP-Ab）	HBsAg：辅助诊断乙肝病毒感染。 anti-HCV：辅助诊断丙肝病毒感染。本法检测灵敏度更高，针对丙肝主要基因型。 anti-HIV：HIV 感染初筛。 TP-Ab：用于检测人血清中的苍白螺旋体抗体，以协助诊断梅毒
甲苯胺红梅毒血清学试验定性（TRUST）	TRUST	梅毒感染的辅助诊断试验，常被用于药物疗效的观察
梅毒螺旋体特异抗体（TPPA）	TPPA	用于检测人血清中的苍白螺旋体抗体，以协助诊断梅毒
丙肝病毒RNA 定量	丙肝病毒 RNA 定量	适用于丙肝病毒感染的诊断和丙肝患者药物治疗的疗效监控

续表

项目名称	包含内容	临床意义
乙肝病毒 DNA 定量	乙肝病毒 DNA 定量	适用于乙肝病毒感染的诊断、正确判断 HBV DNA 的复制水平、根据病毒载量高低指导用药和药物治疗的疗效监控
超敏 C 反应蛋白	C 反应蛋白	是新生儿（儿童）感染性疾病的重要指标，常用于监测小儿病情变化；是由慢性炎症引发心血管疾病的独立危险因素，是成年心血管疾病的危险指标。

附录三　居家活动状况评分表

该表为自评表，根据下表中5个方面进行评估，将各方面评判分汇总后，0～3分者为可自理；4～8分为轻度依赖；9～18分者为中度依赖；≥19分者为不能自理。

评估事项	程度等级				判断评分
	可自理	轻度依赖	中度依赖	不能自理	
进餐：使用餐具将饭菜送入口、咀嚼、吞咽等	独立完成	—	需要协助，如切碎搅拌食物	完全需要帮助	
评分	0	0	3	5	
梳洗：梳头、洗脸、刷牙、剃须、淋浴等	独立完成	能独立梳头、洗脸、刷牙、剃须等，淋浴需要协助	协助下和适当的时间内能完成部分梳洗活动	完全需要帮助	
评分	0	1	3	7	
穿衣：穿衣裤、袜子、鞋子等活动	独立完成	—	需要协助，在适当的时间内完成部分穿衣	完全需要帮助	
评分	0	0	3	5	
如厕：大小便等活动及自控	不需协助可自控	偶尔失禁，但基本上能如厕或者使用便具	经常失禁，在提示和协助下能如厕或使用便具	完全失禁	
评分	0	1	5	10	

续表

评估事项	程度等级				
	可自理	轻度依赖	中度依赖	不能自理	判断评分
活动：站立、室内行走、上下楼梯、户外活动	独立完成所有活动	借助较小的外力或者辅助装置能完成站立、行走、上下楼梯	借助较大的外力才能完成站立、行走、上下楼梯	卧床不起，活动完全需要帮助	
评分	0	1	5	10	
总评分					

附录四　常见食物成分表

因慢性肾脏病分期不同且病情复杂，建议先咨询主管医生或营养师，再参考并应用本查询表。（以每100 g可食部计算）

类	食物	能量/kcal	蛋白质/g	磷/mg	磷/蛋白比值	脂肪/g	水分/g	钾/mg	钠/mg	钙/mg	镁/mg	铁/g
谷薯类	淀粉（小麦）	351	0.2	33	165	0.5	13.1	8.0	3.0	14	5.0	0.6
	马铃薯（土豆）	77	2.0	40	20	0.2	79.8	342.0	2.7	8	23.0	0.8
	淀粉（马铃薯）	332	0.1	40	400	0.1	17.4	32.0	5.0	22	—	1.8
	米粉	346	0.4	45	112.5	0.8	12.7	19.0	52.2	11	6.0	2.4
	甘薯（白心）	106	1.4	46	32.9	0.2	72.6	174.0	58.2	24	17.0	0.8
	米饭（蒸）（均值）	116	2.6	62	23.8	0.3	70.9	30.0	2.5	7	15.0	1.3
	花卷	214	6.4	72	11.3	1.0	45.7	83.0	95.0	19	12.0	0.4
	面条（富强粉，切面）	286	9.3	92	9.9	1.1	29.2	102.0	1.5	24	29.0	2.0
	面筋（油面筋）	493	26.9	98	3.6	25.1	7.1	45.0	29.5	29	40.0	2.5
	馒头（均值）	223	7.0	107	15.3	1.1	43.9	138.0	165.1	38	30.0	1.8
	稻米（均值）	347	7.4	110	14.9	0.8	13.3	103.0	3.8	13	34.0	2.3
	糯米（均值）	350	7.3	113	15.5	1.0	12.6	137.0	1.5	26	49.0	1.4
	小麦面粉（富强粉）	361	12.3	9.3	1.5	10.8	128.0	2.7	27.0	32	0.7	—
	玉米（鲜）	112	4.0	117	29.3	1.2	71.3	238.0	1.1	—	32.0	11.0
	玉米糁（黄）	297	7.4	143	19.3	1.2	12.5	177.0	1.7	49	151.0	0.2
	挂面（标准粉）	348	10.1	153	15.1	0.7	12.4	157.0	150.0	14	51.0	3.5
	小米（黄）	355	8.9	158	17.8	3.0	9.7	335.0	0.6	8	50.0	1.6
	玉米面（白）	353	8.0	187	23.4	4.5	13.4	276.0	0.5	12	111.0	1.3
	小麦粉（标准粉）	349	11.2	188	16.8	1.5	12.7	190.0	3.1	31	50.0	3.5
	薏米（薏仁米）	361	12.8	217	17.0	3.3	11.2	238.0	3.6	42	88.0	3.6
	小米	361	9.0	229	25.4	3.1	11.6	284.0	4.3	41	107.0	5.1
	荞麦面	329	11.3	243	21.5	2.8	14.2	304.0	0.9	71	151.0	7.0
	莜麦面	380	13.7	259	18.9	8.6	8.8	255.0	1.8	40	62.0	3.8
	荞麦	337	9.3	297	31.9	2.3	13.0	401.0	4.7	47	258.0	6.2
	南瓜粉	343	7.1	307	43.2	2.1	6.2	411.0	83.6	171	18.0	27.8
	高粱米	360	10.4	329	31.6	3.1	10.3	281.0	6.3	22	129.0	6.3
	黑米	341	9.4	356	37.9	2.5	14.3	256.0	7.1	12	147.0	1.6
	青稞	342	8.1	405	50.0	1.5	12.4	644.0	77.0	113	65.0	40.7

续表

类	食物	能量/kcal	蛋白质/g	磷/mg	磷/蛋白比值	脂肪/g	水分/g	钾/mg	钠/mg	钙/mg	镁/mg	铁/g
蔬菜类	黑木耳（水发）	27	1.5	12	8.0	0.2	91.8	52	8.5	34	57.0	5.5
	冬瓜	12	0.4	12	30.0	0.2	96.6	78	1.8	19	8.0	0.2
	方瓜	14*	0.8	13	16.3	…	95.8	4	4.4	40	9.0	0.2
	葫芦	16	0.7	15	21.4	0.1	95.3	87	0.6	16	7.0	0.4
	胡萝卜（黄）	46	1.4	16	11.4	0.2	87.4	193	25.1	32	7.0	0.5
	佛手瓜	19	1.2	18	15.0	0.1	94.3	76	1.0	17	10.0	0.1
	荷兰豆	30	2.5	19	7.6	0.3	91.9	116	8.8	51	16.0	0.9
	柿子椒	25	1.0	20	20.0	0.2	93.0	142	3.3	14	12.0	0.8
	结球甘蓝（紫）	19	1.2	22	18.3	0.2	91.8	177	27.0	65	15.0	0.4
	茄子（均值）	23	1.1	23	20.9	0.2	93.4	142	5.4	24	13.0	0.5
	西红柿（番茄）	20	0.9	24	30.0	0.2	95.8	102	4.9	24	15.0	0.5
	黄瓜	16	0.8	24	30.0	0.2	95.8	102	4.9	24	15.0	0.5
	萝卜（心里美）	23	0.8	24	30.0	0.2	93.5	116	85.4	68	34.0	0.5
	南瓜（倭瓜）	23	0.7	24	34.3	0.1	93.5	145	0.8	16	8.0	0.4
	青蒜	34	2.4	25	10.4	0.3	90.4	168	9.3	24	17.0	0.8
	甘蓝（卷心菜）	24	1.5	26	17.0	0.2	92.2	124	27.2	49	12.0	0.6
	白萝卜	23	0.9	26	28.9	0.1	93.4	173	61.8	36	16.0	0.5
	生菜（叶用莴苣）	15	1.3	27	20.8	0.3	95.8	170	32.8	34	18.0	0.9
	丝瓜	21	1.0	29	12.0	0.2	94.3	115	2.6	14	11.0	0.4
	海带（浸）	16	1.1	29	26.4	0.1	94.1	222	107.6	241	61.0	3.3
	大白菜（均值）	18	1.5	31	20.7	0.1	94.6	—	57.5	50	11.0	0.1
	盖菜	9	1.5	33	20.0	—	94.8	150	73.5	76	28.0	0.5
	山药	57	1.9	34	17.9	0.2	84.8	213	18.6	16	20.0	0.3
	苦瓜（凉瓜）	22	1.0	35.0	35.0	0.1	93.4	256	2.5	14	18.0	0.7
	茼蒿	24	1.9	36	18.9	0.3	93.0	220	161.3	73	20.0	2.5
	小白菜	17	1.5	36	24.0	0.3	94.5	178	73.5	90	18.0	1.9
	茭白	26	1.2	36	30.0	0.2	92.2	209	5.8	4	8.0	0.4
	韭菜	29	2.4	38	3.1	0.4	91.8	247	8.1	42	25.0	1.6
	空心菜	23	2.2	38	17.3	0.3	92.9	243	94.3	99	2.3	—
	大葱	33	1.7	38	22.4	0.3	91.0	144	4.8	29	19.0	0.7
	芹菜（茎）	22	1.2	38	0.2	93.1	206.0	159	80.0	18	1.2	—
	酸白菜（酸菜）	15	1.1	38	34.5	0.2	95.2	104	43.1	48	21.0	16.0
	油菜	25	1.8	39	21.7	0.5	92.9	210	55.8	108	22.0	1.2
	葱头（洋葱）	40	1.1	39	35.5	0.2	89.2	147	4.4	24	15.0	0.6
	芦笋	22	1.4	42	30.0	0.1	93.0	213	3.1	10	10.0	1.4
	蒜苗	40	2.1	44	21.0	0.4	88.9	226	5.1	29	18.0	1.4
	荸荠（马蹄）	61	1.2	44	36.7	0.2	83.6	306	15.7	4	12.0	0.6
	菠菜	28	2.6	47	18.1	0.3	91.2	311	85.2	66	58.0	2.9
	菜花（花椰菜）	26	2.1	47	22.4	0.2	92.4	200	31.6	23	18.0	1.1

续表

类	食物	能量/kcal	蛋白质/g	磷/mg	磷/蛋白比值	脂肪/g	水分/g	钾/mg	钠/mg	钙/mg	镁/mg	铁/g
蔬菜类	韭黄（韭芽）	24	23.0	48	20.9	0.2	93.2	192	6.9	25	12.0	1.7
	莴笋	15	1.0	48	48.0	0.1	95.5	212	36.5	23	19.0	0.9
	芥蓝（甘蓝菜）	22	2.8	50	17.9	0.4	93.2	104	50.5	128	18.0	2.0
	四季豆（菜豆）	31	2.0	51	25.5	0.4	91.3	123	8.6	42	27.0	1.5
	香菇	26	2.2	53	24.1	0.3	91.7	20	1.4	2	11.0	0.3
	豆角	34	2.5	55	22.0	0.2	90	207	3.4	29	35.0	1.5
	芋头（芋艿）	81	2.2	55	25.0	0.2	78.6	378	33.1	36	23.0	1.0
	藕（莲藕）	73	1.9	58	30.5	0.2	80.5	243	44.2	39	19.0	1.4
	百合	166	3.2	61	19.1	0.1	56.7	510	6.7	11	43.0	1.0
	苋菜（紫）	35	2.8	63	22.5	0.4	88.8	340	42.3	178	38.0	2.9
	豌豆苗	38	4.0	67	16.8	0.8	89.6	222	18.5	40	21.0	4.2
	西兰花（绿菜花）	36	4.1	72	17.6	0.6	90.3	17	18.8	67	17.0	1.0
	黄豆芽	47	4.5	74	16.4	1.6	88.8	160	7.2	2.1	21.0	0.9
	荠菜（蓟菜）	31	2.9	81	27.9	0.4	90.6	280	31.6	294	37.0	5.4
	平菇（鲜）	24	1.9	86	45.3	0.3	92.5	258	3.8	5	14.0	1.0
	蘑菇（鲜蘑）	24	2.7	94	3.8	0.1	92.4	312	8.3	6	11.0	1.2
	金针菇	32	2.4	97	40.4	0.4	90.2	195	4.3	—	17.0	1.4
	大蒜（蒜头）	128	4.5	117	26.0	0.2	66.6	302	19.6	39	21.0	1.2
	紫菜（干）	250	26.7	350	13.1	1.1	12.7	1796	710.5	264	105.0	54.9
	银耳（干）	261	10.0	369	36.9	1.4	14.6	1588	82.1	36	54.0	4.1
	茶树菇（干）	279	23.1	908	39.3	2.6	12.2	2165	6.0	4	124.0	9.3
	口蘑（白蘑）	277	38.7	1655	42.8	3.3	9.2	3106	5.2	169	167.0	19.4
水果类	人参果	87	0.6	7	11.7	0.7	77.1	100	7.1	13	11.0	0.2
	杨梅	30	0.8	8	10.0	0.2	92.0	149	0.7	14	10.0	1.0
	枇杷	41	0.8	8	10.0	0.2	89.3	122	4.0	17	10.0	1.1
	山竹	69	0.4	9	22.5	0.2	81.2	48	3.8	11	19.0	0.3
	李子	38	0.7	11	15.7	0.2	90.0	144	3.8	8	10.0	0.6
	芒果	35	0.6	11	18.3	0.2	90.6	138	2.8	…	14.0	0.2
	木瓜	29	0.4	12	30.0	0.1	92.2	18	28.0	17	9.0	0.2
	苹果（均值）	54	0.2	12	60.0	0.2	85.9	119	1.6	4	4.0	0.6
	西瓜	34*	0.5	13	26.0	…	91.2	79	4.2	10	11.0	0.7
	葡萄（均值）	44	0.5	13	26.0	0.2	88.7	104	1.3	5	8.0	0.4
	梨（均值）	50	0.4	14	35.0	0.2	85.8	92	2.1	9	8.0	0.5
	杏	38	0.9	15	16.7	0.1	89.4	226	2.3	14	11.0	0.6
	甜瓜（香瓜）	27	0.4	17	42.5	0.1	92.9	139	8.8	14	11.0	0.7
	阳桃	31	0.6	18	30.0	0.2	91.4	128	1.4	4	10.0	0.4
	哈密瓜	34	0.5	19	38.0	0.1	91.0	190	26.7	4	19.0	…
	金橘	58	1.0	20	20.0	0.2	84.7	144	3.0	56	20.0	1.0
	桃（均值）	51	0.9	20	22.2	0.1	86.4	166	5.7	6	7.0	0.8

续表

类	食物	能量/kcal	蛋白质/g	磷/mg	磷/蛋白比值	脂肪/g	水分/g	钾/mg	钠/mg	钙/mg	镁/mg	铁/g
蔬菜类	蛇果	55	0.1	21	210.0	0.2	84.4	14	3.1	5	6.0	0.1
	橙	48	0.8	22	27.5	0.2	87.4	159	1.2	20	14.0	0.4
	枣（鲜）	125	1.1	23	20.9	0.3	67.4	375	1.2	22	25.0	1.2
	柚	42	0.8	24	30.0	0.2	89.0	119	3	4	4.0	0.3
	荔枝	71	0.9	24	36.7	0.2	81.9	151	1.7	2	12.0	0.4
	芦柑	44	0.6	25	41.7	0.2	88.5	54	—	45	45.0	1.3
	中华猕猴桃	61	0.8	26	32.5	0.6	83.4	144	10.0	27	12.0	1.2
	樱桃	46	1.1	27	24.5	0.2	88.0	232	8.0	11	12.0	0.4
	草莓	32	1.0	27	27.0	0.2	91.3	131	4.2	18	12.0	1.8
	香蕉（甘蕉）	93	1.4	28	20	0.2	75.8	256	0.8	7	43.0	0.4
	冬枣	105	1.8	29	16.1	0.2	69.5	195	33.0	16	17.0	0.2
	桂圆	71	1.2	30	25.0	0.1	81.4	248	3.9	6	10.0	0.2
	火龙果	51	1.1	35	31.8	0.2	84.8	20	2.7	7	30.0	0.3
	枣（干）	276	3.2	51	15.9	0.5	26.9	524	6.2	64	36.0	2.3
	石榴（均值）	73	1.4	71	50.7	0.2	79.1	231	0.9	16	0.3	—
	椰子	241	4.0	90	22.5	12.1	51.8	475	55.6	2	65.0	1.8
	葡萄干	344	2.5	90	36.0	0.4	11.6	995	19.1	52	45.0	9.1
豆类	豆腐脑（老豆腐）	15	1.9	5	2.6	0.8	96.7	107	2.8	18	28.0	0.9
	豆浆	16	1.8	30	16.7	0.7	96.4	48	3.0	10	9.0	0.5
	豆腐（内酯）	50	5.0	57	11.4	1.9	89.2	95	6.4	17	24.0	0.8
	豆腐（南）	57	6.2	90	14.5	2.5	87.9	154	3.1	116	36.0	1.5
	豆腐（北）	99	12.2	158	13.0	4.8	80.0	106	7.3	138	63.0	2.5
	毛豆（青豆）	131	13.1	188	14.4	5.0	69.6	478	3.9	135	70.0	3.5
	豆腐干（香干）	152	15.8	219	13.9	7.8	69.2	99	234.1	299	88.0	5.7
	豆腐丝	203	21.5	220	10.2	10.5	58.4	74	20.6	204	127.0	9.1
	油豆腐	245	17.0	238	14.0	17.6	58.8	158	32.5	147	72.0	5.2
	豌豆	334	20.3	259	12.8	1.1	10.4	823	9.7	97	118.0	4.9
	赤小豆（红小豆）	324	20.2	305	15.1	0.6	12.6	860	2.2	74	138.0	7.4
	绿豆	329	21.6	337	15.6	0.8	12.3	787	3.2	81	125.0	6.5
	蚕豆	338	21.6	418	19.4	1.0	13.2	1117	86	31	57.0	8.2
	黄豆（大豆）	390	35.0	465	13.3	16.0	10.2	1503	2.2	191	199.0	8.2
	黑豆（黑大豆）	401	36.0	500	13.9	15.9	9.9	1377	3.0	224	243.0	7.0
肉蛋奶类	鸡蛋白	60	11.6	18	1.6	0.1	84.4	132	79.4	9	15.0	16.0
	海参	78	16.5	28	1.7	0.2	77.1	43	502.9	285	149.0	13.2
	猪蹄	260	22.6	33	1.5	18.8	58.2	54	101.0	33	5.0	1.1
	猪大肠	196	6.9	56	8.1	18.7	73.6	44	116.3	10	8.0	1.0
	鱿鱼（水浸）	75	17.0	60	3.5	0.8	81.4	16	134.7	43	61.0	0.5
	牛乳（均值）	54	3.0	73	24.3	3.2	89.8	109	37.2	104	11.0	0.3
	鸡爪	254	23.9	76	3.2	16.4	56.4	108	169.0	36	7.0	1.4

续表

类	食物	能量/kcal	蛋白质/g	磷/mg	磷/蛋白比值	脂肪/g	水分/g	钾/mg	钠/mg	钙/mg	镁/mg	铁/g
肉蛋奶类	酸奶（均值）	72	2.5	85	34.0	2.7	84.7	150	39.8	118	12.0	0.4
	火腿	330	16.0	90	5.6	27.4	47.9	220	1087.0	3	20.0	2.2
	鸭（均值）	240	15.5	122	7.9	19.7	63.9	191	69.0	6	14.0	22.0
	猪大排	264	18.3	125	6.8	20.4	58.8	274	44.5	8	17.0	0.8
	蛤蜊（均值）	62	10.1	128	12.7	1.1	84.1	140	425.7	133	78.0	10.9
	鲅鱼	121	21.2	130	6.1	3.1	72.5	370	74.2	35	50.0	0.8
	鸡蛋（均值）	144	13.3	130	9.8	8.8	74.1	154	131.5	56	10.0	2.0
	鹅	251	17.9	144	8.0	19.9	61.4	232	58.8	4	18.0	3.8
	羊肉(肥、瘦)（均值）	203	19.0	146	7.7	14.1	65.7	232	80.6	6	20.0	2.3
	鸡（均值）	167	19.3	156	8.1	9.4	69.0	251	63.3	9	1.4	—
	鸡翅	194	17.4	161	9.3	11.8	65.4	205	50.8	8	17.0	1.3
	罗非鱼	98	18.4	161	8.8	1.5	76.0	289	19.8	12	36.0	0.9
	猪肉(肥、瘦)（均值）	395	13.2	162	12.3	37.0	46.8	204	59.4	6	16.0	1.6
	猪舌（猪口条）	233	15.7	163	10.4	18.1	63.7	216	79.4	13	14.0	2.8
	兔肉	102	19.7	165	8.4	2.2	76.2	284	45.1	12	15.0	2.0
	鲜贝	77	15.7	166	10.6	0.5	80.3	226	120.0	28	31.0	0.7
	牛肉(肥、瘦)（均值）	125	19.9	168	8.4	4.2	72.8	216	84.2	23	20.0	3.3
	鸡腿	181	16.0	172	10.8	13.0	70.2	242	64.4	34	34.0	1.5
	烤鸭	436	16.6	175	10.5	38.4	38.2	247	83.0	35	13.0	2.4
肉蛋奶类	驴肉（瘦）	116	21.5	178	8.3	3.2	73.8	325	46.9	2	7.0	4.3
	蟹（河蟹）	103	17.5	182	10.4	2.6	75.8	181	193.5	126	2.9	—
	牛肉干	342	41.8	183	4.4	5.1	14.6	112	1529.0	34	31.0	10.0
	河虾	87	16.4	186	11.3	2.4	78.1	329	133.8	325	60.0	4.0
	猪肉（瘦）	143	20.3	189	9.3	6.2	71.0	305	57.5	6	25.0	3.0
	鲢鱼（白鲢）	104	17.8	190	10.7	3.6	77.4	277	57.5	53	23.0	1.4
	带鱼	127	17.7	191	10.8	4.9	73.3	280	150.1	28	43.0	1.2
	鲫鱼	108	17.1	193	11.3	2.7	75.4	290	41.2	79	41.0	1.3
	海虾	79	16.8	196	11.7	0.6	79.3	228	302.2	146	46.0	3.0
	草鱼	113	16.6	203	12.2	5.2	77.3	312	46.0	38	31.0	0.8
	鲤鱼	109	17.6	204	11.6	4.1	76.7	334	53.7	50	33.0	1.0
	黄鳝（鳝鱼）	89	18.0	206	11.4	1.4	78.0	263	42.0	18	2.5	—
	鸡胸脯肉	133	19.4	214	11.0	5.0	72.0	338	34.4	3	28.0	0.6
	叉烧肉	279	23.8	218	9.2	16.9	49.2	430	818.8	8	28.0	2.6
	鸭蛋	180	12.6	226	17.9	13	70.3	135	106.0	62	13.0	2.9
	对虾	93	18.6	228	12.3	0.8	76.5	215	165.2	62	43.0	1.5
	鳕鱼	88	20.4	232	11.4	0.5	77.4	321	130.3	42	84.0	0.5
	鸡蛋黄	328	15.2	240	15.8	28.2	51.5	9554.9	112.0	41	6.5	—
	鲈鱼	105	18.6	242	13.0	3.4	76.5	205	144.1	138	37.0	2.0
	腊肉（生）	498	11.8	249	21.1	48.8	31.1	416	763.9	22	35.0	7.5

续表

类	食物	能量/kcal	蛋白质/g	磷/mg	磷/蛋白比值	脂肪/g	水分/g	钾/mg	钠/mg	钙/mg	镁/mg	铁/g
肉蛋奶类	奶酪（干酪）	328	25.7	326	12.7	23.5	43.5	75	584.6	799	57.0	2.4
	淡菜（干）	355	47.8	454	9.5	9.3	15.6	264	779.0	157	169.0	12.5
	干贝	264	55.6	504	9.1	2.4	27.4	969	306.4	77	106.0	5.6
	虾米（海米）	198	43.7	666	15.2	2.6	37.4	550	4892.0	555	236.0	11.0
坚果油脂类	橄榄油	899*	…	…	—	99.9	…	—	…	…	…	0.4
	色拉油	898*	…	1.0	1	99.8	0.2	3	5.1	18	1.0	1.7
	花生油	899*	…	15	15.0	99.9	0.1	1	3.5	12	2.0	2.9
	白果（干）	355	13.2	23	1.7	1.3	9.9	17	17.5	54	…	0.2
	粟子（熟）	214	4.8	91	19.0	1.5	46.6	—	—	15	—	1.7
	杏仁（炒）	618	25.7	202	7.9	51.0	2.1	—	—	141	—	3.9
	山核桃（熟）	612	7.9	222	28.1	50.8	2.2	241	430.3	133	5.0	5.4
	松子（炒）	644	14.1	227	16.1	58.5	3.6	612	3.0	161	186.0	5.2
	花生仁（生）	574	24.8	324	13.1	44.3	6.9	587	3.6	39	178.0	2.1
	花生（炒）	601	21.7	326	15.0	48.0	4.1	563	34.8	47	171.0	1.5
	腰果	559	17.3	395	22.8	36.7	2.4	503	251.3	26	153.0	4.8
	榛子（炒）	611	30.5	423	13.9	50.3	2.3	686	153.0	815	502.0	5.1
	开心果（熟）	614	20.6	468	22.7	53.0	0.8	735	756.4	108	118.0	4.4
	芝麻（黑）	559	19.1	516	27.0	46.1	5.7	358	8.3	290	22.7	—
	葵花籽（炒）	625	22.6	564	25.0	52.8	2.0	491	1322.0	72	267.0	6.1
	西瓜子（炒）	582	32.7	765	23.4	44.8	4.3	612	187.7	28	448.0	8.2
加工食品及饮料类	凉粉	38	0.2	1	5.0	0.3	90.5	5	2.8	9	3.0	1.3
	蜂蜜	321	0.4	3	7.5	1.9	22.0	28	0.3	4	2.0	1.0
	葡萄酒（均值）	72	0.1	3	30.0	—		33	1.6	21	5.0	0.6
	藕粉	373*	0.2	9	45.0	…	6.4	35	10.8	8	2.0	17.9
	杏仁椰汁饮料	39	0.6	10	16.7	0.1	90.2	—	—	3	3.0	0.1
	啤酒（均值）	32	0.4	12	30.0	—		47	11.4	13	6.0	0.4
	橙汁饮料	46	0.5	13	26.0	0	88.2	150	3.0	11	11.0	0.1
	可口可乐	43	0.1	13	130.0	0	89.1	1	4.0	3	1.0	0.0
	粉丝	338	0.2	16	20.0	0.2	15.0	18	9.3	31	11.0	6.4
	八宝粥	81	1.5	18	12.0	4.4	84.5	184	13.9	2	6.0	1.4
	粉条	339	0.5	23	46.0	0.1	14.3	18	9.6	35	11.0	5.2
	酿皮	107	4.4	25	5.7	0.3	72.4	138	514.8	4	3.0	2.7
	千岛沙拉酱	475	2.3	29	12.6	43.4	32.5	127	638.6	13	8.0	0.5
	生抽	20	4.8	59	12.3	0.1	81.2	342	6385.0	16	29.0	2.7
	黑芝麻汤圆	311	4.4	71	16.1	13.8	37.2	102	23.2	69	19.0	1.6
	甜面酱	139	5.5	76	13.8	0.6	53.9	189	2097.0	29	26.0	3.6
	饼干（均值）	435	9.0	88	9.8	12.7	5.7	85.0	204.1	73	50.0	1.9
	马铃薯片（油炸）	615	4	88	22.0	48.4	4.1	620	60.9	11	34.0	1.2
	花生酱	600	6.9	90	13.0	53.0	0.5	99	2340.0	67	21.0	7.2

续表

类	食物	能量/kcal	蛋白质/g	磷/mg	磷/蛋白比值	脂肪/g	水分/g	钾/mg	钠/mg	钙/mg	镁/mg	铁/g
加工食品及饮料类	鸡肉汉堡	292	7.9	92	11.6	16.3	43.3	102	489.7	22	14.0	0.7
	热狗（原味）	250	10.36	99	9.3	14.8	54.0	146	684.0	24	13.0	2.4
	面包（均值）	313	8.3	107	12.9	5.1	27.4	88	230.4	49	31.0	2.0
	巧克力	589	4.3	114	26.5	40.1	1.0	254	111.8	111	56.0	1.7
	番茄酱	85	4.9	117	23.9	0.2	75.8	989	37.1	28	37.0	1.1
	绿豆糕	351	12.8	121	9.5	1.0	11.5	416	11.6	24	87.0	7.3
	陈醋	114	9.8	124	12.7	0.3	66.0	715	836.0	125	132.0	13.9
	蛋糕（均值）	348	8.6	130	15.1	5.1	18.6	77	67.8	39	24.0	2.5
	腐乳（红）	153	12.0	171	14.3	8.1	61.2	81	3091.0	87	78.0	11.5
	老抽	129	7.9	175	22.2	0.3	51.5	454	5910.0	27	44.0	6.1
	火腿肠	212	14.0	187	13.4	10.4	57.4	217	771.2	9	22.0	4.5
	绿茶	328	34.2	191	5.6	2.3	7.5	1661	28.2	325	196.0	14.4
	三明治（夹鸡蛋，干酪）	234	10.7	207	19.3	13.3	56.3	129	551.0	154	—	2.0
	燕麦片	377	15.0	291	19.4	6.7	9.2	214	3.7	186	177.0	7.0
	咖啡粉	218	12.2	303	24.8	0.5	3.1	3535	37.0	141	327.0	4.4
	花茶	316	27.1	338	12.5	1.2	7.4	1643	8.0	454	192.0	17.8
	红茶	324	26.7	390	14.6	1.1	7.3	1934	13.6	378	183.0	28.1
	咖喱粉	415	13.0	400	30.8	12.2	5.7	1700	40.0	540	220.0	28.5
	芝麻酱	630	19.2	626	32.6	52.7	0.3	342	38.5	1170	238.0	50.3

注：每类食物按磷含量由低到高排序，□是含磷较低的食物，▨是含磷中等的食物，▨是含磷较高的食物，—表示未检测，…表示未检出，*表示估计值。本数据来源于《中国食物成分表》（2002、2004、2009 版）。

参 考 文 献

［1］ 王汉，赵列宾，王莹，等.基于分级诊疗的居家护理模式趋向及实践探索［J］.中国医院，2017，21（5）：6－8.

［2］陈湘玉，陈璐.居家护理服务理论与实务应用［M］.南京：东南大学出版社，2016，2－30.

［3］田军香，孙雪影，赵孟淑，等.国外居家护理服务的研究进展及启示［J］.中华护理杂志，2019，54（4）：637－640.

［4］周荔，陈憎，宦群，等.居家护理国内外现状与研究进展［J］.齐鲁护理杂志，2016，22（19）：42－43.

［5］张婷，顾晓玲，石贞仙，等.大中型公立医院与社区卫生服务机构居家护理管理机构研究［J］.中国药物与临床，2015，15（4）：510－512.

［6］罗在琼，于卫华，朱以敏，等.以综合性医院为主导的"家庭护士"服务模式的建立与实践［J］.2017，14（12）：158－159.

［7］全国护理事业发展规划（2016—2020 年）［J］.中国护理管理，2017，17（1）：1－5.

［8］陈湘玉，陈璐.居家护理服务理论与实务应用［M］.南京：东南大学出版社，2016，33－47.

［9］周荔，陈憎，宦群，等.家庭病床患者居家护理管理模式的构建［J］.全科护理，2016，14（23）：2471－2473.

［10］陈璐，陈湘玉，沈小芳，等.居家护理服务模式的构建［J］.中国护理管理，2014，（14）2：195－197.

［11］陈锦秀，六彦慧.护理管理学［M］湖南：湖南科学技术出版社，2013，163－167.

［12］张俏俏.建立高危防范机制在提高肿瘤专科护理安全管理中的应用［J］.中医药管理杂志，2019，27（8）：189－190.

［13］陈天艳，赵佛容.护患沟通的重要性、认知现状及促进护患沟通的对策［J］.现代护理，2006，12（5）：418－419.

［14］陈琳翰.养老护理沟通技巧［M］.郑州：河南科学技术出版社，2014：3－5.

［15］陈玲玉.护患沟通技巧在临床护理工作中的重要性［J］.中国民间疗法，2018，26（8）：96－97.

［16］阮鸿青，佟娟，贺英华.浅议临床护理中的护患沟通技巧［J］.三峡大学学报，

2017，39：270-271.

［17］夏小军.医院护理健康教育指导手册（上册）［M］.甘肃：甘肃科学技术出版社，
2015：147-153.

［18］岑桂珍.基层医院护患沟通障碍的主要原因与对策［J］.当代护士，2008，12：
104-106.

［19］梅长林，余学清.内科学（肾脏内科分册）［M］.北京：人民卫生出版社，2015，
1-3.

［20］陈香美.肾脏病学高级教程［M］.北京：人民军医出版社，2014，7-9，
320-324.

［21］李荣山.肾内科疾病北京［M］.北京：军事医学科学出版社，2004，2-7.

［22］腹膜透析居家管理手册［M］.长沙：湖南科学技术出版社，2018，3-36.

［23］刘金祥，葛孟华.实用肾脏病诊断与鉴别诊断学［M］.南昌：江西科学技术出版
社，2011.

［24］孟建中，周春华，刘子栋，等.血液净化技术并发症诊断与治疗学［M］.天津：天
津科学技术出版社，2015：625-627.

［25］吴一帆，傅立哲，刘旭生.慢性肾脏病患者运动知识的需求调查及中医介入的思考
［J］.广州中医药大学第二临床医学院，2012，39（3），419-420.

［26］毛军.实用肾脏病诊疗与护理［M］.青岛：青岛海洋大学出版社，2001.

［27］王钢，邹燕勤，周恩超，等.实用中医肾病［M］.北京：中国中医药出版社，
2013.

［28］叶有新.血液透析血管径路的建立与维护新进展［M］.北京：军事医学科学出版
社，2014：118-139.

［29］王质刚.血液净化学［M］.4版.北京：北京科学技术出版社，2016.

［30］陈香美.血液净化标准操作规程［M］.北京：人民军医出版社，2010.

［31］林惠凤.实用血液净化护理［M］.2版.上海：上海科学技术出版社，2015.

［32］文艳秋.实用血液净化护理培训教程［M］.北京：人民卫生出版社，2010.

［33］叶朝阳，赵久阳，路石.血液透析血管通路技术与临床应用［M］.上海：复旦大学
出版社，2017.

［34］余美芳，沈霞.血液透析护士层级培训教程［M］.北京：科学出版社，2019.

［35］王玉柱.血液净化血管通路发展史与展望［J］.中国血液净化，2004，3（7）：
349-352.

［36］王玉柱.血液净化血管通路进展［J］.中国血液净化，2003，2（8）：407-410.

［37］宋逢春，于宋周.血液净化外科学［M］.长沙：湖北科学技术出版社，1990，
103-104.

［38］BOGER M P. A brief historical development of vascular access for hemodialysis［J］.J
Vasc Nurs，1990，8（4）：13-16.

［39］BUTT K M，Friedman E A. Evolution of vascular access［J］.Artif Organs，1986，10
（4）：285-297.

［40］KAPOIAN T，SHERMAN R A. A brief history of vascular access for hemodialysis：an unfinished story［J］. Semin Nephrol，1997，17（3）：239－244.

［41］闫艳.如何减轻血液透析动静脉穿刺疼痛的护理体会［J］.世界最新医学信息文摘，2016，16（7）：21.

［42］唐万秋.血液透析血管通道护理进展［J］.实用护理杂志，1999，15（2）：7－9.

［43］庞晓宇，麦苗金，谢秀湘，等.紫金锭联合喜疗妥外敷在血液透析穿刺所致血肿中的应用效果评价［J］.齐齐哈尔医学院学报，2016，37（24）：3115－3116.

［44］符霞，叶晓青，李英娜，等. 血液透析护理实践指导手册［M］.北京：人民军医出版社，2013.

［45］林丽英，吴培清，吴德花.规律性尿激酶封管对血液透析患者长期留置深静脉导管功能的影响［J］.护理实践与研究，2016，13（6）：35－36.

［46］刘铭红.股静脉置管血液透析导管相关感染和意外拔管的护理干预［J］.双足与保健，2018，17（199）：103－104.

［47］桂永丰.新入血液透析患者血管通路选择情况及影响通路选择的因素［J］.航空航天医学杂志，2018，29（2）：247－249.

［48］王玉柱，叶朝阳，金其庄.中国血液透析用血管通路专家共识［J］.中国血液净化，2014，13（8）：549－558.

［49］DONATI G，CIANCIOLO G，MAURO R，et al. PTFE grafts versus tunneled cuffed catheters for hemodialysis：which is the second choice when arteriovenous fistula is not feasible？［J］. Artif Organs，2015，39（2）：134－141.

［50］PONCE D，MENDES M，SILVA T，et al. Occluded tunneled venous catheter in hemodialysis patients：risk factors and efficacy of alteplase［J］. Artif Organs，2015，39（9）：741－747.

［51］孙秀丽，王慧，殷娜，等.新型人造血管移植物内瘘首次穿刺时间对通畅率及并发症影响的系统评价［J］.中国血液净化，2018，17（3）：186－192.

［52］王婧，矫健梅，彭影，等.48例钝针扣眼穿刺法在血液透析患者动静脉内瘘中的实施与效果分析［J］.中国血液净化，2018，17（4）：268－271.

［53］符霞，叶晓青，李英娜，等.血液透析专科护理标准操作流程［M］.北京：人民军医出版社，2013.

［54］倪兆慧，陈稚.持续性不卧床腹膜透析及日间不卧床腹膜透析临床效能评判及比较［J］.肾脏病与透析肾移植杂志，2012，21（4）：353.

［55］宗晓薇.护理路径在尿毒症腹膜透析置管术后患者中的应用［J］.中西医结合护理，2016，2（6）：78－80.

［56］阚蓉英，田峰.腹膜透析患者置管术后早期活动安全性和舒适度的研究［J］.中外医疗，2011，24：4－7.

［57］刘爱琴.不同换药间隔时间对腹膜透析置管术后患者创口愈合的影响［J］.临床医学，2015，21（10）：124－125.

［58］陈懿，陈凤，陈志文.腹膜透析导管出口的护理进展［J］.西部医学，2012，24.

（4）：805 – 807.

［59］李强. 33 例腹膜透析置管术围手术期管理效果分析［J］. 当代医学，2014，20（2）：54 – 55.

［60］郑红光，邱辉. 腹膜透析相关性腹膜炎的防治［J］. 中华肾病研究电子杂志，2015，4.（1）：23 – 28.

［61］徐邱婷，程霞，赵黎. 腹膜透析患者隧道口感染的护理对策［J］. 中国中西医结合肾病杂志，2018，19.（5）：443 – 444.

［62］郑少莉，冯明亮，邓明. 腹膜透析患者出口处感染和隧道炎的原因分析及护理对策［J］. 中外医疗，2010，9.（1）：40 – 41.

［63］陈彬. 腹膜透析导管移位非手术复位的护理体会［J］. 医学理论与实践，2015，28.（20）：2844 – 2845.

［64］LOBO J V，VILLAR K R，de ANDRADE JUNIOR M P，et al. Predictor factors of peritoneal dialysis-related peritonitis［J］. J Bras Nefrol，2010，32（2）：156 – 164.

［65］DURANAY M，KANBAY M，TURGUT F，et al. Comparison of incidence of peritonitis between peritoneal dialysis solution types［J］. Nephron Clin Pract，2007，106（1）：57 – 60.

［66］沈芳媛，包蓓艳. 腹膜透析患者合并腹股沟斜疝术后早期恢复腹透治疗体会［J］. 中国现代医生，2014，52（28）：149 – 153.

［67］张映君. 心理护理干预对腹膜透析患者负性情绪的影响［J］. 临床医学文献杂志，2017，4（98）：19325 – 19326.

［68］周巧玲，肖平. 腹膜透析居家管理必读手册［M］. 长沙：湖南科技技术出版社，2018.

［69］戎殳，袁伟杰. 肾病营养疗法［M］. 北京：人民军医出版社，2016.

［70］钱叶勇，袁铭. 肾移植实用全书［M］. 北京：人民军医出版社，2012.

［71］李黔生，靳风烁. 肾移植并发症防治指南［M］. 北京：人民军医出版社，2009.

［72］任吉忠，闵志廉，朱有华. 肾移植围手术期的观察与处理［M］. 上海：第二军医大学出版社，2000.

［73］彭佑铭，刘虹. 肾脏患者健康教育（肾脏病·透析·肾移植）［M］. 长沙：湖南科学技术出版社，2004.

［74］张海花，黄雪芳，李燕. 血液透析动静脉内瘘堵塞的原因分析及护理对策［J］. 心血管外科杂志，2019，8（1）：3891 – 3893.

［75］朱义霞，李健. 血液透析患者动静脉内瘘的护理［J］. 世界最新医学信息文摘，2018，15（54）：237.

［76］陈秀珍，李丹. 血液透析患者动静脉内瘘阻塞原因及护理干预对策［J］. 实用临床护理学杂，2017，2（49）：13 – 16.

［77］巢文英，吴粉琴. 血液透析患者长期深静脉置管的并发症及护理［J］. 护理实践与研究，2014，11（3）：26 – 27.

［78］姜玲，史天陆. 肾功能不全患者治疗临床药师指导手册［M］. 北京：人民卫生出版

社，2014.

［79］王小东.透析手册［M］.北京：人民卫生出版社，2009.

［80］姜玲，史天陆.肾功能不全患者治疗临床药师指导手册［M］.北京：人民卫生出版社，2014.

［81］左力.血液净化手册［M］.北京：人民卫生出版社，2016.

［82］陆再英，钟南山.内科学［M］.北京：人民卫生出版社，2010.

［83］洪钦国，汤水福，谢桂权.中西医结合肾脏病诊断治疗学［M］.广州：广东科技出版社，2001.

［84］徐树人，卢明，励益，等.联机血液透析滤过与常规血液透析中的低血压发生研究［J］.中国血液净化，2002，9（1）：50－51.

［85］林爱武，严玉澄，钱夹麒.低温透析对改善患者透析过程低血压发生的观察［J］.中国血液净化，2003，2（6）：301－304．

［86］杨霓芝，刘旭生.泌尿科专病中医临床诊治［M］.北京：人民卫生出版社，2013.

［87］李寒.透析手册［M］.5版.北京：人民卫生出版社，2016.

［88］徐亮，李君.社区护士岗位技能考核指南［M］.北京：人民卫生出版社，2016：224－228.

［89］王树龙，王婕，贾冶.尿毒症性皮肤瘙痒发病机制的研究进展［J］.中国老年学，2013，33（6）：1484－1485.

［90］赵琼，李甦.尿毒症性皮肤瘙痒的中西医研究进展［J］.黑龙江中医药，2016，45（2）：75－77.

［91］周岱翰.中医肿瘤学［M］.北京：中国中医药出版社，2013.

［92］万五一.艾灸肾俞穴对老龄大鼠肾功能保护作用的机制研究［D］.湖北：湖北中医学院，2008，5：41－42.

［93］王欢，张红梅，徐佳美，等.艾灸对慢性肾脏病患者肾血流动力学的影响针刺研究［J］.2018，11：722－724.

［94］成晓萍，杨淑彬，张宇，等.高位结肠净化联合中药优选方保留灌肠治疗非透析慢性肾脏病3～5期患者的临床疗效及最佳净化次数的临床研究［J］.中国全科医学［J］.2017，20：3421－3425.

［95］李深，尹新鑫，苏涛，等.黄芪当归合剂对慢性肾脏病3～4期患者肾功能及中医证候要素影响的研究［J］.中国中西医结合杂志，2014，34（7）：780－785.

［96］陈钦，李娜，朱芸芸，等.中药结肠透析治疗慢性肾脏病（CKD）Ⅲ～Ⅴ期的最佳治疗频率探讨［J］.中华中医药学刊，2015，33（2）：378－380.

［97］杨洪涛.中药结肠透析在慢性肾脏病中的应用和地位［J］.临床肾脏病杂志，2016，16（6）：324－326.

［98］梁萌，龚春水，蔡辉.结肠透析（灌洗结肠疗法）的有效性和安全性［J］.中国中西医结合肾病杂志，2015，16（3）：189－191.

［99］熊扬眉，丁国华，石明，等.慢性肾脏病患者24h尿蛋白定量与贫血的关系研究［J］.中国全科医学，2017，20：2739－2745.

［100］彭刚艺，刘雪琴.临床护理技术规范（基础篇）［M］.广州：广东科技出版社，2016.

［101］葛均波，徐永健.内科学［M］.8 版.北京：人民卫生出版社，2008.

［102］胡大一，刘力生，余金明，等.中国门诊高血压患者治疗现状登记研究［J］.中华心血管病杂志，2010，42（3）：230－238.

［103］王成，张俊，刘迅，等.540 例慢性肾脏病患者动态血压的特点［J］.中华肾脏病杂志，2013，29（1）：11－15.

［104］艾小叶，刘健，李素华.慢性肾脏病患者合并高血压的影响因素研究［J］.中国全科医学，2015，18（19）：2852－2285.

［105］费杨，程东生，范瑛，等.糖化白蛋白对慢性肾脏病患者的血糖评估价值及其影响因素［J］.上海医学，2016，39（5）：272－276.

［106］路孝琴，席彪.全科医学概论［M］.北京：中国医药科技出版社，2016.

［107］广东省护理学会.非手术科护理学基本知识与技能［M］.北京：中国医药科技出版社，2015.